U0139798

中国古代名著全本译注丛书

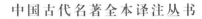

饮膳正要

译注

〔元〕忽思慧　著

张秉伦　方晓阳　译注

图书在版编目(CIP)数据

饮膳正要译注／(元)忽思慧著；张秉伦，方晓阳
译注.—上海：上海古籍出版社，2017.6 (2023.11重印)
(中国古代名著全本译注丛书)
ISBN 978-7-5325-8378-2

Ⅰ.①饮… Ⅱ.①忽… ②张… ③方… Ⅲ.①食物疗
法—中国—元代②《饮膳正要》—译文③《饮膳正要》—
注释 Ⅳ.①R247.1

中国版本图书馆 CIP 数据核字(2017)第 042786 号

中国古代名著全本译注丛书
饮膳正要译注
[元]忽思慧 著
张秉伦 方晓阳 译注
上 海 古 籍 出 版 社出版发行
(上海市闵行区号景路 159 弄 1-5 号 A 座 5F 邮政编码 201101)
(1)网址：www.guji.com.cn
(2)E-mail：guji1@guji.com.cn
(3)易文网网址：www.ewen.co
江阴市机关印刷服务有限公司印刷
开本 890×1240 1/32 印张 16.25 插页 5 字数 312,000
2017 年 6 月第 1 版 2023 年 11 月第 6 次印刷
印数 7,901—11,000
ISBN 978-7-5325-8378-2
R·93 定价：56.00 元
如有质量问题，请与承印公司联系

前　言

　　《饮膳正要》作者忽思慧，又作和斯辉，是元代蒙古族医学家，兼通蒙汉两种医学，关于他的生平事迹，《元史》和《新元史》均无记载，目前只能根据本书序言和《进书表》，略知他自元仁宗延祐年间（1314—1320）就被选为宫廷饮膳太医，任职多年。元朝皇帝素来重视饮膳事宜，世祖忽必烈时即设饮膳太医四人，"于本草内选无毒、无相反、可久食、补益药物，与饮食相宜，调和五味。及每日所造珍品，御膳必须精制"。忽思慧作为皇家饮膳太医多年，在烹饪技艺、营养卫生、饮食保健等方面积累了丰富的经验，而且在任职期间，有条件"将累朝亲侍进用奇珍异馔、汤膏煎造，及诸家本草、名医方术，并日必用谷肉果菜，取其性味补益者"，撰成我国现存第一部较为系统的营养学专著——《饮膳正要》。

　　《饮膳正要》共三卷，通观全书内容，主要由论、方和食物本草三部分组成。其论，强调养生、饮食避忌和妇幼保健的重要性，旨在防患于未然。因此在强调"治未病，不治已病，故重食轻货，盖有所取也"的同时，告诫读者"若贪爽口而忘避忌，则疾病潜生"，从而提出了一系列的避忌方法，如"养生避忌"、"妊娠避忌"、"乳母避忌"、"饮酒避忌"、"四时避忌"、"五味偏走"、"服药食忌"、"食物利害"、"食物相反"、"食物中毒"等，以说明各种食疗品味，当审视在具体情况下何者为宜、何者为忌，以便趋利避害，有所遵循。其方，即食疗方，主要集中在"聚珍异馔"（95方）、"诸般汤煎"（55方）、"神仙服食"（26方）和"食疗诸病"（61方）等部分，共237方。这些食疗方集朝野之精华，汇古今之良方，大都标明各方的组成和制法、食养食疗的功效、主治病症，既有以肉食为主的羹、汤、粉、面、粥、饼等延年抗衰老的食物，又有以荔枝、桂、姜、枣等多种中草药制作的医疗保健汤煎，还有食药结合针对某种疾病的食疗方，是全书的精华，颇有实用价值。食物本草是选非矿物、无毒性之药物232种，分为米谷品（44种，其中酒13种）、兽品（36种）、禽品（18种）、鱼品（21种）、果品（39种）、菜品（46种）、物料（28种），共七类，述其性味、功能、主治病症及副作用，有的还注明产地、制作方法，图文并茂，可供选配新的食疗方，有一定的实用价值。

从整体上说，《饮膳正要》是为了满足元朝宫廷生活的需要而撰写的，因此也涉及帝王的保健和宫中常见病的食疗方法等问题。从《进书表》来看，忽思慧是想以此书进劝皇上借鉴先圣保摄之法，期以获安，跻身于健康长寿之列。忽思慧从人为万物之灵，"人生应有作为"出发，强调保养身体的重要性："身安则心能应万变，主宰万事。非保养，何以能安其身？"进而根据《黄帝内经》、《千金要方》等中医经典提出长寿的命题："夫上古之人，其知道者，法于阴阳，和于术数，饮食有节，起居有常，不妄劳作，故能而寿。"并且概括成基本原则："保养之道，莫若守中。守中，则无过无不及之病。"这种长寿之道和基本原则是贯穿于全书的理论核心。可是，日本学者薮田统却认为：此书的写作目的"不是为了保持健康的身体和健全的精神，而是为了保持旺盛的性欲和长生不老"。这显然失之偏颇，仅就"长生不老"和"其知道者……故能而寿"来说，二者是有本质区别的，"长生不老"是违反自然规律的，也是不可能实现的；"其知道者……故能而寿"则是关于健康长寿的追求和探索，只要遵循正确的理论和方法，是可以实现的。当然薮田统的看法也不是全无道理的，书中确实有不少补虚壮阳，甚至治疗阳痿、不育等的食疗方。如"聚珍异馔"中94方，就有55方突出了羊肉的用量，有些方中用羊肉一脚子，甚至多达三脚子，如此大量使用羊肉，除了与元朝最高统治者的民族食性相关外，更主要的是因为羊肉具有益气补虚、治虚劳羸瘦、腰膝酸痛或产后冷虚的作用。如果加上用羊肝、肾、髓、骨、蹄、尾等组方，"聚珍异馔"中则有77方与羊品有关，这些部件大都具有补虚强肾、益精补髓、治疗虚劳羸瘦或阳痿遗溺的作用。同样，"食疗诸病"61方中也约有半数是以补中抗衰为处方立意的。而且随着虚损伤败程度的差异，食疗方也不尽相同，仅以羊骨粥、羊脊骨粥、白羊肾粥三方为例，羊骨粥主治虚劳、寒中、羸瘦。羊脊骨粥主治下元久虚、腰肾伤败，以羊脊骨为主，并加有肉苁蓉等草药。羊脊骨"补肾虚，通督脉，治腰痛"，肉苁蓉"补肾益精……治男子阳痿、女子不孕、带上血崩、腰膝冷痛、血枯便秘"。显然后方对于长期虚弱无力之症更有针对性。白羊肾粥主治虚劳、阳道衰败、腰膝无力，除了用肉苁蓉等药外，直接利用羊肾具有"补肾气，益精髓，治肾虚劳损、腰膝疼痛、耳聋、阳痿、尿频"等功效。这样，宫中不同程度的虚损伤败症都可以找到相应的食疗方。此外，"食疗诸病"61方中除了抗衰延寿方外，还有一些治疗消渴、中风、脾胃虚弱等宫中常见病的食疗方，而宫中不常见的病，如由于缺碘而引起的甲状腺肿大，虽然早在晋葛洪《肘后方》中已有治疗方法，但《饮膳正要》却未收录。这些都说明该书的写作目的是为了宫廷生活的需要。但是，《饮膳正要》自元天历三年（1330）刊行以后，它的作用和影响早就越出了宫廷，正如元人虞集在《序》中所言："盖欲推一人之安，而使天下之人举安，推一人之寿，而使天下之人皆寿。"这也是忽思慧对今人的最大贡献。

《饮膳正要》在科学史上的价值主要在于：

一、广征博采医药学典籍，对我国元代以前的营养学成就进行了一次较为系统的总结。忽思慧不但从前人经验方中裁化、演绎了一些食疗处方，而且书中之论，如"四时所宜"、"五味偏走"、"服药食忌"、"食物利害"、"食物相反"、"食物中毒"、"禽兽变异"等，几乎都与元以前医药学著作密切相关，如"五味偏走"基本以《内经》为依据，旁参《金匮要略》等著作。日本学者篠田统认为《饮膳正要》"服药食忌"与宋《政和本草》卷二"服药食忌"相比，除少数不同条文外，基本相同，有些内容还可以追溯到《肘后方》、《金匮要略》、《外台秘要》等著作中去；"妊娠食忌”的内容在孙思邈的《千金要方》中也可以找到。食疗处方也有不少是从前人经验方中裁化、演绎过来的。如"诸般汤煎"基本上选自食疗验方，"神仙服食"35方多见于修炼养生著作，"食疗诸病"51方则引自《太平圣惠方》、《圣济总录》，有的还可以追溯到唐代《食医心镜》等等。这样有目的地将元代以前有关饮食卫生、营养保健和食疗知识搜集起来，加以整理，清晰地呈现在读者的面前，是《饮膳正要》的一大贡献，同时也因为该书广征博采医学典籍，因而更加符合中医理论，也较科学合理。

二、选收了元代朝野食疗方的精粹，丰富了食疗学的内容。其中"聚珍异馔"直接取自元朝宫廷膳谱，多有创新。尤其是元朝随着疆域的不断扩大，其属地"遐迩罔不宾贡，珍味奇品，咸萃内府"，尽所享用。《饮膳正要》又特别注重各民族的食疗方法，因而保存了大量的兄弟民族的食疗方法。据书中记载，除了蒙古族的"颇儿必汤"等很多食疗方外，还有天竺的"八儿不汤"、"撒速汤"，维吾尔族的"搠罗脱因"，新疆所产的"哈昔泥"，来自西番的"咱夫兰"，南国的"乞里麻鱼"等等。有些品味不仅为其他医药文献所罕见，而且"回回豆子"、"赤赤哈纳"等均由本书首次记载。尤其是记载了"阿剌吉酒"——烧酒。烧酒的起源问题，至今仍有争论，李时珍《本草纲目》云："烧酒非古法也，自元时始创其法，用浓酒和糟入甑蒸，令气上，用器承取露。"《饮膳正要》"阿剌吉酒"条载："味甘辣，大热，有大毒。主消冷坚积，去寒气。用好酒蒸熬，取露成阿剌吉。"从制造工艺来看，与《本草纲目》的记载基本一致，当属烧酒一类无疑，而且明确了烧酒的性味、功效和毒性等医疗保健的用途，是中国酿酒史上一条重要文献。

三、《饮膳正要》对本草学也有所补充，忽思慧在《进书表》中说："本草有未收者，今即采摭附写。"如卷一"炒狼肉汤"条说："古本草不载狼肉，今云性热，治虚弱。然未闻有毒。今制造用料物以助其味，暖五藏，温中。"卷三还对狼肉、狼喉嗉皮、狼皮、狼尾、狼牙的作用作了较详细的记述。对以前本草曾经记载过的一些药物,《饮膳正要》也有所补充,使之更加详细。如"塔刺不花",一名土拨鼠,《政和本草》载:"土拨鼠,味甘平无毒,主野鸡、瘘疮,肥美,食之宜人。生西番山泽,穴土为窝,形如獭,夷人掘取食之。"《饮膳正要》则说:"塔刺不花,一名土拨鼠。味甘,无毒。主野鸡,瘘疮。煮食之宜人。生山后草泽中。北人掘取以食,虽肥,煮则无油,汤无味。多食难克化,微动气。皮:作番皮,不湿透,甚暖。头骨:去下颏肉,令齿全,治小儿无睡,悬之头边,即令得睡。"两相比较,《饮膳正要》中的土拨鼠条显然更加详细,尤其是"多食难以克化",属饮食卫生内容,本草中较少出现这种语言,如非平时实践,很难有此真知灼见。再如"治小便不通,鸡子黄一枚生用",也未见元代以前本草书籍中有过记载等等。

总之,《饮膳正要》是在继承古代医药学成就和广泛搜集当代各民族食疗方法的基础上,结合个人饮膳经验撰写而成的,有论,有方,还有食物本草,自成体系。全书选精用粹,质朴无华,图文并茂,内容丰富,具有独到的见解和鲜明的民族特色,是民族文化融合的结晶,也是我国第一部独具一格的营养学专著。据此,不仅可以窥见元朝宫廷饮膳之一斑,而且对于研究元代医药史、营养卫生和烹饪以及蒸馏酒的早期医用情况,都是很好的资料,还可以为研究民族文化交流提供素材。书中许多食疗方法以及重食轻货、重视妇女妊娠胎教、优生优育等思想,仍不失它在今天的参考价值。当然,作为一部营养学集大成的著作,也有它的不足之处,如《脾胃论》、《汤液本草》等在医药史上的一些卓越成就,在《饮膳正要》中没有反映出来;或许因写作目的限制,由于缺碘引起的甲状腺肿大和由于缺乏维生素引起的目疾等,在《饮膳正要》中也未引起足够的重视。但瑕不掩瑜,《饮膳正要》作为我国第一部较为系统的营养学专著,在营养学和食疗学上都占有重要的地位。

关于《饮膳正要》的版本,据《进书表》称,大约初刊于天历三年(1330),迄今已有六百六十多年,原版早佚。《元史·艺文志》、《万卷楼书目》、《百川书志》、《四库全书总目》、《铁琴铜剑楼藏书目录》、《皕宋楼藏书志》等，均有著录；明清两代曾多次翻刻，如明景泰七年（1456），代宗亲自作序，颁旨复刻；清代官刻民梓，广为传播，后来屡遭兵燹洗劫而多散佚。现存主要版本有：明经厂刊大字本（仅残存两卷），1924年上海涵芬楼影印的明景泰刊本（即《四部丛刊》本），上海商务印书馆于1924—1925年先后以《国学基本丛书》和《万有文库》分别刊出的铅排印本。1982年内蒙古人民出版社出版了胡和禄翻译的蒙文本，1986年人民卫生出版社出版了刘玉书的点校本，北京中国书店也出版了《中医基本丛书》本，此外，北京图书馆还藏有台湾近年出版的《饮膳正要》等。

这次翻译注释的《饮膳正要》，是以卷帙完整、文字与插图墨迹清晰的《四部丛刊》影印本为底本，参照刘玉书点校本与李春方的译注本，增补了《御制饮膳正要序》，尽量将原文译成现代文。对某些兄弟民族的名词术语的解释，承阿思根先生赐教，并参照了李春方译注本，受益良多；经过考证和调查后仍不明其意者，只好照录原文，并明示存疑。对于书中因时代局限性而存在的某些不太科学甚至掺杂封建迷信的内容，为了保持原貌，未予删削，在注中说明作者之疑。敬希广大读者本着"取其精华，去其糟粕"的原则，择善而从。全书插图，均为原本所有。

本书在译注过程中曾得到李迪教授、阿思根先生和张子文先生的支持和帮助，许一川同志在初稿阶段做了大量的工作，在此一并致谢。由于我们的水平有限，加之时间仓促，译注中缺点错误在所难免，切望有关专家和读者批评指正。

译注者

目 录

饮膳正要卷第一

饮膳正要卷第二

饮膳正要卷第三

0-1　景泰本御制饮膳正要序[1]

朕惟人物皆禀天地之气以生者也，然物又天地之所以养乎人者，苟用之失其所以养，则至于戕害者有矣。如布帛、菽粟、鸡豚之类，日用所不能无，其为养甚大也。然过则失中，不及则未至，其为戕害一也。其为养甚大者尚然，而况不为养而为害之物，焉可以不致其慎哉！此特其养口体者耳。若夫君子动息威仪，起居出入，皆当有其养焉，又所以养德也。尝观前元《饮膳正要》一书，其所以养口体、养德之要，无所不载，盖当时尚医[2]所论著。其执艺事以致忠爱，虽深于圣贤之道者，不外是也。夫善莫大于取诸人，取诸人以为善，大舜所先肆[3]。朕嘉是书，而用之以资摄养之助，且锓诸梓以广惠利于人，亦庶几乎好生之仁。虽然生禀于天，非人之所能为；若或戕之，与立岩墙之下者同[4]，有不由于人乎！故此非但摄养之助，而抑顺受其正之大助也。

景泰七年四月初一

【注释】
　〔1〕景泰本御制饮膳正要序：明朝代宗皇帝朱祁钰在景泰七年

（1456）为《饮膳正要》一书所作的序。序，一种文体，放在书前来介绍、评论该书的。

〔2〕尚医：即太医，皇家医生。

〔3〕据《书经·大禹谟》记载，禹曾向舜建议："善政在于养民，养民在于治理好水利、火、木材、冶金、土壤和粮食，以及在于端正自身的品德、丰富民用的物资、使百姓丰衣足食这九件事上。"舜按照禹的建议把这九件事都治理好了。

〔4〕《孟子·尽心上》说："莫非命也，顺受其正，是故知命者不立乎岩墙之下。尽其道而死者，正命也；桎梏死者，非正命也。"即知道天命的人不站在高墙之下，以免墙倒被压死。尽其修身之道而死，才是顺应天命的正命。这里引用孟子的语意，是说明人如果不善于修养自身的生命而有损于身体，就如同站在危险的高墙之下随时都会有生命危险一样。

【译文】

朕以为人和万物都是禀受天地之"气"而生存的。然而万物又是生长于天地之间供养人类生活的。如果人类对万物使用不当，不但会失掉万物对人体的滋养作用，甚至会对人体造成伤害。如布匹、粮食、鸡、猪等，是人类日常生活中所不可缺少的，它们对人类的养生至关重要。可是，如果吃、穿过度，就会超过人体对物质资料的正常需求；相反，吃、穿过少，又会达不到人体正常需求的标准。对日常生活资料使用"太过"与"不及"，都会对人身造成同样的损害。这些对人类养生很有益的事物尚且如此，何况那些对人类养生没有好处反而有害的东西，人又怎么能不去慎重而认真地对待呢？这里所讲的仅仅是人在饮食、衣着方面养生所应注意的事项。至于君子，对自己的行为举止、休息、礼节、礼仪、起居、外出或在家内，都应该注重自身的修养，这些是用来涵养自己品德的。朕曾经看到元朝的《饮膳正要》一书，这部书从保养身心到涵养品德的要领，没有不记载的，这是当时皇上的太医所编著的。他用自己的医术和知识表达了对皇帝的忠心和敬爱，就是那些深通圣贤之道的人所能做到的，也不过如此。世界上最有益的事情没有哪一件能比得上善于从别人那里汲取好经验、好意见更大的了，用从别人那儿汲取来的好经验、好意见去做好事，大舜早就已经尽力去做了。朕很赞许《饮膳正要》这本书，用它来帮助我养生；并且把它再一次刻板印刷发行，以推广它对人类的益处，这也许可算得上是朕对众生的仁德吧。虽然人的寿命承受于天，不是自己所能决定的；但是如果人为地去损伤它，那就如同自己站在高墙的下面，随时有被压死的危险一样，这能说不是出于人为的吗？所以，这部书不仅对养生有帮助，而且或许对人顺应自然规律而得以善终也是有很大帮助的。

　　景泰七年四月初一日

0-2　景泰本虞集奉敕序[1]

臣闻古之君子善修其身者，动息节宣以养生，饮食衣服以养体，威仪行义以养德，是故周公[2]之制礼也，天子之起居、衣服、饮食，名有其官，皆统于冢宰，盖慎之至也。

今上皇帝，天纵圣明，文思深运，御延阁[3]阅图书，旦暮有恒，则尊养德性，以酬酢万几，得内圣外王之道焉。于是赵国公臣常普兰奚，以所领膳医[4]臣忽思慧所撰《饮膳正要》以进。其言曰：昔世祖皇帝[5]，食饮必稽于本草，动静必准乎法度，是以身跻上寿[6]，贻子孙无疆之福焉。是书也，当时尚医之论著者云。噫！进书者可谓能执其艺事以致其忠爱者矣。是书进上，中宫[7]览焉。念祖宗卫生之戒，知臣下陈义之勤，思有以助圣上之诚身而推其仁民之至意，命中政院使臣拜住刻梓而广传之。兹举也，盖欲推一人之安，而使天下之人举安；推一人之寿，而使天下之人皆寿。恩泽之厚，岂有加于此者哉！书之既成，大都留守[8]臣金界奴传敕命臣集序其端云。臣集再拜稽首而言曰：臣闻《易》[9]之《传》有之："大哉乾元，万物资始"，"至哉坤元，万物资生"。天地之大德，不过生生而已耳。今圣皇正统于上，乾道[10]也；圣后顺承于中，坤道[11]也。乾坤道备，于斯为盛。斯民斯物之生于斯时也，何其幸欤！愿飏言之，使天下后世有以知夫高明博厚之可见如此。於戏休哉！

天历三年[12]五月朔日[13]谨序

奎章阁侍书学士翰林直学士中奉大夫知制诰同修国史臣虞集撰

【注释】

〔1〕景泰本虞集奉敕序：虞集奉皇帝之命写的序。虞集，人名。元代仁寿人，字伯生，号道园，官至奎章阁学士。

〔2〕周公：姓姬，名旦，武王的弟弟，西周（约前 11 世纪—前 771 年）初年的政治家。相传《周礼》为周公所作。

〔3〕延阁：古代帝王藏书之所。

〔4〕膳医：管理皇帝饮食卫生的医生。

〔5〕世祖皇帝：即元世祖忽必烈（1215—1294）。

〔6〕忽必烈七十九岁去世，在那个时代算是高寿。

〔7〕中宫：皇后居住的地方，亦用为皇后的代称。《汉书·霍光传》："有椒房中宫之重。"

〔8〕大都留守：大都留守，官名。大都，元首都。蒙古至元四年（1267）在金中都城东北另筑新城，九年改称大都，二十年筑成。蒙古人称汗八里克，意即汗城。城东西两面相当今北京内城东西城墙，南抵今东西长安街，北抵今千胜门、安定门外土城旧址。都城规模宏大，宫殿壮丽，户口繁庶，商业发达，附郭居住各国商人甚多。为当时世界少有的大城。

〔9〕《易》：即《易经》，古代的卜筮书。《传》：是儒家学者对《易经》所作的解释。包括《彖》上下、《象》上下、《系辞》上下、《文言》、《序卦》、《说卦》、《杂卦》，共十篇。

〔10〕乾道：即天道。

〔11〕坤道：即地道。

〔12〕天历三年：公元 1330 年。天历，元文宗（图帖睦尔）的年号。

〔13〕朔日：农历的初一。

【译文】

臣下听说古代君子善于修身养性的，在行动作息方面都要顺应自然界的时令和节气来宣散自身的气血以保养生命，用饮食、衣服来保养身体，用礼节、礼仪、行为、道义来修养自己的品德。因此，周公制订了一套礼仪，规定天子的起居、衣着、饮食各有专职的官员来从事管理，［这些官员］都受大冢宰的统辖，真是极其慎重。

当今皇上具有天生的贤德，聪明过人，对国家大事谋虑得非常深远。到延阁读书，从早到晚坚持不懈。修养德性，应付纷繁的政务。以此得到内有圣贤的才德、外有对百姓实施仁爱的王道。于是，赵国公、臣常普兰奚把他所管辖的膳医、臣忽思慧写的《饮膳正要》一书进献给皇上，说："从前世祖皇帝对饮食，一定要用本草去考查它们对人的利弊，行动一定要以合乎法度为准则，因此活到很高的年龄，给子孙们留下了无限的幸福。这部书，是当时太医所著的。唉！进献此书的人，可以称得上是能用他的技艺向皇上表达忠心和敬爱了。这部书进献到中宫，皇后看了。想到祖宗对卫生方面的禁戒，体察臣下陈述道理的勤恳，考虑到有助于皇上养生修德并进而把仁爱人民的至诚之意加以推广，命令中政院使、臣拜住把这部书刻印后广泛传播。这一举动是要把一个人的安乐加以推广，使天下的人都能得到安乐；把一个人的长寿加以推广，以使天下的人都能长寿。这种恩德的深厚，哪里还有比它更大的呢！"

书刻成了，大都留守金界奴传皇上的诏令叫我作一篇序文放在书的前面。臣下虞集再拜叩首说："我听说《易传》上有这样的话：'上天之德真大呀，万物依靠它开始。大地之德真广呀，万物靠它生长。'天地的大德不过是孕育、生长万物，现在皇上您统治于上，正合于上天乾道；皇后顺承在中，正合于大地坤道。天地之道完备，这是最兴盛的了。百姓和万物生在此时，是多么的幸运啊！臣愿宣扬此事，以使天下后世之人有凭藉地知道皇上、皇后高远明亮的恩德和广大深厚的仁爱是如此的显著可见。啊，真是完美呀！"

天历三年五月朔日谨序

奎章阁待书学士翰林直学士中奉大夫千制诰同修国史臣虞集撰

0-3　进书表[1]

伏睹国朝，奄有四海，遐迩罔不宾贡。珍味奇品，咸萃内府。或风土有所未宜，或燥湿不能相济。傥司庖厨者不能察其性味而概于进献，则食之恐不免于致疾。钦惟世祖皇帝圣明，按《周礼·天官》，有师医[2]、食医[3]、疾医[4]、疡医[5]，分职而治行。依典故，设掌饮膳太医四人，于本草内选无毒、无相反、可久食、补益药味，与饮食相宜，调和五味。及每日所造珍品，御膳必须精制，所职何人，所用何物。进酒之时，必用沉香木、沙金、水晶盅盏[6]，斟酌适中，执事务合称职。每日所用，摽注于历[7]，以验后效。至于汤煎，琼玉、黄精、天门冬、苍术等膏，牛髓、枸杞等煎[8]，诸珍异馔，咸得其宜。以此世祖皇帝圣寿延永无疾。恭惟皇帝陛下自登宝位，国事繁重。万机之暇，遵依祖宗定制，如补养调护之术，饮食百味之宜，进加日新，则圣躬万安矣。臣思慧自延祐年间选充饮膳之职，于兹有年，久叨天禄，退思无以补报，敢不竭尽忠诚，以答洪恩之万一？是以日有余闲，与赵国公臣普兰奚，将累朝亲侍进用奇珍异馔、汤膏煎造，及诸家本草、名医方术，并日所必用谷肉果菜，取其性味补益者，集成一书，名曰《饮膳正要》，分成三卷。本草有未收者，今即采摭附写。伏望陛下恕其狂妄，察其愚忠，以燕闲之际，鉴先圣之保摄，顺当时之气候，弃虚取实，期以获安，则圣寿跻于无疆，而四海咸蒙其德泽矣。仅现状所述《饮膳正要》一集以闻，伏乞圣览下情，不胜战栗激切屏营之至。

　　天历三年三月三日饮膳太医臣忽思慧进上

　　中奉大夫太医院使臣耿允谦校正

　　奎章阁都主管上事资政大夫大都留守内宰隆祥总管提调织染杂造人匠都总管府事臣张金界奴校正

　　资德大夫中政院使储政院使臣拜住校正

　　集贤大学士银青荣禄大夫赵国公臣常普兰奚编集

【注释】

　　〔1〕进书表：此为忽思慧向皇上进献《饮膳正要》一书时写的奏章。表，古代奏章的一种。

　　〔2〕师医：相当于掌管各科医生的行政长官。

　　〔3〕食医：相当于营养医生，掌管调味和配食。

　　〔4〕疾医：相当于内科医生。

　　〔5〕疡医：相当于外科、伤骨科医生。

　　〔6〕沉香木、沙金、水晶盅盏：用沉香木、黄金、水晶制成的酒盅杯盏。

　　〔7〕摽：标注。历：相当于起居注，即对皇帝的日常生活进行详细记录的笔记。

　　〔8〕至于汤煎，琼玉、黄精、天门冬、苍术等膏，牛髓、枸杞等煎：至于汤煎中用琼玉、黄精、天门冬、苍术等制成的膏剂以及牛髓、枸杞子等做的煎剂。其注释请见本书卷二《诸般汤煎》、《神仙服食》等章。

【译文】

　　敬观我朝疆域，囊括四海，远近各地无不归顺纳贡。山珍海味、奇物异品，都汇集到宫中来了。但是其中有些物品因为风俗水土不同而不宜食用，有些物品因燥湿不当而不利于健康。假如厨师不了解这些食物的性味，统统进奉给皇上，那么吃了之后恐怕难免会引发病患。世祖皇帝非常圣明，他根据《周礼·天官》，有师医、食医、疾医、疡医各行其职。依照典制和成例设立了掌管饮膳的太医四人，让他们从本草书中选取没有毒副作用、药性不相反、可以长久食用、有补益作用、与饮食协调的药物，来调和各种滋味。每天制作的精美菜馔，供皇上服食的饮膳一定要精心制作，任职的食医是谁，所用的物料是什么[，都非常考究]。给皇上进酒的时候，必须用沉香木、沙金、水晶制成的器皿，斟酒要适量。掌管饮膳的人一定要称职，每天所用的药物配方、食物种类，都要标注在起居注上，以便将来验证效果。至于汤煎，琼玉、黄精、天门冬、苍术等制成的膏剂以及牛髓、枸杞子等做的煎剂，各种珍异的食品，都要饮用得当。因此，世祖皇帝延年益寿，从无疾病。

臣想皇上自登上宝位以来，国事繁重，日理万机，在空闲的时间里，如果遵循祖先的定制，讲究补养、调护身心的方法，恰当地使用饮食百味，而且一天比一天好并不断翻新，那么皇上的身体就会非常安康。臣忽思慧自从延祐（1314—1320）年间被选来充任饮膳太医的职务，至今已有十多年了，长期受皇上赏赐的俸禄，省察再三，觉得无法补报皇上的恩德，怎敢不竭尽忠诚，以报答浩荡皇恩于万分之一呢？所以，臣每有空闲时间，就与赵国公常普兰奚一起对历朝亲侍人员进奉皇上食用的奇珍异馔、汤饮、膏剂，各种煎制方法，以及各家本草著作与著名医生的有关处方及饮膳的制作技术，连同日常生活必需的粮食、肉类、瓜果、蔬菜，加以研究。选取其中性味具有补益作用的，汇集成册，取名《饮膳正要》，分为三卷。《本草》著作中没有收录的药物，现在也收集摘录写在本书中。敬希皇上宽恕我们的狂妄无知，体察臣下的忠实之心。在陛下安闲的时候，借鉴祖先的养生方法，顺应一年的气候变化，摈弃虚华，选取实用，找寻其中优秀的药方实行，以期获得安康。这样皇上就能跻身于万寿无疆之列，而天下的百姓又都能蒙受皇上的恩泽了。

恭敬郑重地向陛下进献臣所著述的《饮膳正要》一部，禀报皇上知道，恭请皇上御览。臣下的心情非常惶恐、激切，等待着陛下的吩咐、指示。

天历三年（1330）三月三日饮膳太医臣忽思慧进上

中奉大夫太医院使臣耿允谦校正

奎章阁都主管上事资政大夫大都留守内宰隆祥总管、提调织染杂造人匠都总管府事臣张金界奴校正

资德大夫中政院使储政院使臣拜住校正

集贤大学士银青荣禄大夫赵国公臣常普兰奚编集

0-4　原书引言[1]

　　天之所生，地之所养，天地合气，人以禀天地气生，并而为三才。三才者，天地人。人而有生，所重乎者，心也。心为一身之主宰，万事之根本，故身安则心能应万变，主宰万事。非保养，何以能安其身？保养之法，莫若守中[2]，守中则无过与不及之病。调顺四时，节慎饮食，起居不妄，使以五味调和五藏[3]。五藏和平则血气资荣，精神健爽，心志安定，诸邪自不能入，寒暑不能袭，人乃怡安。夫上古圣人治未病不治已病，故重食轻货，盖有所取也。故云：食不厌精，脍不厌细。鱼馁肉败者，色恶者，臭恶者，失饪不时者，皆不可食。然虽食饮，非圣人口腹之欲哉。盖以养气养体，不以有伤也。若食气相恶则伤精。若食味不调则损形。形受五味以成体，是以圣人先用食禁以存性，后制药以防命。盖以药性有大毒。有大毒者治病，十去其六；常毒治病，十去其七；小毒治病，十去其八；无毒治病，十去其九；然后谷肉果菜十养一尽之。无使过之，以伤其正。虽饮食百味，要其精粹，审其有补益助养之宜，新陈之异，温凉寒热之性，五味偏走之病。若滋味偏嗜，新陈不择，制造失度，俱皆致疾。可者行之，不可者忌之。如妊妇不慎行，乳母不忌口，则子受患。若贪爽口而忘避忌，则疾病潜生而中不悟。百年之身而忘于一时之味，其可惜哉！孙思邈曰：谓其医者，先晓病源，知其所犯，先以食疗，不瘥^[4]，然后命药，十去其九。故善养生者，谨先行之摄生之法，岂不为有裕矣。

【注释】

〔1〕原书引言：原本没有标题，但自成一章，从内容上看主要从"调顺四时，节慎饮食"方面讨论养生之道，为全书之总论，可以视为原书的引言，现据内容补。

〔2〕守中：即处理事情不偏不倚，无过，无不及。

〔3〕藏：同"脏"。

〔4〕瘥（chài）：病。《说文》："瘥，病也。"

【译文】

天之气主生，地之气主养，天地之气自然和合。人就是禀受天地间和合之气而生存的，与天地合称为"三才"。所谓"三才"，就是天、地、人。人之所以有生命活动，心神起着重要的作用。心神是全身的主宰，是一切生命活动的根本。所以身体健康，心神就能发挥正常的作用，主宰人体的一切生命活动。日常保养不得当又怎能保证身体安康呢？保养身体的方法，不外乎遵守中庸之道。遵守中庸之道，就能避免因"太过"与"不及"而产生的弊病。调理［身心］顺应四时的变化，饮食慎重而有节制，起居遵循一定的规律，用食物的五味来调和五脏，五脏功能正常，就能使气血供给旺盛，精神健爽，神志安定，各种病邪自然不能进入体内，寒暑之变也不能侵袭人体，于是人们就可以保持精神愉快，身体安康。上古圣人主张在未病之前就注意防治，而不主张在生病之后才来治疗，因此他们重视饮食而轻视财物，原来是有所选取的。所以说，选择饮食是愈精愈好，加工鱼肉是愈细愈佳。腐败的鱼肉，变色、变味的食物，存放时间较长的熟食，都不能食用。饮食虽然是人类不可缺少的，但对圣人来说并不仅仅是为了满足口腹的欲望！因为食物是用来调养气血、补养身体，而不是用它来损伤身体的。如果食物[寒、热、温、凉]四气与人的体质相抵触，就会损伤人体的精气；如果食物[酸、苦、甘、辛、咸]五味不调和，就会损伤人的机体。由于人的机体是接受食物中的五味而形成的。所以圣人总是先以饮食的禁忌来存心养性，然后通过配制的食物来防止生命发生危险。药物原来有大毒、常毒、小毒和无毒之分，用毒性大的药物治病，当十分病情治好了六分的时候，就要停止用药；用中等毒性的药物治病，当十分病情治好了七分的时候，就要停止用药；用毒性较小的药物治病，当病情治好了八分的时候，也要停止用药；然后用谷类、肉类、瓜果、蔬菜充分进行调养，将疾病彻底治好，而不能过多地使用药物损伤人体的正气。虽然饮食的性味多种多样，但关键在于利用它的精华部分，要审查食物是否适宜于补益和养生，饮食新鲜与陈旧的差别，寒、热、温、凉四性中属于哪一类，酸、苦、甘、辛、咸五味调配不当有什么弊病。如果偏爱某种滋味，或新鲜与陈旧不加选择，或烹饪制作不当，都能使人生病。适宜人体健康的饮食就食用，不适宜人体健康的饮食，就要禁忌。如果孕妇对饮食不谨慎，哺乳期母亲不适当忌嘴，就会使婴儿患病；如果一味贪图爽口而忘记一些必要的禁忌，疾病就会悄悄地滋生，而且还不醒悟，为了满足一时的口腹欲望而忘记了本来可以享用百年之久的身体，这是多么的可惜啊！唐代孙思邈说过：对医生来说，首先应该了解致病的根源，知道了致病的根源，就应该先用饮食进行对症治疗；如果疾病不能痊愈，然后再让病人服药，当十分病情治好了九分的时候就要停止用药。所以善于养生的人，都是小心谨慎地先用食疗。可见养生的办法，岂不是很有道理吗？

饮膳正要卷第一

1-1 三皇[1]圣纪

1-1-1 太昊伏羲氏[2]

风姓之源，皇熊氏之后。生有圣德，继天而王，为万世帝王之先。位在东方。以木德[3]王，为苍精[4]之君。都陈[5]时，神龙[6]出于荥河[7]，则而画之为八卦[8]；造书契，以代结绳之政；立五常[9]，定五行[10]，正君臣，明父子，别夫妇之义，制嫁娶之理；造屋舍；结网罟[11]以佃渔，服牛乘马，引重致远；取牺牲，供祭祀。故曰伏羲氏。治天下一百一十年。

【注释】

〔1〕三皇：传说中的远古皇帝。有多种说法，如：天皇、地皇、人皇（《史记·秦始皇本纪》）等，本书取伏羲、神农、轩辕为三皇。

〔2〕太昊伏羲氏：太昊，传说中古代东夷族首领。风姓。居于陈。传说曾以龙为官名。春秋时任、宿、须句、颛臾等国（都在济水流域），即其后代。一说即伏羲氏。伏羲，一作庖羲、伏戏，亦称牺皇、皇羲，中国神话中人类的始祖，传说人类由他和女娲氏兄妹相婚而产生。又传他教民结网，从事渔猎畜牧，反映中国原始时代开始渔猎畜牧的情况。传说八卦也出于他的制作。一说伏羲即太皞。

〔3〕木德：为阴阳家"五德始终"学说中的五德之一。"五德始终"亦称"五德转移"，是战国时期阴阳家邹衍的学说。用水、火、土、金、木五

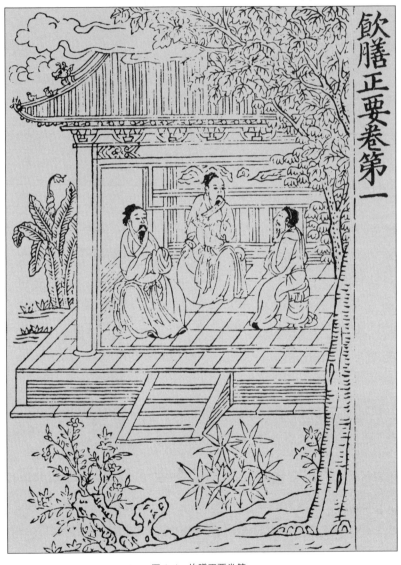

图 1-1 饮膳正要卷第一

种物质德性相生相克和周而复始的循环变化，来说明王朝兴替的原因。如夏、商、周三个朝代的递嬗，就是火（周）克金（商），金克木（殷）的结果。本书以"木"（伏羲）生"火"（神农）、"火"生"土"（轩辕）、五行相生的关系来说明朝代的演替（用火德承接木德，土德生于火德），显然打有"五德始终"的烙印。

〔4〕苍精：苍精之帝，中国古代神话中的东方之神，即太昊。

〔5〕陈：古国名。妫姓。开国君主胡公（名满），相传是舜的后代，周武王灭商后所封。建都宛丘（今河南淮阳），有今河南东部和安徽一部分。

〔6〕神龙：亦作"龙马"。《礼记·礼运》："河出马图。"疏："马图，龙马负图而出也。"

〔7〕荥（xíng）河："河出图"等书皆言出于黄河。这里"荥"应为荥泽，"河"当为黄河。疑原黄河与荥泽相通，所以称"荥河"。《尚书·禹贡》："荥波即猪。"《禹贡指南》："导沇水，东流为济，入于河，溢为荥。"

〔8〕八卦：《周易》中的八种基本图形。用"—"（阳爻）和"——"（阴爻）混合每三爻为一组组合而成，象征天、地、雷、风、水、火、山、泽八种自然现象。每卦又象征多种事物。《周易》中六十四卦皆由八卦两两相重组成。

〔9〕五常：又称"五伦"。封建宗法社会以君臣、父子、夫妇、兄弟、朋友为"五常"。

〔10〕五行：此处似指仁、义、礼、智、信，而非木、火、土、金、水。

〔11〕网罟（gǔ）：古代渔猎用的工具。《经典释文·周易》注："取兽曰网，取鱼曰罟。"

【译文】

太昊伏羲氏是风姓氏族的祖先，是皇熊氏的后代。他生来具有圣贤般的品德，继承上天的意志而统治天下，是万世帝王的先祖。他居处在东方，凭借着木德的兴旺，成为苍精君王。当他在陈建都的时候，神龙负图从荥河出现，伏羲氏便根据荥河中神龙所负的图画成八卦；他创造了文字，用来代替前人结绳记事的制度；设立五常，确定五行，端正君王和臣民的纲纪，明确父子之间的关系，规定了夫妇间各自所应遵循的道德行为规范，制定婚嫁迎娶的礼仪；建造屋舍；编织网罟，用作打猎与捕鱼的工具；驯服驾御牛马，将它们作为运输和交通的工具；采用牲畜作为供奉祭祀活动的祭品。他被称为伏羲氏，治理天下一百一十年。

1-1-2　炎帝神农氏[1]

姜姓之源，烈山氏之后。生有圣德，以火承木，位在南方，以火德[2]王，为赤精[3]之君。时人民茹草饮水，采树木之实，而食蠃[4]蚌之肉，多生疾病。乃求可食之物，尝百草，种五谷，以养人民。日中为市。作陶冶，为斧斤，造耒耜，教民耕稼。故曰神农。都曲阜[5]。治天下一百二十年。

【注释】

〔1〕炎帝神农氏：炎帝，传说中上古姜姓部族首领。号烈山氏，一作历山氏。相传少典娶于有蟜氏而生。《国语·晋语》载："昔少典氏娶于有蟜氏，生黄帝、炎帝。黄帝以姬水成，炎帝以姜水成，成而异德，故黄帝为姬，炎帝为姜。"原居姜水流域，后向东发展到中原地区。曾与黄帝战于阪泉（今河北涿鹿东南），被打败。一说炎帝即神农。神农氏，传说中农业和医药的发明者。相传远古时代人民过着采集渔猎生活，他用木制的农业工具——耒耜，教民众从事农业生产。又传他曾尝百草，发现药材，教人治病。

〔2〕火德：见太昊伏羲氏"木德"条。

〔3〕赤精：赤精之帝，中国古代神话中的南方之神，即炎帝祝融。

〔4〕蠃（luó）：同"螺"，蚌属。

〔5〕曲阜：地名。在今山东省中部偏南，周时为鲁国的都城，秦置鲁县，隋改为曲阜县。

【译文】

炎帝神农氏是姜姓氏族的先祖，是烈山氏的后代。生来具有圣德，凭借着火德继承了木德，在南方登立王位，凭借着火德的兴旺，成为赤精君王。当时人民吃野草、饮生水，靠采摘树木的果实、吞食螺蚌的肉充饥，许多人因而患有疾病。于是神农氏为了寻求可以食用的植物，亲口尝试百草，种植五谷，用来养活人民。他选择中午的时候进行集市贸易。制作陶器，冶炼金属，创作砍伐树木的工具和耕地翻土的农具，教百姓耕耘土地，种植庄稼，因此被称为神农氏。他建都于曲阜。神农氏治理天下一百二十年。

1-1-3 黄帝轩辕氏[1]

姬姓之源，有熊国君少典之子，生而神灵，长而聪明，成而登天。以土德王，为黄精[2]之君，故曰黄帝。都涿鹿[3]。受河图，见日月星辰之象，始有星官[4]之书；命大挠[5]探五行之情，占斗罡所建，始作甲子[6]；命容成[7]作历；命隶首[8]作算数；命伶伦[9]造律吕；命岐伯[10]定医方。为衣冠以表贵贱，治干戈[11]，作舟车，分州野。治天下一百年。

【注释】

〔1〕黄帝轩辕氏：传说中的中原各民族的共同祖先。姬姓，号轩辕氏，有熊氏。少典之子。相传炎帝扰乱各部落，他得到各部落的拥戴，在阪泉（今河北涿鹿东南）打败炎帝。后蚩尤扰乱，他又率领各部落在涿鹿（今属河北）击杀蚩尤。从此他从部落首领被拥戴为部落联盟领袖。传说很多发明创造，如养蚕、舟车、文字、音律、医学、算数等，都创始于黄帝时期。

〔2〕黄精：中国古代神话中的五天帝之一，指中央之神。

〔3〕涿（zhuō）鹿：县名。在河北省西北部、桑干河流域，邻接北京市。汉为下落、涿鹿等县地，唐为永兴等县地，元为保安州，1913年改保安县，1914年改涿鹿县。

〔4〕星官：我国古代为了便于认星和观测，把若干颗恒星组成一组，每组用地上的一种事物命名，这一组就称为一个星官，简称一官。唐宋后也有称为一座的。但这种星座并不包含星空区划的含义，与现今所说星座的概念有所不同。古代各个天文学派所命名的星官多有不同。

〔5〕大挠（náo）：传说中黄帝之臣，曾创造六十甲子，用以名日。

〔6〕甲子：天干和地支的配合，如甲子、乙丑、丙寅之类，统称"甲子"。其变有六十，从甲子起至癸亥止，满六十为一周，故又名"六十甲子"。一般用于年、月、日、时的纪序。

〔7〕容成：传说中黄帝之臣，曾创造历法。《淮南子》卷十九《修务训》中有："昔者仓颉作书，容成造历。"注曰："容成，黄帝臣，造作历，知日月星辰之行度。"

〔8〕隶首：传说中黄帝之臣，创造文字。

〔9〕伶伦：传说中黄帝之臣，创造音律。《吕氏春秋·仲夏纪第五·古乐》中有："昔黄帝令伶伦作为律。"

〔10〕岐伯：传说中的古代医学家，为黄帝之臣。其名见于《内经》。后世称中医学为"岐黄之术"，即源于此。

〔11〕干戈：干，盾；戈，平头戟。干和戈是古代作战时常用的防御和进攻的武器，亦用为兵器的总称。

【译文】

黄帝轩辕氏是姬姓氏族的先祖，是有熊国君王少典的儿子，具有异乎寻常的天赋，长大以后聪慧贤明，功成之后升天而去。凭借着土德的兴旺，成为黄精君王，所以称为黄帝。建都于涿鹿。接受河图之术，了解日月星辰的运行规律，并开始对星官进行记载。黄帝指派史官大挠探求五行的道理，根据北斗星斗柄所指的方向占卜吉凶，创造六十甲子；指派大臣容成编制历法；指派隶首发明筹算；指派伶伦制作校正乐律；指派岐伯审定医方。规定通过衣冠表明身份的贵贱，制造武器，发明舟车，划分地方行政区域。轩辕氏治理天下一百年。

1-2　养生避忌[1]

夫上古之人，其知道者，法于阴阳，和于术数，食饮有节，起居有常，不妄作劳，故能而寿。今时之人不然也。起居无常，饮食不知忌避，亦不慎节，多嗜欲，厚滋味，不能守中，不知持满，故半百衰者多矣。夫安乐之道，在乎保养，保养之道，莫若守中，守中，则无过与不及之病。春秋冬夏，四时阴阳，生病起于过与，盖不适其性而强。故养生者，既无过耗之弊，又能保守真元[2]，何患乎外邪[3]所中也。故善服药者，不若善保养；不善保养，不若善服药。世有不善保养，又不能善服药，仓卒病生，而归咎于神天乎！善摄生者，薄滋味，省思虑，节嗜欲，戒喜怒，惜元气[4]，简言语，轻得失，破忧阻，除妄想，远好恶，收视听，勤内固，不劳神，不劳形，神形既安，病患何由而致也。故善养性者，先饥而食，食勿令饱；先渴而饮，饮勿令过。食欲数而少，不欲顿而多。盖饱中饥，饥中饱。饱则伤肺，饥则伤气。若食饱，不得便卧，即生百病。

凡热食有汗，勿当风，发痉病[5]，头痛，目涩，多睡。

夜不可多食，卧不可有邪风[6]。

凡食讫温水漱口，令人无齿疾、口臭。

汗出时，不可扇，生偏枯[7]。

勿向西北大小便。

勿忍大小便，令人成膝劳[8]、冷痹[9]痛。

勿向星辰、日月、神堂、庙宇大小便。

夜行，勿歌唱大叫。

一日之忌，暮勿饱食。

一月之忌，晦[10]勿大醉。

一岁之忌，暮勿远行。

终身之忌，勿燃灯房事。

服药千朝，不若独眠一宿。

如本命日[11]，及父母本命日，不食本命所属肉。

凡人坐，必要端坐，使正其心。

凡人立，必要正立，使直其身。

立不可久，立伤骨。

坐不可久，坐伤血[12]。

行不可久，行伤筋。

卧不可久，卧伤气[13]。

视不可久，视伤神。

食饱勿洗头，生风疾[14]。

如患目赤病，切忌房事，不然令人生内障。

沐浴勿当风，腠理百窍皆开，切忌邪风易入。

不可登高履险，奔走车马，气乱神惊，魂魄[15]飞散。

大风、大雨、大寒、大热、不可出入妄为。

口勿吹灯火，损气。

凡日光射，勿凝视，损人目。

勿望远，极目观，损眼力。

坐卧勿当风、湿地。

夜勿燃灯睡，魂魄不守[16]。

昼勿睡，损元气[17]。

食勿言，寝勿语，恐伤气。

凡遇神堂、庙宇，勿得辄入。

凡遇风雨雷电，必须闭门，端坐焚香，恐有诸神过[18]。

怒不可暴，怒生气疾、恶疮。

远唾不如近唾，近唾不如不唾[19]。

虎豹皮不可近肉铺，损人目。

避色如避箭，避风如避仇，莫吃空心茶，少食申[20]后粥。

古人有云：入广者，朝不可虚，暮不可实。然不独广，凡早皆忌空腹。

古人云：烂煮面，软煮肉，少饮酒，独自宿。

古人平日起居而摄养，今人待老而保生，盖无益。

凡夜卧，两手摩令热，揉眼，永无眼疾。

凡夜卧，两手摩令热，摩面，不生疮鼾[21]。

一呵十搓，一搓十摩，久而行之，皱少颜多。

凡清旦，以热水洗目，平日无眼疾。

凡清旦刷牙，不如夜刷牙，齿疾不生。

凡清旦盐刷牙，平日无齿疾。

凡夜卧，被发梳百通，平日头风少[22]。

凡夜卧，濯足而卧，四肢无冷疾。

盛热来，不可冷水洗面，生目疾。

凡枯木大树下，久阴湿地，不可久坐，恐阴气触人。

立秋日，不可澡浴，令人皮肤粗燥，因生白屑[23]。

常默，元气不伤。

少思，慧烛内光。

不怒，百神安畅。

不恼，心地清凉。

乐不可极，欲不可纵。

【注释】

〔1〕养生避忌：人们保养身心所应禁忌的事项。本章主要是说古人以"饮食起居有度，节欲慎行"来养生，以顺应自然气候的变化等来防病保健。这些内容对今人来说仍有相当的参考价值。但是，由于作者受所处历史条件的限制，其中有些内容缺少科学道理。

〔2〕真元：中医学名词。亦称"真阳"、"真火"、"元阳"。指生命的本源。

〔3〕外邪：指风、寒、暑、湿、燥、火六淫和疫疠之气等从外侵入人体的致病因素。

〔4〕元气：又叫"原气"，包括元阴之气和元阳之气。乃先天之精所化生，赖后天摄入的营养而不断滋生。中医理论认为：元气发源于肾（包括命门），藏于脐下丹田，借三焦的通路敷布全身，推动脏腑等一切活动，可以体会成人体生化动力的源泉。

〔5〕痉病：是指热性病过程时出现的背强反张、口噤不开的病症。主要表现：身热足寒（恶寒时觉头热、面赤、目赤），颈项强急，背反张，卒口噤，独头动摇，脉沉细或劲急等。

〔6〕邪风：泛指使人致病的风邪之气。

〔7〕偏枯：即"半身不遂"，又称"偏瘫"、"偏风"、"偏废不仁"。

〔8〕膝劳：膝关节疼痛，指鹤顶风、膝关节结核等病。

〔9〕冷痹(bì)：即寒痹，是风寒湿邪合侵而以寒邪偏盛的痹症。症见肢体关节肌肉疼痛剧烈，得热则缓，痛处固定，日轻夜重，甚则关节不能屈伸，痛处冷凉感，四肢末梢欠温，遇阴冷天加重等。

〔10〕晦：阴历的月末。

〔11〕本命日：与自己出生日干支相同的日子。

〔12〕此条可理解为久坐会使血液流通不畅以及机体久不运动血液与外界所进行的气体交换减弱，这些对身体均不利。

〔13〕此条可理解为长期卧床不动会影响气的运行与通畅，从而生出疾病。

〔14〕风疾：指因风而生的各种病症。此"风"一指病因，即六淫之一，《素问·风论》"风者善行而数变，腠理开，则洒然寒，闭则热而闷。其寒也，则衰食饮；其热也，则消肌肉"；一指病症。

〔15〕魂魄：旧指人的精神灵气。

〔16〕魂魄不守：即魂魄不能安守于人身。可理解为人在睡眠中受到灯光的刺激，不易熟睡。

〔17〕此说没什么道理。但如果白昼精神萎靡，昏昏欲睡，则为元气不足的表现之一。

〔18〕言"神仙经过"是迷信的，但在刮风下雨，尤其是电闪雷鸣的日子里，关闭门窗端坐在木制椅凳上，的确可以防止雷击等意外伤害事故。

〔19〕中医理论认为，肾经有一络上挟舌本，通舌下廉泉、玉英二穴而为唾，所以"唾为肾液"，应尽量不吐。

〔20〕申时：相当于现在的15时至17时。

〔21〕𪒡(gān)：指面上有黑气或脸上有黑斑。

〔22〕头风：中医学病名。症见头痛经久不愈反复发作。痛势一般比较剧烈，兼见目痛甚至失明，或恶心、眩晕、耳鸣、头部麻木、颈项强痛等。现代所谓青光眼、血管性头痛、鼻炎、脑肿瘤、神经性头痛等都可出现头风症象。

〔23〕此说没有什么科学道理。

【译文】

上古时代，那些懂得养生之道的人，能顺应四季阴阳交替的变化，按照符合自然和人体运动规律的养生方法和道理去调养身心。他们饮食有节制，起居有规律，劳逸适度，所以能长寿。现在的人就不是这样了：起居没有规律，在饮食方面不知道应该避免和禁忌什么，也不能谨慎地加以节制，嗜好和贪欲过多，偏爱厚重滋味的饮食，不能保持身心状态适中，不懂得应该保持精力充沛与旺盛，所以很多人年过半百就衰老了。保持平安快乐的方法，在于保养。保养的方法，没有比保持身心状态适中更好的方法了。能保持这种适中的状态，机体就不会出现"太过量"与达不到需求标准而造成的危害了。春秋冬夏，四季阴阳交替变化，生病的原因是由于"太过量"与［达不到需求标准］，以及不能适应四季阴阳变化的规律而强行妄动的结果。所以，善于保养身体的人，既没有消耗过多的弊病，又能够保持自身的真元，怎么会害怕外邪的侵袭呢？因此善于服药的人，不如善于保养的人；不善保养的人，不如善于服药的人。世上有些人既不善于保养，又不善于服药，突然患病，能将疾病归咎于神仙、上天吗！善于保养身体的人，淡于服食肥腻厚重的饮食，减少不必要的思虑，节制各种嗜好和欲望，力戒狂喜和大怒，珍惜元气，简省言语，轻视得失，自我解脱内心的忧闷，消除非分的念头，超然于好恶之外，收敛视听，勤于保养体内元气，不使精神疲倦，不使身体疲劳，身心既然安适，怎么会得疾病呢？所以善于保养身体的人，在饥饿之前就进食，但进食不会过饱；在口渴之前就饮水，但饮水不会过多。进食应少吃多餐，不要一次吃得很多。应该饱中有饥，饥中有饱。过饱就会影响肺脏，过饥就会损伤元气。如果吃饱了，不要马上躺下睡觉，否则，就会生出各种疾病。

凡是吃热食出了汗，不要靠近风口被风吹着，［否则］会引起痓病，头痛，眼睛干涩，困倦嗜睡。

夜晚不要吃得过多，睡觉的地方不可有邪风。

吃完食物之后，马上用温水漱口，可以使人不患齿疾，口腔也不会有异味。

出汗时，不可用扇子扇，否则容易引起偏瘫。

不要面对西北方向大小便。

不要强忍大小便，否则，会使人患膝关节病和邪气入侵寒邪偏盛的病。

不要向着星辰、日月、神堂、庙宇大小便。

夜间行路不要唱歌和大声喊叫。

一日的禁忌是傍晚不要吃得过饱。

一月的禁忌是月晦时不要饮酒大醉。

一年的禁忌是年终时不要出门远行。

一生的禁忌是不要点着灯行房事。

服药千日，不如独眠一夜。

如果是在自己的本命日及父母的本命日，不要吃本命日所属动物的肉。

人坐着时，必须坐得端正，以端正其心灵。

人站立时，必须站得正直，以使身体挺直。

站立的时间不可过久，否则对骨骼有损伤。

坐的时间不可过久，否则有损于血。

行走的时间不可过久，否则对肌肉筋腱有损伤。

睡卧的时间不可过久，否则有损于气。

用眼不可过久，否则耗损精神。

饱食后不要洗头，否则会引起风疾。

如果患了眼睛充血的疾病，千万要禁忌房事，不然会使人患白内障或青光眼。

沐浴时要避免风吹，因为此时全身毛孔都处在张开状态，最忌邪风轻易侵入体内。

不要攀登险峻的高山，不要走危险的山路，不要驾驶车马狂奔，否则就会气息散乱，精神受到惊吓而魂魄飞离人身。

大风、大雨、严寒、酷热之时，不可随意出入做不适宜做的事。

不要用口去吹灯火，否则损耗人体之气。

凡是日光照射强烈的时候，不要凝视，否则会损伤眼睛。

不要极目远望，否则会损伤视力。

不要在有风或潮湿的地方坐卧。

夜间不要点灯睡觉，否则魂魄不能安守人身。

白天不要睡觉，否则容易损伤元气。

吃饭和睡觉的时候不要说话，恐怕会伤了人体之气。

凡是遇到神堂、庙宇，不要擅自进入。

凡是遇到风、雨、雷、电的天气，必须关闭门户，端坐焚香，惟恐有各路神仙经过。

生气不可暴怒，否则会引起气疾、恶疮。

用力将唾液往远处吐，不如吐在近处，往近处吐不如不吐。

虎豹的皮不要贴着身体铺，否则会损伤人的眼睛。

避开女色就如同躲避弓箭；避开风吹就如同躲避仇人。不要空腹喝茶，少在申时以后吃粥。

古人说："到旷野地方去的人，早晨不可空着肚子，傍晚不要吃得过饱。"然而并非只是在旷野中的人应当如此，一般人在早晨都不应空着肚子不吃东西。

古人说："面应煮烂，肉要煮软，酒应少喝，睡应独眠。"

古人平时起居就注意摄生养性，而今天的人等到老了才意识到要保养身体，这大概对身体已经没有多大效益了。

凡是夜晚躺下睡觉前，摩擦双手使之发热，然后揉摩眼睛，就永远不会得眼病。

凡是夜晚躺下睡觉前，摩擦双手使之发热，然后按摩面部十次，面部皮肤不会生疮，也不会生黚。

对手呵一口气，搓手十次，搓毕按摩面部十次。长期如此，脸上皱纹就会变少，健康的气色就会增多。

凡是清晨用热水洗眼睛，平时就不会患眼疾。

凡是清晨刷牙，不如晚上临睡前刷牙，这样就不会患牙病。

凡是清晨用盐刷牙的，平时不会发生齿疾。

凡是夜晚临睡时披散头发并梳通头发一百次的，平时就不易患头风病。

凡是夜晚临睡前［用热水］洗过脚再睡觉的，就不会患四肢冷痛的病。

酷热来临的季节，不可用冷水洗脸，否则会得眼病。

凡是枯木、大树下和长期阴冷潮湿的地方，不可久坐，惟恐阴气触犯人体，有损健康。

立秋的那一天，不要洗澡，否则会使人皮肤粗糙，皮肤因此生出白色皮屑。

经常保持静默，就不会损伤元气。

减少不必要的思虑，内心就会充满智慧之光。

不发怒，精神就会安静舒畅。

不烦恼，心境就会清新凉爽。

享乐不可没有极限，欲望不可放纵。

1-3　妊娠食忌[1]（图 1-2）

　　上古圣人有胎教之法：古者妇人妊子，寝不侧，坐不边，立不跸；不食邪味，割不正不食，席不正不坐；目不视邪色，耳不听淫声，夜则令瞽诵诗，道正事。如此，则生子形容端正，才过人矣。故太任[2]生文王，聪明圣哲，闻一而知百，皆胎教之能也。圣人多感生，妊娠故忌见丧孝、破体、贫穷之人；宜见贤良、喜庆、美丽之事。欲子多智，观看鲤鱼、孔雀（图 1-3）；欲子美丽，观看珍珠、美玉（图 1-4）；欲子雄壮，观看飞鹰、走犬（图 1-5）。如此善恶犹相感，况饮食不知避忌乎？

　　妊娠所忌：

　　食兔肉，令子无声缺唇。

　　食山羊肉，令子多疾。

　　食鸡子[3]、干鱼，令子多疮。

　　食桑椹[4]、鸭子[5]，令子倒生。

　　食雀肉[6]、饮酒，令子心淫情乱，不顾羞耻。

　　食鸡肉、糯米，令子生寸白虫。

　　食雀肉、豆酱，令子面生黚黯。

　　食鳖肉，令子项短。

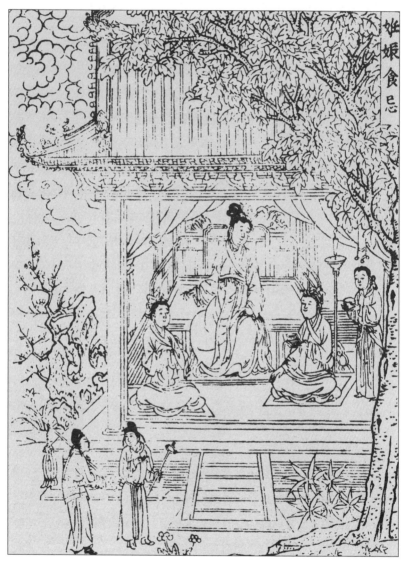

图 1-2　妊娠食忌

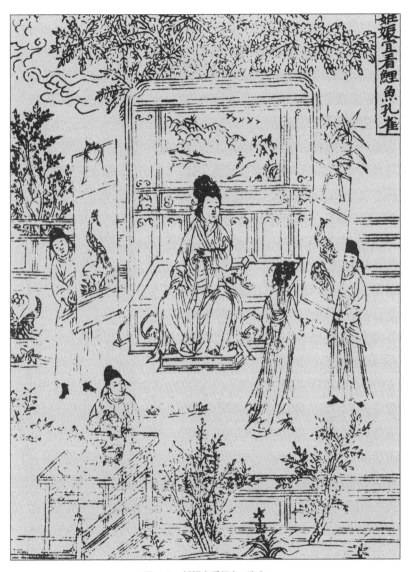

图1-3　妊娠宜看鲤鱼、孔雀

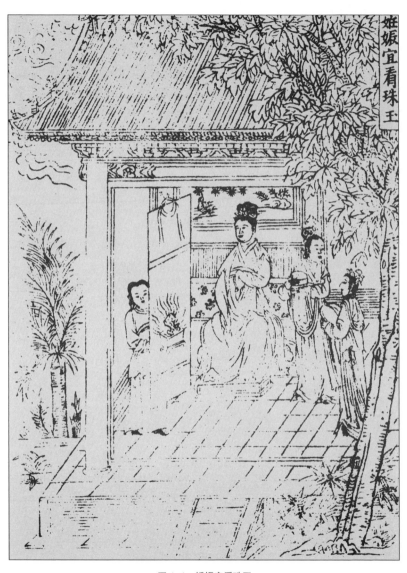

图 1-4 妊娠宜看珠玉

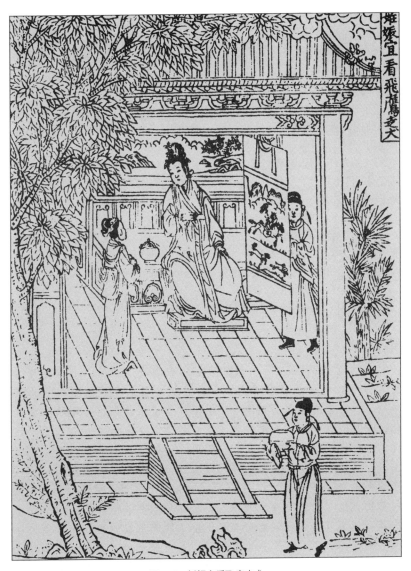

图 1-5　妊娠宜看飞鹰走犬

食驴肉，令子延月。

食冰浆，绝产。

食骡肉，令子难产。

【注释】

〔1〕妊娠食忌：其中的胎教部分在今天仍具有一定的参考价值，也是目前国内外学者仍在研究的课题。但"妊娠食忌"之中，有许多内容是牵强附会的。

〔2〕太任：周文王之母。《列女传》说她"端壹诚庄，维德及行。及其有身，目不视恶色，耳不听淫声，口不出傲言，能以胎教子，而生文王"。文王，即周文王。

〔3〕鸡子：即鸡蛋。

〔4〕桑椹：桑科植物桑 Morus alba L. 的果穗。含糖、鞣酸、苹果酸及维生素 B_1、B_2、C 和胡萝卜素。性味甘寒，入肝、肾经。主补肝，益肾，熄风，滋液。治肝肾亏虚，消渴，便秘，目暗，耳鸣，瘰疬，关节不利。

〔5〕鸭子：即鸭蛋。

〔6〕雀肉：麻雀肉。雀，即文鸟科动物麻雀。参见本书 3-3-17 雀肉。

【译文】

　　上古时代的圣人有胎教的方法：古时妇女妊娠期间，睡觉不侧着身子，不偏坐在坐具的边沿，站立要端正；不吃味道不正的食物，不吃切割不整齐的食物，不坐放置不正的席位；眼睛不看邪色，耳朵不听淫声，夜晚听盲人朗诵诗歌，谈论正经有益的事。这样，生的孩子就会相貌端正，才智超过一般人。因此太任所生的文王，耳聪目明，圣明贤哲，闻一而知百，这都是胎教的效果。圣人多受胎教感应而生，所以妊娠期间忌见发丧戴孝、身体伤损、残疾和贫穷的人，而适宜观看贤良、喜庆、美好的事物。如果希望所生的孩子聪慧多智，要观看鲤鱼、孔雀；如果希望所生的孩子美丽漂亮，要观赏珍珠、美玉；如果希望所生的孩子健康强壮，要观赏飞翔的雄鹰、奔跑的猎犬。像这样的善与恶尚且能给胎儿以感应影响，何况［能直接影响胎儿生长发育的］饮食，孕妇又怎能不有所避忌呢？

妊娠妇女应该知道的饮食禁忌：

吃兔肉，使所生的孩子不会说话，成"豁嘴儿"。

吃山羊肉，使所生的孩子多病。

吃鸡蛋、干鱼，使所生的孩子经常生疮。

吃桑椹、鸭蛋，使孩子倒生难产。

吃麻雀肉、饮酒，使孩子性情淫乱，不顾羞耻。

吃鸡肉、糯米，使生下的孩子生绦虫。

吃麻雀肉、豆酱，使生下的孩子脸上的气色呈暗黑色。

吃鳖肉，使生下的孩子脖项短。

吃驴，使孩子不能如期降生，延长怀孕的时间。

吃冰浆之类过凉的物品，使妇女不能生育。

吃骡子肉，使孩子难以生下来，造成难产。

1-4　乳母食忌[1]（图 1-6）

凡生子择于诸母，必求其年壮、无疾病、慈善、性质宽裕、温良详雅、寡言者，使为乳母。子在于母资乳以养，亦大人之饮食也。善恶相习，况乳母不遂母性。若子有病无病，亦在乳母之慎口。如饮食不知避忌，倘不慎行，贪爽口而忘身适性致疾，使子受患，是母令子生病矣。

乳母杂忌：

夏勿热暑乳，则子偏阳[2]而多呕逆[3]。

冬勿寒冷乳，则子偏阴[4]而多咳痢。

母不欲多怒，怒则气逆，乳之令子癫狂。

母不欲醉，醉则发阳，乳之令子身热腹满。

母若吐时，则中虚，乳之令子虚羸。

母有积热，盖赤黄为热，乳之令子变黄不食。

新房事劳伤[5]，乳之令子瘦瘁，交胫[6]不能行。

母勿太饱乳之。

母勿太饥乳之。

母勿太寒乳之。

母勿太热乳之。

子有泻痢、腹痛、夜啼[7]疾，乳母忌食寒凉发病

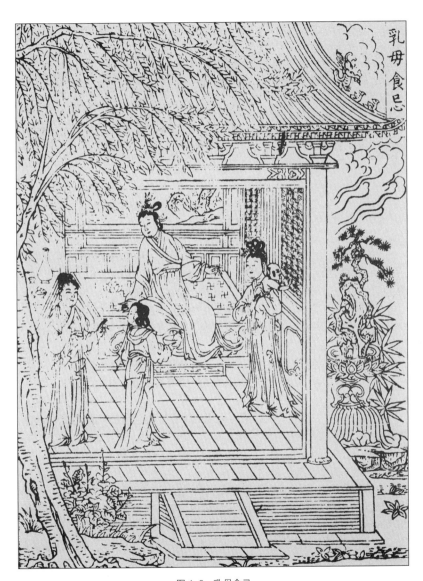

图 1-6　乳母食忌

之物。

子有积热、惊风〔8〕、疮疡〔9〕，乳母忌食湿热、动风之物。

子有疥癣疮疾〔10〕，乳母忌食鱼、虾、鸡、马肉、发疮之物。

子有癖〔11〕、疳〔12〕、瘦疾〔13〕，乳母忌食生茄、黄瓜等物。

【注释】

〔1〕乳母食忌：本节主要讨论选择乳母的标准和为乳母者所应知道的避忌。其中大部分内容言之有理，具有一定的参考价值。

〔2〕偏阳：中医学认为夏属阳，胃也属阳。因此，如果乳母在夏季里感受了暑热后给小儿哺乳，就会将自身过盛的阳气传给小儿，使小儿身体内的营卫失去了与阴阳四时的平衡，这就称为"偏阳"。

〔3〕呕逆：指胃气上逆，使喉间呃呃作声，连续不断的症状。

〔4〕偏阴：冬属阴，乳母若再受凉，会使受此乳汁哺育的小儿营卫失去平衡，称为"偏阴"。

〔5〕房事劳伤：指性生活过度，耗损肾精造成劳损。

〔6〕交胫：指小儿两小腿软弱无力，交叠在一起，不能行走。

〔7〕夜啼：小孩夜间啼哭不已。

〔8〕惊风：在儿科，凡因风而出现的惊厥抽搐症状的统称为惊风。惊，惊厥。风，抽风。

〔9〕疮疡：外科临床常见的多发病，包括所有的肿疡和溃疡，如痈疽、疔疮、疖肿、流痰、流注、瘰疬等。

〔10〕疥癣疮疾：泛指所有的皮肤病。疥，指疥疮，其发病是由于疥虫潜隐皮肤，辗转攻行，引致患部发痒钻刺，尤以指缝为最，刺痒难忍。癣，指多由于风、湿、热袭于肌肤或因接触感染而致的一类皮肤病。

〔11〕癖：是指潜匿于两胁之间的积块，平时寻摸不见，痛时摸之才觉有物。前人分为食癖、饮癖、寒癖、痰癖、血癖等多种，其病因多由于饮食失节、脾胃受伤、寒痰结聚、气血搏结而成。

〔12〕疳：疳积。好发于幼弱小儿。以面黄肌瘦、肚腹膨胀、营养障碍，伴有慢性消化不良为特征。病因多与断乳过早、饮食失节、病后失调

及虫积等因素有关。

〔13〕瘦疾：泛指消瘦之症。

【译文】

孩子生下后选择乳母时，一定要选择年轻力壮、没有疾病、慈祥善良、性情宽厚、温柔贤良、安详文雅、沉静少言的妇女作为乳母。孩子的生长发育靠乳母的乳汁喂养，［乳汁对孩子来说］就像大人的饮食的一样。大人的"善"和"恶"可以影响孩子，更何况乳母毕竟不同于生母。孩子有病无病，主要取决于乳母在饮食上是否谨慎。如果乳母不知道应该避忌什么，不慎重行事，一味贪图爽口，忘记自身［与孩子］的健康去适应自己的情趣而生病，并招致［吃乳母乳汁的］孩子染上病患，这就是乳母使孩子生病了。

乳母对各种杂事的避忌：

夏天，乳母不要在感受了暑热之后让孩子吃奶，以免使孩子体性偏阳，时常出现呕逆。

冬天，乳母不要在感受了风寒之后让孩子吃奶，以免使孩子体性偏阴，时常咳嗽、拉痢。

乳母不要时常发怒，发怒会使脏腑之气上逆不顺，用这样的乳汁哺养孩子，会使孩子受到刺激而引起癫狂。

乳母不要醉酒，喝醉了酒就会激发阳气，用这样的乳汁哺养孩子，就会使孩子体热腹胀。

如果乳母呕吐，则表明乳母脾胃虚弱，用这样的乳汁哺养孩子，会使孩子虚弱消瘦。

如果乳母脾胃里有积热，其症状是体表、眼睛出现红和黄的气色，用这样的乳汁哺养孩子，就会使孩子肤色发黄，不想吃东西。

如果乳母房事以后损伤肾精，用这样的乳汁哺养孩子，就会使孩子瘦弱、两小腿软弱交并在一起，不能行走。

乳母不要在吃得太饱的时候给孩子哺乳。

乳母不要在过于饥饿的时候给孩子哺乳。

乳母不要在太寒冷的时候给孩子哺乳。

乳母不要在太炎热的时候给孩子哺乳。

孩子患有泻肚、拉痢、腹痛、夜啼等病时，乳母要忌吃性味寒凉的食物。

孩子患有积热、惊风、疮疡病症时，乳母要忌吃性味湿热、动风的食物。

孩子患有疥癣疮疾病症时，乳母忌吃鱼、虾、鸡、马肉等引发皮肤疮疾的食物。

孩子患有癖、疳、消瘦病症时，乳母忌吃生茄子、生黄瓜等食物。

1-5　初生儿时[1]

凡初生儿时，以未啼之前，先用黄连[2]浸汁，调朱砂[3]少许，微抹口内，去胎热[4]邪气[5]，令疮疹[6]稀少。

凡初生儿时，用荆芥[7]、黄连熬水，入野牙猪胆汁少许，洗儿。在后虽生斑疹[8]、恶疮，终当稀少。

凡小儿未生疮疹时，用腊月兔头并毛骨，同水煎汤洗儿，除热去毒，能令斑疹、诸疮不生，虽生犹亦稀少。

凡小儿未生斑疹时，以黑子母驴乳令饮之，及长不生疮疹、诸毒。如生者，亦稀少。仍治小儿心热、风痫[9]。

【注释】

〔1〕初生儿时：此节正文在《乳母食忌》与《饮酒避忌》之间，无类可归，疑缺目，现目据此节内容补。

〔2〕黄连：又名王连、支连。为毛茛科植物黄连 *Coptis chinensis* Franch.、三角叶黄连 *Coptis deltoidea* C.Y.Cheng et Hsiao、云南黄连 Coptis teetoide C.Y.cheng 的根茎。性味苦寒。主泻火，燥湿，解毒，杀虫。治时行热毒，伤寒，热盛心烦，痞满呕逆，菌痢，热泻腹痛，肺结核，吐、衄、下血，消渴，疳积，蛔虫病，百日咳，咽喉肿痛，火眼，口疮，痈疽疮毒，湿疹，汤火烫伤。

〔3〕朱砂：又名丹砂、辰砂。为天然的辰砂矿石。性味甘，凉，有毒。主安神，定惊，明目，解毒。治癫狂，惊悸，心烦，失眠，眩晕，目昏，肿毒，疮疡，疥癣。

〔4〕胎热：此处指初生儿出现壮热、烦惊、痰多喘急、目赤胞肿、便秘、小便赤等一类症候。是由于产母在妊娠期过食热毒之物，或过服温药，热蕴于内，熏蒸胎气所致。

〔5〕邪气：泛指一切可以致病的外在因素。

〔6〕疮疹：泛指皮肤疾病。疮，指疮疡。疹，见本节注〔8〕斑疹。

〔7〕荆芥：又名假苏、鼠实、四棱杆蒿等。为唇形科植物荆芥的全草。一年生草本，高60—90厘米，全国大部分地区有分布。性味辛温，功用发表祛风，可用于治疗皮肤瘙痒症。

〔8〕斑疹：点大成片，色红或紫，抚之不碍手的叫作"斑"，多由热郁阳明，迫及营血而发于肌肤。其形如粟米，色红或紫，高出于皮肤之上，抚之碍手的叫作"疹"（但也有不高出皮肤，抚之无碍手之感的），多因风热郁滞，内闭营分，从血络透发于肌肤。

〔9〕风痫：此处所指为由外感风邪而发生的痫病，实即小儿惊风。

【译文】

婴儿初生下时，在还没有啼哭之前，用黄连浸泡成汁液，调入一点朱砂，在婴儿的口内稍微抹一点，可以去除婴儿的胎热、邪气，可使婴儿少生疮疹。

婴儿初生下时，用荆芥、黄连加水熬汁，加入一点野公猪的胆汁，用此水洗浴婴儿，以后婴儿即使患了斑疹、恶疮，也相对稀少。

在小儿还没有生疮疹的时候，用腊月里兔子的头，连同毛和骨，一同加水煎成汤洗浴小儿，可以除热去毒，使小儿不生斑疹及各种疮疡，以后即使生了也是相对较少的。

在小儿还没有生斑疹的时候，用生黑驴仔母驴的乳汁给小儿喝，小儿长大后一般不会生疮疹等各种毒疮，即使生了，也相对较少。喝这种母驴的奶还可以治小儿心中烦热和风痫。

1-6　饮酒避忌[1]（图 1-7）

酒，味苦、甘、辛，大热，有毒[2]。主行药势，杀百邪，去恶气[3]，通血脉，厚肠胃，润肌肤，消忧愁。少饮尤佳，多饮伤神损寿，易人本性，其毒甚也。醉饮过度，丧生之源。

饮酒不欲多，知其过多，速吐之为佳，不而成痰疾[4]。

醉勿酩酊大醉，即终身百病不除。

酒不可久饮，恐腐烂肠胃，溃髓，蒸筋。

醉不可当风卧，生风疾[5]。

醉不可向阳卧，令人发狂。

醉不可令人扇，生偏枯。

醉不可露卧，生冷痹。

醉而出汗当风，为漏风[6]。

醉不可卧黍穰[7]，生癞疾[8]。

醉不可强食、嗔怒，生痈疽[9]。

醉不可走马及跳踯，伤筋骨。

醉不可接房事，小者面生皯、咳嗽，大者伤藏、澼、痔疾。

醉不可冷水洗面，生疮。

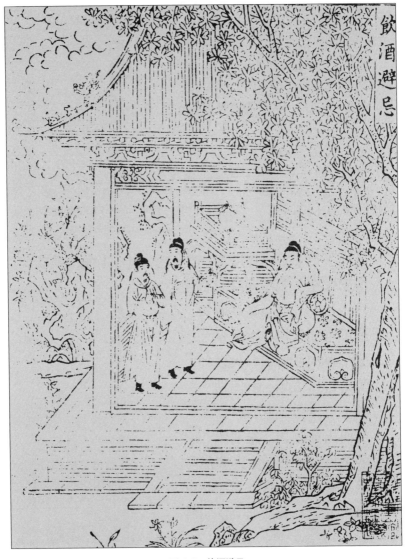

图 1-7　饮酒避忌

醉，醒不可再投，损后又损。

醉不可高呼、大怒，令人生气疾[10]。

晦勿大醉，忌月空[11]。

醉不可饮酪水，成噎病[12]。

醉不可便卧，面生疮疖，内生积聚[13]。

大醉勿燃灯叫，恐魂魄飞扬不守。

醉不可饮冷浆水，失声成尸噎[14]。

饮酒，酒浆照不见人影，勿饮。

醉不可忍小便，成癃闭[15]、膝劳、冷痹。

空心饮酒，醉必呕吐。

醉不可忍大便，生肠澼[16]、痔。

酒忌诸甜物。

酒醉不可食猪肉，生风[17]。

醉不可强举力，伤筋损力。

饮酒时，不可食猪羊脑，大损人，炼真之士[18]尤宜忌。

酒醉不可当风乘凉，露脚，多生脚气[19]。

醉不可卧湿地，伤筋骨，生冷痹痛[20]。

醉不可澡浴，多生眼目之疾。

如患眼疾人，切忌醉酒、食蒜。

【注释】

〔1〕饮酒避忌：主要讨论饮酒与醉酒时的避忌，其中相当一部分避忌是具有一定参考价值的。酒，主要是指用米、麦、黍、高粱、果类等和曲发酵酿成的含醇饮料。因原料、酿造、加工、贮藏等等条件之不同，酒的名色极多，其成分差异也极大。参见本书 3-1-31 酒。

〔2〕有毒：对人体有毒害作用。如《本草纲目》："面曲之酒，少饮则

和血行气，壮神御寒。若夫沉湎无度，醉以为常者，轻则臻疾败行，甚则丧躯殒命，其害可胜言哉。"

〔3〕恶气：①病邪。泛指六淫或疫疠之气等。②病理性产物。如《灵枢·水胀篇》："……癖而内着，恶气乃起，瘜肉乃生。"指因气血阻滞而丛生瘀浊的一种病理性产物。

〔4〕痰疾：指由痰而生的各种病症。痰指呼吸道分泌的病理产物，并包括某些病变器官组织内积存的黏液物质。由津液变化而成。因痰而致病的，有痰饮、痰火、痰包、痰核等病症。

〔5〕风疾：指因风而生的各种疾病。此"风"一指病因，即六淫之一，《素问·风论》"风者善行而数变，腠理开，则洒然寒，闭则热而闷。其寒也，则衰食饮；其热也，则消肌肉"；一指病症。

〔6〕漏风：古病名。又名酒风。因酒后感受风邪所致。《素问·风论》："饮酒中风，则为漏风。"《备急千金要方》卷八："因醉取风为漏风，其状恶风多汗，少气，口干善渴，近衣则身如火烧，临食则汗流如雨，骨节懈惰，不欲自劳。"其症状是：汗出得多，不能穿单薄的衣服，一吃饭就出汗，汗出得过多，又觉得身上发冷，怕风，衣裳总是被汗水浸湿。口干爱渴，禁受不了劳累。

〔7〕黍穰(shǔ ráng)：黍子的秸秆。

〔8〕癞疾：也称癞、麻风、黄癣。是一种慢性传染病，病原体是麻风杆菌。症状为皮肤麻木，变厚，颜色变深，表面形成结节，毛发脱落，感觉丧失，手指、脚趾变形。

〔9〕痈疽(yōng jū)：痈，凡肿疡表现为红肿高起，发热疼痛，周围界限清楚，在未成脓之前无疮头而易消散，已成脓易溃破，溃后脓液稠粘，疮口易收敛的，都称为"痈"。疽，凡疮疡表现为漫肿平塌，皮色不变，不热少痛，未成脓难消，已成脓难溃，脓水清稀，破后迟收敛的，都称为"疽"。

〔10〕气疾：此指由于发怒、生气而引起的疾病。

〔11〕月空：指阴历的月末看不见月亮。《内经·素问》："月郭空，则肌肉减，经络虚，卫气去，形独居。"

〔12〕噎病：症见饥欲得食，但噎塞于咽与胸膈之间或未曾入胃即有痰涎挟食还出。噎，吞咽有梗阻感觉。

〔13〕内生积聚：内脏因消化不良或气血运行不畅而生的积聚。积聚，病症名。出自《灵枢·五变》。泛指腹腔内的肿块，伴有腹胀、腹痛的一些疾病。《张氏医通》："积者五脏所生，其始发有常处，其病不离其部，上下有所始终，左右有所穷处；聚者六腑所成，其始发无根本，上下无所留止，其痛无常处。"一般以积块明显，胀痛较甚，固定不移的为积；积块隐现，

攻窜作胀，痛无定处为聚。性质与癥瘕、疝癖相似。多由七情郁结，气滞血瘀，或饮食内伤，痰滞交阻，或寒热失调，正虚邪结而成。治有散寒、消积、攻瘀、行气、扶正等法。

〔14〕尸噎：当为一种使嗓子不能正常发音的病症名。

〔15〕癃闭：病症名。出《素问·五常政大论》。又名癃、闭癃。指排尿困难，点滴而下，甚则闭塞不通的病症。本症可见于各种原因引起的尿潴留。实症多因肺气壅滞、气机郁结或水道瘀浊阻塞；虚症多因脾肾阳虚、津液不行输化所致。此症又可分为"癃"与"闭"。"癃"为小便点滴而下，下腹缓缓胀满；"闭"是小便不通，点滴不出，病势较急。一般统称为"癃闭"。

〔16〕肠澼（pì）：病名，出《内经·通评虚实论》等篇。① 痢疾的古称。澼，指垢腻黏滑似涕似脓的液体，自肠排出辟辟有声，故名。② 指便血。《古今医鉴》："夫肠澼者，大便下血也。"

〔17〕风：此处为病症之一。为病变过程中出现的风症，不同于外感之风，故又称"内风"。多由于脏腑功能失调，气血逆乱，筋脉失养，出现眩晕、抽搐、昏仆及口眼歪斜、两目上视等神经系统症状。因其似风象的急骤、动摇和多变，故又称"风气内动"。《素问·阴阳应象大论》："风胜则动。""诸暴强直，皆属于风。"

〔18〕炼真之士：古代指懂得"养生"和"炼丹"方法的人。

〔19〕脚气：中医病名。见《诸病源候论》卷十三。古名缓风。又称脚弱。因外感湿邪风毒，或饮食厚味所伤，积湿生热，流注于脚而成。其症先起于腿脚麻木，酸痛，软弱无力，或挛急，或肿胀，或萎枯，或胫红肿，发热，进而入腹攻心，小腹不仁，呕吐不食，心悸，胸闷，气喘，神志恍惚，言语错乱。脚气有干脚气、湿脚气、寒湿脚气、湿痰脚气、脚气冲心等不同类型。

〔20〕冷痹痛：中医病名。指人的肢体、关节因寒冷邪气所侵而疼痛或肿大、动作受阻或失灵的病。类似于现代西医所指的"类风湿性关节炎"。冷，指侵入人体致病的寒凉邪气。痹，即痹症。本病分两类：① 因风寒湿三气侵袭而致。风邪偏重者，名"行痹"，症见肢体酸痛，痛而流走无定处。寒邪偏重者，名"痛痹"，症见关节疼痛，得热则舒，受寒转剧。湿邪偏重者，名"着痹"，症见肌肤麻木，关节重着，痛处固定。② 因风邪外袭，湿热流注红络，或风寒湿邪久郁化热而致者，名"热痹"，症见关节红肿热痛，并有发热、怕冷、汗出、口渴等。"行痹""痛痹""着痹"，治以祛风、散寒、化湿为主，而各有所偏重；"热痹"治以祛风、化湿、清热、凉血为主。病久体虚者，治宜补虚扶正，并可采用针灸、推拿等法。痹症还包括风湿

性关节炎等疾患。

【译文】

酒味苦、甘、辛，性大热，有毒。酒能使药性发散，有助药效发挥，可消除各种致病的因素，去除恶气，舒通血脉，增强肠胃功能，丰润肌肤，消散忧愁。少量饮用对人体非常有益。饮酒过量会伤害精神、折损寿命、改变人的本性，毒性是相当大的。醉酒过度，是丧生的根源。

饮酒不要过量，知道过量了，最好赶快吐掉，不然会引发痰疾。

饮酒不要饮到酩酊大醉的程度，否则会终生疾病缠身，难以痊愈。

酒不可长期饮用，会腐烂肠胃，侵蚀骨髓，熏蒸筋脉。

醉酒后不要在风口处睡卧，否则会引起风疾。

醉酒后不要在向阳处睡卧，以免使人癫狂。

醉酒后不要让人用扇子扇风，否则会引起半身不遂。

醉酒后不要在露天的地方睡卧，否则会引起冷痹。

醉酒后出汗因风吹拂而引起的疾病，称为漏风。

醉酒后不要躺卧在黍穰上，否则会引发癫疾。

醉酒后不要勉强进食，也不可生气发怒，否则会引起痈疽。

醉酒后不要骑马奔跑、跳跃，否则会损伤筋骨。

醉酒后不要行房事，轻者脸上生黯、咳嗽，重者会损伤内脏，引发便血、痔疮。

醉酒后不要用冷水洗脸，否则容易生疮。

醉酒醒后不要再接着饮酒，否则会使身体受损后再一次受到损害。

醉酒后不要大声喊叫、大怒，否则会使人患气疾。

阴历每月的月末不要喝得酩酊大醉，忌月末看不见月亮的日子大醉。

醉酒后不要喝用马、牛、羊等乳汁制成的饮料，否则会形成噎病。

醉酒后不要马上躺下，否则脸上容易生疮、疖，引起内生积聚。

酩酊大醉后不要点着灯喊叫，惟恐魂魄离开人体，精神不能自守。

醉后不要喝凉冷的浆水，容易使嗓子发不出声音，成为尸噎。

不要饮照不见人影的酒。

醉酒后不要憋住小便，容易引起癃闭、膝劳、冷痹。

空腹饮酒，必然会呕吐。

醉酒后不要强忍大便，容易引起便血、痔疮。

饮酒时要忌食各种甜食。

饮酒时不要吃猪肉，能使人生风气。

醉后不要强行举重用力，否则会损伤肌腱和体力。

饮酒时千万不要吃猪羊的脑子，对人大有损害，炼真之士尤其应该加以避忌。

醉酒后不要靠近风口露出光脚乘凉，容易生脚气。

醉酒后不要躺卧在潮湿的地方，会损伤筋骨，得冷痹痛的病。

醉酒后不要洗澡，容易得眼病。

如果得了眼病，切忌醉酒，忌吃大蒜。

1-7 聚珍异馔（图 1-8）

1-7-1 马思荅吉汤

补益[1]，温中[2]，顺气[3]。

羊肉一脚子[4]，卸成事件[5]；草果[6]五个；官桂[7]二钱[8]；回回豆子[9]半升[10]，捣碎，去皮。

右件，一同熬成汤，滤净。下熟回回豆子二合[11]，香粳米[12]一升、马思荅吉[13]一钱、盐少许，调和匀，下事件肉、芫荽[14]叶。

【注释】

〔1〕补益：中医学名词，指能补养人体气血阴阳的不足，治疗各种虚症，对人体有好处。

〔2〕温中：中医学名词，指温暖人的脾胃，去除寒邪之气。中，一般指中焦，即脾胃所在地。

〔3〕顺气：又称降逆下气。指能疏导肺、胃上逆之气，使气平顺、下降。

〔4〕羊肉一脚子：相当于一只羊的四分之一块，也可理解为"一大块"或"一部分"。今日内蒙古、东北的个别地区还用"一脚子"、"一脚"或"一角"来表示肉的数量，其最大时可指整只牲畜胴体的四分之一，最小时可指一块肉。羊肉，为牛科动物山羊或绵羊的肉。参见本书 3-2-2 羊肉。

〔5〕卸成事件：即拆割成零块儿。事件，即"什件"，零块儿。《梦粱

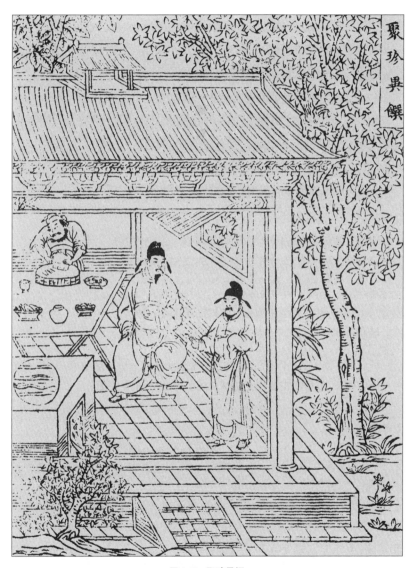

图 1-8　聚珍异馔

录》十三："卖早市点心,如煎白肠,羊、鹅事件……之类。"

〔6〕草果:姜科植物草果的果实。性味辛温。主燥湿除寒,祛痰截疟,消食化积。治疟疾、痰饮痞满、反胃、呕吐、泻痢、食积。也可用作烹饪时煮肉的香料。参见本书3-7-7草果。

〔7〕官桂:官桂即肉桂,为樟科植物肉桂的皮。气味辛香,为烹饪中常用的香辛料之一,也可入药。参见本书3-7-8桂。

〔8〕钱:重量,元朝的一钱合今3.73克。

〔9〕回回豆子:回回豆子,又名"胡豆"(《本草拾遗》)、"回鹘豆"(《契丹国志》)、"那合豆"(《救荒本草》)、"鹰嘴豆"、"鸡豆"(《中国主要植物志图说·豆科》)。为豆科植物鹰嘴豆的种子,是元代时常食用的豆类之一。参见本书3-1-15回回豆子。

〔10〕升:容量,元朝时的一升合今948.8毫升。

〔11〕合(gě):容量单位,一合为十分之一升,元朝时的一合当合今94.88毫升。

〔12〕香粳(jīng)米:有香味的粳米,现仍有栽培。参见本书3-1-2粳米。

〔13〕马思苔吉:是一种可以调味的芳香料物,《本草纲目·菜部》莳萝条附马思苔吉:"元时饮膳用之,云极香料也,不知何状,故附之。"《五杂俎》:"(马思苔吉)出西域,似椒而香酷烈,彼去以当椒用。主开胃消食,破积除邪。"一说马思苔吉为阿拉伯名,即"乳香"。参见本书3-7-21马思苔吉。

〔14〕芫荽(yuán suī):即胡荽,别称香菜、香荽、胡菜等,有特殊香味。汤中加入芫荽叶主要用于提味。参见本书3-6-3芫荽。

【译文】

马思苔吉汤能补养人体气血阴阳不足,治疗各种虚症,对人体有好处,温暖中焦脾胃,去除寒邪之气,能疏导肺、胃上逆之气,使气平顺、下降。

羊肉一脚子,卸割成零块儿;草果五个;官桂二钱;回回豆子半升,捣碎,去掉豆皮。

以上原料,一同下锅加水熬煮成汤,将汤过滤干净;在滤净的汤内下入熟回回豆子二合、香粳米一升、马思苔吉一钱、少许食盐,调和均匀。[待米被煮熟后,]放入备用的碎什件肉,撒上些芫荽叶[,汤就做好了]。

1-7-2　大麦汤

温中，下气[1]，壮脾胃，止烦渴[2]，破冷气[3]，去腹胀[4]。

羊肉一脚子，卸成事件，草果五个，大麦仁[5]二升，滚水淘洗净，微煮熟。

右件，熬成汤，滤净，下大麦仁，熬熟，盐少许，调和令匀，下事件肉。

【注释】

〔1〕下气：中医治法名称。理气方法之一，又称降气。是用降气、下气药物治疗气上逆的方法。适用于喘咳、呃逆等病症。

〔2〕止烦渴：即除去烦热口渴。胸中热而不安叫"烦"，手足扰动不宁叫"躁"。如只是烦热口渴、无手足扰动的，则称之为"烦渴"。

〔3〕冷气：泛指侵入人体的冷寒邪气。

〔4〕去腹胀：即消除胸胁肚腹部胀满的症状。

〔5〕大麦仁：为禾本科植物大麦的米仁。参见本书3-1-20大麦。

【译文】

大麦汤温暖中焦脾胃，去除寒邪之气；下气，使脾胃强健，除去烦热口渴，能破除侵入人体的冷气寒邪，消除胸胁肚腹胀满。

羊肉一脚子，卸割成零块儿；草果五个；大麦仁二升用开水淘洗干净后，稍微煮熟。

以上原料，[除大麦仁]一同下锅加水煮熬成汤，将汤过滤干净；在滤净的汤内下入大麦仁煮熟，放入少许食盐调和均匀；下入切碎备用的肉块儿[，汤就做好了]。

1-7-3　八儿不汤系西天茶饭名[1]

补中[2]，下气，宽胸膈[3]。

羊肉一脚子,卸成事件;草果五个;回回豆子半升,捣碎,去皮;萝卜二个。

右件,一同熬成汤,滤净,汤内下羊肉,切如色数[4]大,熟萝卜切如色数大,咱夫兰[5]一钱,姜黄[6]二钱,胡椒[7]二钱,哈昔泥[8]半钱,芫荽叶、盐少许,调和匀,对香粳米干饭食之,入醋少许。

【注释】

〔1〕八儿不汤:此为古代印度的一种半流汁的食物。"八儿不"可能为古印度语的中文音译。"西天"为中国古代对于印度的通称。印度古时称为"天竺",因它在中国之西,故略称为西天。

〔2〕补中:指对中焦脾胃有补益作用。中,当为中焦,指胸膈以下,脐部以上部位,包括脾、胃等脏腑。

〔3〕宽胸膈:中医学名词,与"宽胸、宽中、解郁、开郁、疏郁理气"是同一个意思。宽胸膈是中医治疗因情志抑郁而引起的气滞的方法。

〔4〕色数:即色子。有的地方又称"骰子"。一种游戏用具或赌具,用骨头或木头等制成的立方体小方块,六面分刻一、二、三、四、五、六点。色数大小,指将物料切成骰子大小的小块。

〔5〕咱夫兰:即藏红花。为鸢尾科植物番红花花柱的上部及柱头。参见本书 3-7-22 咱夫兰。

〔6〕姜黄:为姜科植物姜黄或郁金的根茎。参见本书 3-7-9 姜黄。

〔7〕胡椒:胡椒科植物胡椒的果实,是常用辛辣调味料。参见本书 3-7-1 胡椒。

〔8〕哈昔泥:蒙语的汉字记音,即中药"阿魏"。也作调料。参见本书 3-7-23 哈昔泥。

【译文】

八儿不汤对中焦脾胃有补益作用,下气,能治疗因情志抑郁而引起的气滞、胸膈痞闷、两胁及小腹胀满等病症。

羊肉一脚子,卸割成零块儿;草果五个;回回豆子半升,捣碎,去掉豆皮;萝卜二个。

以上原料，一同下锅加水熬煮成汤，将汤过滤干净；在滤净的汤内加入切成色数大小的羊肉和煮熟的萝卜、咱夫兰一钱、姜黄二钱、胡椒二钱、哈昔泥半钱，少许芜荽叶、食盐，调和均匀，就着香粳米做的干饭吃。吃时可加入少许的醋调味。

1-7-4　沙乞某儿汤

补中，下气，和脾胃[1]。

羊肉一脚子，卸成事件；草果五个；回回豆子半升，捣碎，去皮；沙乞某儿[2]五个，系蔓菁[3]。

右件，一同熬成汤，滤净，下熟回回豆子二合，香粳米一升。熟沙乞某儿切如色数大，下事件肉，盐少许，调和令匀。

【注释】

〔1〕和脾胃：即对脾胃有调和作用。脾胃不和，即脾胃功能失调。临床以食欲减退、食后腹胀为主要表现的症。常见于胃脘痛、腹胀、呕吐、嗳气、泄泻、便秘，以及西医的慢性胃肠炎、胃十二指肠溃疡、慢性肝炎等疾病。

〔2〕沙乞某儿：又称沙吉木儿，即蔓菁的块根。参见本书 3-6-39 沙吉木儿。

〔3〕蔓菁：芜菁，俗称大头菜。根和叶作蔬菜，鲜食或盐腌制干后食用，也可作饲料。参见本书 3-6-2 蔓菁。

【译文】

沙乞某儿汤对中焦脾胃有补益作用，下气，治疗脾胃不和。

羊肉一脚子，卸割成零块儿；草果五个；回回豆子半升，捣碎，去掉豆皮；芜菁的块根五个。

以上原料，一同下锅加水煮熬成汤，将汤过滤干净；在滤净的汤内下熟回回豆子二合、香粳米一升，[待米煮熟后]下入切成色数块的芜菁、切成小块的羊肉，少许食盐，调和均匀[，汤就做好了]。

1-7-5　苦豆汤

补下元^[1]，理腰膝^[2]，温中，顺气。

羊肉一脚子，卸成事件；草果五个；苦豆^[3]一两，系葫芦巴。

右件，一同下锅熬成汤，滤净，下河西^[4]兀麻食^[5]或米心馇子^[6]，哈昔泥半钱，盐少许，调和。

【注释】

〔1〕下元：即肾脏，又称元脏。中医认为，人的肾脏有"元阴"和"元阳"。元阴指肾精，元阳指命门火。肾脏在人体的中下部，所以又常称之为"下元"。

〔2〕理腰膝：可治理腰和膝部冷痛等病症。

〔3〕苦豆：为豆科植物葫芦巴的种子。参见本书 3-7-18 苦豆。

〔4〕河西：古地区名。春秋战国时指今山西、陕西两省间黄河南段之西，汉时指今甘肃、青海两省黄河以西。

〔5〕兀麻食："兀"为"秃秃"的连声快读，秃秃麻食是一种面制食品。参见本书 1-7-40 秃秃麻食。

〔6〕米心馇子："馇"所见字书无，疑为"棋"之误。"棋"为一种面食，如《齐民要术》卷九有切面粥，一名"棋子面"。其制法为"刚溲面，揉令熟，大作剂，内接饼粗细如小指大。重萦于干面中，更接如粗箸大。截断，切作方棋。簁去勃，甑里蒸之。气馏，勃尽，下著阴地净席上，薄摊令冷，按散，勿令相粘。袋盛，举置。须即汤煮，虽作麘浇，坚而不泥。冬天一作得十日。"

【译文】

苦豆汤补下元，治理腰和膝部冷痛，温暖中焦脾胃，去除寒邪之气，能疏导肺、胃上逆之气，使气平顺、下降。

羊肉一脚子，卸割成零块儿；草果五个；苦豆一两。

以上原料，一同下锅加水煮熬成汤，将汤过滤干净；在滤净的汤内下入河西兀麻食或米心棋子，用哈昔泥半钱、食盐少许，调和均匀。[待汤内面食煮熟，汤就做好了。]

1-7-6　木瓜汤

补中，顺气，治腰膝疼痛，脚气不仁[1]。

羊肉一脚子，卸成事件；草果五个；回回豆子半升，捣碎，去皮。

右件，一同熬成汤，滤净，下香粳米一升，熟回回豆子二合，肉弹儿，木瓜[2]二斤，取汁，沙糖四两，盐少许，调和，或下事件肉。

【注释】

〔1〕脚气不仁：病名，是脚气病的一种。因外感湿邪风毒，或饮食厚味所伤，积湿生热，流注于脚而成。先起于腿，麻木、酸痛、软弱无力，乃至红肿，腿脚麻木不仁。不仁，没有感觉。

〔2〕木瓜：为蔷薇科植物贴梗海棠的果实。参见本书 3-5-4 木瓜。

【译文】

木瓜汤对中焦脾胃有补益作用，能疏导肺、胃上逆之气，使气平顺、下降，可以治疗腰膝疼痛、脚气不仁。

羊肉一脚子，卸割成零块儿；草果五个；回回豆子半升，捣碎，去掉豆皮。

以上原料，一同下锅加水煮熬成汤，将汤过滤干净；在滤净的汤内下入香粳米一升，熟回回豆子二合，羊肉丸子 [适量]，二斤木瓜榨取的汁液，砂糖四两，盐少许，一同调和均匀，或者下入已经煮熟切碎的羊肉块。

1-7-7　鹿头汤

补益，止烦渴，治脚膝疼痛。

鹿头蹄[1]一副，退洗净，卸作块。

右件，用哈昔泥豆子大，研如泥，与鹿头蹄肉同拌匀,用回回小油四两同炒,入滚水熬令软,下胡椒三钱、哈昔泥二钱、荜拨[2]一钱,牛奶子一盏,生姜汁一合,盐少许,调和。一法用鹿尾[3]取汁,入姜末、盐,同调和。

【注释】

〔1〕鹿头蹄:鹿头,鹿科动物梅花鹿或马鹿的头,此处所用当为鹿头肉。鹿蹄,为鹿科动物梅花鹿或马鹿的四脚蹄,此处所用当为鹿蹄肉。参见本书 3-2-15 鹿肉。

〔2〕荜拨:为胡椒科植物荜拨的未成熟果穗,能温中散寒,下气止痛。参见本书 3-7-10 荜拨。

〔3〕鹿尾:为鹿科动物梅花鹿或马鹿的尾巴,因修治方法不同而分为"带毛鹿尾"和"不带毛鹿尾"。性温,无毒,味甘咸。《四川中药志》:"暖腰膝,益肾精,治腰脊疼痛不能屈伸,肾虚遗精及头昏耳鸣。"

【译文】

鹿头汤能补养人体气血阴阳不足,治疗各种虚症,对人体有好处;除去烦热口渴,治疗脚膝疼痛。

鹿头一个,鹿蹄四只,去掉毛、骨,洗干净,卸割成零块儿。

以上原料,取豆粒大小的哈昔泥一块,研成糊状,与已经卸割成小块的鹿头、蹄肉混合、搅拌均匀;在锅中放入四两回民食用的素油,烧热后放入鹿头、蹄肉,翻炒。然后加入开水,煮至鹿头、蹄肉熟软。再加入胡椒三钱、荜拨一钱、鲜牛奶一杯、生姜汁一合,少许食盐,调好味道[,鹿头汤就做好了]。另一种方法是用鹿尾[去除毛杂,修治干净],熬取汁液,在此汁液中加入生姜末、食盐一同调和做成的。

1-7-8 松黄汤

补中益气[1],壮筋骨。

羊肉一脚子,卸成事件;草果五个;回回豆子半升,捣碎,去皮。

右件，同熬成汤，滤净，熟羊胸子一个，切如色数大，松黄汁[2]二合，生姜汁半合，一同下炒，葱、盐、醋、芫荽叶，调和匀。对经卷儿[3]食之。

【注释】

〔1〕补中益气：又称补脾益气，用健脾的方法治疗气虚症，是补气的基本方法。脾胃为后天之本，气血营卫之源，健脾即能加强其化源，达到补气的目的。

〔2〕松黄：又称松花粉、松花。为松科植物马尾松或同属植物的花粉。可祛风益气，收湿，止血。治头旋眩晕，中虚胃疼，久痢，诸疮湿烂，创伤出血。松黄汁当为松花粉调制的汁液。另一说，松黄汁为农历三月间，松花落地后英花渗入土中，至四五月间遇雨而生于地面，至八九月，状如弹丸，大者如鸡蛋，无根蒂，散布于松下，红黄相错。广东罗浮山中土石润处常有之，其质晶莹，鲜肥嫩滑，入素馔，味极鲜美。此物绞汁亦称"松黄汁"。

〔3〕经卷儿：一种面食名。其制法是，先将面团擀成面片后卷成卷，然后切成大小合适的块，经蒸制而成。由于从侧面看，该面食状如卷起的经卷（经书），故称为经卷儿。类似现代的大花卷儿。

【译文】

松黄汤补中益气，强壮筋骨。

羊肉一脚子，卸割成零块儿；草果五个；回回豆子半升，捣碎，去掉豆皮。

以上原料，一同下锅加水煮熬成汤，把汤过滤干净；将煮熟的羊胸脯肉切成色数大小的肉块，与二合松黄汁、半合生姜汁一同下锅翻炒，〔然后放入滤净的肉汤中烧开，〕加入葱花、食盐、醋和芫荽叶，调和均匀，就可以就着经卷儿吃了。

1-7-9　秒汤

补中益气，健脾胃[1]。

羊肉一脚子，卸成事件；草果五个；回回豆子半升，去皮。

右件，同熬成汤，滤净，熟干羊胸子一个，切片，粆[2]三升，白菜或荨麻菜[3]，一同下锅，盐调和匀。

【注释】

〔1〕健脾胃：指加强脾胃的消化功能。

〔2〕粆（shā）：用甘蔗榨汁熬制的饴糖。《集韵·麻韵》："粆，蔗饴。通作沙。"《正字通·米部》："粆，蔗汁熬成饴。"

〔3〕荨（qián）麻菜：荨麻，荨麻科，荨麻属植物的泛称。草本，其螫毛触之奇痛。叶对生，有齿牙或分裂，具托叶。花单性，有穗状花序或圆锥花序，瘦果藏于宿存花被内。我国约有 16 种。可治风湿疼痛，产后抽风，小儿惊风，荨麻疹。荨麻菜，因荨麻的嫩芽可以食用，故又称荨麻菜。

【译文】

粆汤补中益气，加强脾胃的消化功能。

羊肉一脚子，卸割成零块儿；草果五个；回回豆子半升，去掉豆皮。

以上原料，一同下锅加水煮熬成汤，将汤过滤干净；把煮熟晾干的羊肉切成薄片，与三升甘蔗饴糖、[适量的]白菜或荨麻菜[的嫩芽]，一同下锅，用少许食盐调和均匀[，粆汤就做好了]。

1-7-10 大麦筭子粉[1]

补中益气，健脾胃。

羊肉一脚子，卸成事件；草果五个；回回豆子半升，去皮。

右件，同熬成汤，滤净，大麦粉三斤，大豆粉一斤，同作粉。羊肉炒细乞马[2]，生姜汁二合，芫荽叶、盐、醋调和。

【注释】

〔1〕筭（suàn）子粉：一种长条状的面食。筭，古代用于计数的筹码。其长六寸，径一分。桂馥《说文解字义证》：“《汉书·律历志》：‘其法用竹，径一分，长六寸，二百七十一枚而成六觚，为一握。’”

〔2〕乞马：即肉片或肉丝。

【译文】

大麦筭子粉补中益气，加强脾胃的消化功能。

羊肉一脚子，卸割成零块儿；草果五个；回回豆子半升，去掉豆皮。

以上原料，一同下锅加水煮熬成汤，将汤过滤干净；取三斤大麦粉与一斤豆粉混合后加水揉制成面团，擀成面皮，切成粗一分，长六寸左右的面条［煮熟］；羊肉切成细丝炒熟，将［面条、羊肉］、二合生姜汁、［适量的］芫荽叶、食盐、醋一同调和均匀［，大麦筭子粉就做好了］。

1-7-11　大麦片粉

补中益气，健脾胃。

羊肉一脚子，卸成事件；草果五个；良姜〔1〕二钱。

右件，同熬成汤，滤净，下羊肝酱〔2〕，取清汁，胡椒五钱，熟羊肉切作甲叶〔3〕，糟姜〔4〕二两，瓜齑〔5〕一两，切如甲叶，盐、醋调和，或浑汁亦可。

【注释】

〔1〕良姜：即高良姜生长四至六年的地下根茎，可以入中药，也可作为调料。参见本书 3-7-3 良姜。

〔2〕羊肝酱：用羊肝捣泥加调味料制成的一种糊状食品。

〔3〕甲叶：将原料切成指甲片大小的薄片。

〔4〕糟姜：用糟与盐腌渍过的姜。

〔5〕瓜齑(jī)：是用瓜经渍腌而成的一类小菜。齑，细切的腌菜。《周礼·天官》"五齐"注："齐当为齑……凡醯酱所和，细切为齑。"

【译文】

大麦片粉补中益气，加强脾胃的消化功能。

羊肉一脚子，卸割成零块儿；草果五个；良姜二钱。

以上原料，一同下锅煮熬成汤，把汤过滤干净，放入适量的羊肝酱同熬；熬好之后，将汤澄清，取清汤作为底汤。[将大麦面制成面片]，将熟羊肉[适量]、糟姜二两、瓜齑一两切成手指甲大小的片；在底汤中下入五钱胡椒[末、大麦面片、熟羊肉、糟姜、瓜齑一同煮熟]；用适量的食盐、醋调和好味道[，大麦片粉就算做好了]。或将上述原料直接下入到浑汤中煮熟也行。

1-7-12　糯米粉挦粉[1]

补中益气。

羊肉一脚子，卸成事件；草果五个；良姜二钱。

右件，同熬成汤，滤净，用羊肝酱熬取清汁，下胡椒五钱，糯米粉二斤，与豆粉一斤，同作挦粉，羊肉切细乞马，入盐、醋调和，浑汁亦可。

【注释】

〔1〕糯米粉挦(chōu)粉：一种用糯米面和豆面制成面丝，加入面码儿制成的汤面。挦粉，指用手搓捏制成的面条。后也把做粉丝称作挦粉。

【译文】

糯米粉挦粉补中益气。

羊肉一脚子，卸割成零块儿；草果五个；良姜二钱。

以上原料，一同下锅加水煮熬成汤，把汤过滤干净，放入适量

的羊肝酱同熬，熬好之后，将汤澄清，取清汤作为底汤。在底汤中
下入五钱胡椒［末，把汤烧开］，下入用二斤糯米面与一斤豆面混合
制成的面条、切成细丝的熟羊肉，［待面煮熟后］用适量的食盐、醋
调和好味道［，糯米粉挡粉就算做好了］。或将上述原料直接加入到
浑汤中煮熟也行。

1-7-13　河豚羹[1]

补中益气。

羊肉一脚子，卸成事件；草果五个。

右件，同熬成汤，滤净，用羊肉切细乞马，陈皮[2]五
钱，去白，葱二两，细切，料物[3]二钱，盐、酱拌馅儿，皮
用白面三斤，作河豚，小油炸熟，下汤内，入盐调和，或
清汁亦可。

【注释】

〔1〕河豚羹：用面包馅子做成河豚鱼样的饺子，再经油煎、汤煮而成
的一种食品。非指用河豚鱼做的羹。

〔2〕陈皮：即橘子皮的中药名。味辛、苦，入脾肺经，能理气健脾，燥
湿化痰。参见本书 3-7-6 陈皮。

〔3〕料物：泛指由两种以上物品配制成的小调料。例如"卤料"、"五
香面"。

【译文】

河豚羹补中益气。

羊肉一脚子，卸割成零块儿；草果五个。

以上原料，一同下锅加水煮熬成汤，把汤过滤干净。把［熟］羊
肉与五钱陈皮、二两葱分别切成细末，加入混合调料二钱、适量的盐
和酱，拌和成馅儿。用白面三斤做成饺皮，放入馅子，捏合成河豚鱼
形状的饺子，放入素油中炸熟后，然后放入备用的肉汤中煮一下，用

适量的盐调和好味道[,河豚羹就算做好了]。用清水煮熟也行。

1-7-14 阿菜汤

补中益气。

羊肉一脚子,卸成事件;草果五个;良姜二钱。

右件,同熬成汤,滤净,下羊肝酱,同取清汁,入胡椒五钱。另羊肉切片,羊尾子[1]一个,羊舌一个,羊腰子[2]一副,各切甲叶。蘑菇[3]二两,白菜,一同下,清汁、盐、醋调和。

【注释】

〔1〕羊尾子:绵羊的尾巴,含有较多的脂肪。

〔2〕羊腰子:即羊内肾,又称羊肾。参见本书3-2-2羊肉·羊肾。

〔3〕蘑菇:为黑伞科植物蘑菇的子实体。参见本书3-6-16蘑菇。

【译文】

阿菜汤补中益气。

羊肉一脚子,卸割成零块儿;草果五个;良姜二钱。

以上原料,一同下锅加水煮熬成汤,把汤过滤干净,下入适量的羊肝酱同熬,熬好之后,将汤澄清,取清汤作为底汤。先下入胡椒五钱,然后把羊肉切成片,把一个羊尾巴、一个羊舌头、一对羊腰子切成手指甲大小的片,与二两蘑菇、一棵白菜,一同下入清汤中煮熟。用适量的盐、醋调和好味道[,阿菜汤就算做好了]。

1-7-15 鸡头粉雀舌馎子

补中,益精气[1]。

羊肉一脚子, 卸成事件；草果五个；回回豆子半升, 捣碎, 去皮。

右件, 同熬成汤, 滤净, 用鸡头粉[2]二斤, 豆粉一斤, 同和, 切作馉子, 羊肉切细乞马, 生姜汁一合, 炒, 葱调和。

【注释】

〔1〕精气：同正气, 泛指生命的精华物质及其功能。《素问·通评虚实论》："邪气盛则实, 精气夺则虚。" 具体如生殖之精。《素问·上古天真论》："丈夫八岁, 肾气实, 发长齿更；二八, 肾气盛, 天癸至, 精气溢泻, 阴阳和, 故能有子。" 又如饮食生化的精微物质——营气、卫气等。《素问·经脉别论》："饮入于胃, 游溢于精气, 上输于脾。" 又《灵枢·营卫生会》："营卫者, 精气也"。

〔2〕鸡头粉：用睡莲科植物莲的干燥种仁磨制成的粉。参见本书3-5-21 鸡头。

【译文】

鸡头粉雀舌棋子对中焦脾胃有补益作用, 补益人的精气。

羊肉一脚子, 卸割成零块儿；草果五个；回回豆子半升, 捣碎, 去掉豆皮。

以上原料, 一同下锅加水煮熬成汤, 把汤过滤干净。用二斤鸡头粉与一斤豆粉加水和成面团, 搓成圆柱形切成棋子状的小面饼, ［下肉汤中煮熟。另起炒锅, ］下入切好的羊肉丝, 加入生姜汁一合炒熟, 浇盖在棋子面上。再撒上些葱花调和均匀［, 用适量的盐调和好味道, 鸡头粉雀舌棋子就算做好了］。

1-7-16　鸡头粉血粉

补中, 益精气。

羊肉一脚子, 卸成事件；草果五个；回回豆子半升, 捣碎,去皮。

　　右件，同熬成汤，滤净，用鸡头粉二斤，豆粉一斤，羊血[1]和作拃粉，羊肉切细乞马炒，葱、醋一同调和。

【注释】
　　〔1〕羊血：为牛科动物山羊或绵羊的血液。参见本书3-2-2羊肉·羊血。

【译文】
　　鸡头粉血粉对中焦脾胃有补益作用，补益人的精气。
　　羊肉一脚子，卸割成零块儿；草果五个；回回豆子半升，捣碎，去掉豆皮。
　　以上原料，一同下锅加水煮熬成汤，把汤过滤干净。将二斤鸡头粉与一斤豆粉混合后加入新鲜的羊血和成面团，制成拃粉[，下入滤净的肉汤中煮熟]；羊肉切成细丝炒熟，与葱丝、醋、[盐]一同拌和到煮熟的面中，调和好味道[，鸡头粉血粉就算做好了]。

1-7-17　鸡头粉撅面[1]

　　补中，益精气。
　　羊肉一脚子，卸成事件；草果五个；回回豆子半升，捣碎，去皮。
　　右件，同熬成汤，滤净。用鸡头粉二斤，豆粉一斤，白面一斤，同作面。羊肉切片作乞马入炒，葱、醋一同调和。

【注释】
　　〔1〕撅面：一种面食。做法是把面和成团后，擀成薄饼状，用刀割成

宽条，再用手逐条地撕断后入锅煮熟。也可用料汤煮或用清水煮后再加入调味料。

【译文】

鸡头粉撅面对中焦脾胃有补益作用，补益人的精气。

羊肉一脚子，卸割成零块儿；草果五个；回回豆子半升，捣碎，去掉豆皮。

以上原料，一同下锅加水煮熬成汤，把汤过滤干净。将二斤鸡头粉、一斤豆粉、一斤白面掺匀，加水和成面团，擀成薄片切成宽条后，用手揪成面片［下入锅中煮熟］。羊肉切成细丝炒熟，与葱丝、醋、［盐］一同拌和到煮熟的面中，调和好味道［，鸡头粉撅面就算做好了］。

1-7-18　鸡头粉掐粉

补中，益精气。

羊肉一脚子，卸成事件；草果五个；良姜二钱。

右件，同熬成汤，滤净。用羊肝酱同取清汁，入胡椒一两，次用鸡头粉二斤，豆粉一斤，同作掐粉。羊肉切细乞马，下盐、醋调和。

【译文】

鸡头粉掐粉对中焦脾胃有补益作用，补益人的精气。

羊肉一脚子，卸割成零块儿；草果五个；良姜二钱。

以上原料，一同下锅加水煮熬成汤，把汤过滤干净，放入适量的羊肝酱同熬，熬好之后，将汤澄清，取清汤作为底汤。将两斤鸡头粉与一斤豆粉掺匀加水制成"掐粉"。然后在底汤中下入一两胡椒［末］，开锅后下入掐粉、切细的［熟］羊肉丝，用适量的食盐和醋调和好味道［，鸡头粉掐粉就算做好了］。

1-7-19　鸡头粉馄饨[1]

补中益气。

羊肉一脚子，卸成事件；草果五个；回回豆子半升，捣碎，去皮。

右件，同熬成汤，滤净。用羊肉切作馅，下陈皮一钱，去白生姜一钱，细切，五味和匀。次用鸡头粉二斤，豆粉一斤，作枕头馄饨。汤内下香粳米一升，回回豆子二合，生姜汁二合，木瓜汁一合，同炒，葱、盐调和匀。

【注释】

〔1〕馄饨：一种历史悠久的传统食品。以面皮包裹馅心后，放在汤水中煮熟，和汤同时食用。早期的馄饨外形似今日之饺子。北朝颜之推在《颜氏家训》中说："馄饨形如弯月，天下通食之。"1959年在我国新疆吐鲁番阿斯塔那唐墓中出土的馄饨与现在的饺子外形相似。宋代程大昌在《演繁露》中认为馄饨出于虏中浑氏、屯氏之手，故名浑屯，后因音近，讹为"馄饨"。原文的加工工序可能有所遗漏，因为若按此工序加工，得到的将是一盆糊状物，故译者在翻译时适当添加了一些内容。

【译文】

鸡头粉馄饨补中益气。

羊肉一脚子，卸割成零块儿；草果五个；回回豆子半升，捣碎，去掉豆皮。

以上原料，一同下锅加水煮熬成汤，把汤过滤干净。另用羊肉剁成馅，馅内加入切碎的陈皮末一钱、去皮切碎的生姜末一钱、混合调料［适量］，调和均匀。然后将二斤鸡头粉与一斤豆粉［掺匀，加水和成面团，揪成大小合适的剂子，擀成馄饨皮］，包入馅子做成枕头形状的馄饨，［下入滤净的肉汤中煮熟，捞出，］另在肉汤中下入香粳米一升，［煮熟后放入馄饨。另起油锅，］将熟回回豆子二升、生姜汁二合、木瓜汁一合一同翻炒后，放入到有香粳米与馄饨的肉汤中。用葱花、食盐，调和好味道［，鸡头粉馄饨就算做好了］。

1-7-20　杂羹

补中益气。

羊肉一脚子，卸成事件；草果五个；回回豆子半升，捣碎后除去豆皮。

右件，同熬成汤，滤净。羊头洗净二个，羊肚[1]、肺[2]各二具，羊白血双肠[3]作一副，并煮熟切。次用豆粉三斤，作粉，蘑菇半斤，杏泥[4]半斤，胡椒一两，入青菜[5]、芫荽炒，葱、盐、醋调和。

【注释】

〔1〕羊肚：即牛科动物山羊或绵羊的胃。性味甘、温。主补虚，健脾胃。治虚劳羸瘦，不能饮食，消渴，盗汗，尿频。

〔2〕［羊］肺：性味甘、平。主补肺气，调水道。治肺痿咳嗽、消渴、小便不利或频数。

〔3〕羊白血双肠：俗称"羊双肠"。把羊大肠去除杂物洗净，灌入羊血、羊脑、羊脂，系好肠口，微煮熟，略晾，待其中羊血等凝固之后，切成小段，再加入调料煮熟。

〔4〕杏泥：用杏的果肉做成的果酱类调料。

〔5〕青菜：一般指叶面颜色青绿色的蔬菜。

【译文】

杂羹补中益气。

羊肉一脚子，卸割成零块儿；草果五个；回回豆子半升，捣碎，去掉豆皮。

以上原料，一同下锅加水煮熬成汤，把汤过滤干净，备用。羊头两个去毛、骨，清洗干净；羊肚、羊肺各两个［修治好，洗净］；

灌好的羊白血双肠儿一副。上述三物煮熟后切成大小合适的片备用。用豆面三斤做的面丝[，煮熟]。另起炒锅，放入半斤蘑菇、半斤杏泥、一两胡椒，加入适量的青菜、芫荽一起炒熟，与切好备用的羊头肉、羊肚、羊肺和羊双肠儿，一同下入到面丝中，用葱花、食盐、醋调和好味道[，杂羹就算做好了]。

1-7-21　荤素羹

补中益气。

羊肉一脚子,卸成事件；草果五个；回回豆子半升,捣碎,去皮。

右件,同熬成汤,滤净。豆粉三斤,作片粉。精羊肉切条道乞马,山药[1]一斤,糟姜二块,瓜虀一块,乳饼[2]一个,胡萝卜十个,蘑菇半斤,生姜四两,各切；鸡子十个,打、煎饼、切；用麻泥一斤,杏泥半斤,同炒,葱、盐、醋调和。

【注释】

〔1〕山药：为薯蓣科植物薯蓣的块茎。可作为食品,也可入药。参见本书 3-6-22 山药。

〔2〕乳饼：用牛、羊奶或者马奶经熬炼、压缩而制成的一种饼状的奶制品。参见本书 3-2-1 牛肉·牛腐乳。

【译文】

荤素羹补中益气。

羊肉一脚子,卸割成零块儿；草果五个；回回豆子半升,捣碎,去掉豆皮。

以上原料,一同下锅加水煮熬成汤,把汤过滤干净,备用。用三斤豆粉做成面片儿[，下入滤净的汤中煮熟]。把上好的羊肉切成细条；把一斤山药，二块糟姜，二块瓜齑，一个乳饼，十个胡萝卜，半斤蘑菇，四两生姜，都切成丝。再把十个鸡蛋打成蛋糊，煎成蛋饼，切成细丝。将切好的羊肉、山药、鸡蛋等，与麻泥一斤、杏泥半斤一同下锅炒熟，下到面片汤中，用适量的葱花、食盐与醋调和好味道［，荤素羹就算做好了］。

1-7-22　珍珠粉

补中益气。

羊肉一脚子，卸成事件；草果五个；回回豆子半升，捣碎，去皮。

右件，同熬成汤，滤净。羊肉切乞马，心[1]、肝、肚、肺各一具，生姜二两，糟姜四两，瓜齑一两，胡萝卜十个，山药一斤，乳饼一个，鸡子十个，作煎饼，各切，次用麻泥一斤，同炒，葱、盐、醋调和。

【注释】

〔1〕心：指羊心，后肝、肚、肺同。参见本书3-2-2羊肉·羊心。

【译文】

珍珠粉补中益气。

羊肉一脚子，卸割成零块儿；草果五个；回回豆子半升，捣碎，去掉豆皮。

以上原料，一同下锅加水煮熬成汤，把汤过滤干净。取羊心、羊肝、羊肚、羊肺各一个［，修治干净后各切成细条］。把二两生姜，四两糟姜，一两瓜齑，十个胡萝卜，一斤山药，一个乳饼，各切成细丝；十个鸡蛋打成蛋糊，煎成蛋饼，切成细丝；将以上切好的原料下入炒锅内，加麻泥一斤炒熟。用适量的葱花、食盐与醋调和好味道［，珍珠粉就算做好了］。

1-7-23 黄汤

补中益气。

羊肉一脚子,卸成事件;草果五个;回回豆子半升,捣碎,去皮。

右件,同熬成汤,滤净。下熟回回豆子二合,香粳米一升,胡萝卜五个,切,用羊后脚肉丸肉弹儿,肋枝[1]一个,切寸金[2],姜黄三钱,姜末五钱,咱夫兰一钱,芫荽叶同盐、醋调和。

【注释】

〔1〕肋枝:即羊排骨。

〔2〕寸金:厨师刀工中常用的术语,指把某种物料切或剁成一市寸长的小段儿。

【译文】

黄汤补中益气。

羊肉一脚子,卸割成零块儿;草果五个;回回豆子半升,捣碎,去掉豆皮。

以上原料,一同下锅加水煮熬成汤,把汤过滤干净。在汤内下入二合熟回回豆子,一升香粳米,五个胡萝卜,切成块状,[适量的]羊后腿肉做成肉丸子,羊排骨一副,切成一寸长的段,三钱姜黄,五钱姜末,一钱咱夫兰[,一同煮至香粳米与羊肋骨均熟],撒上些芫荽叶,用适量的盐、醋调和好味道[,就算做好了]。

1-7-24 三下锅

补中益气。

羊肉一脚子,卸成事件;草果五个;良姜二钱。

右件,同熬成汤,滤净。用羊后脚肉丸肉弹儿,丁头馉子,羊肉指甲匾食[1],胡椒一两,同盐、醋调和。

【注释】

〔1〕羊肉指甲匾食:指用羊肉作馅制成的小薄饼儿。指甲,这里指这种饼小而薄。扁食,在古代指用面粉做成的扁状的小饼儿,有的有馅,有的则无馅。后世把水饺称为扁食,来源于此。

【译文】

三下锅补中益气。

羊肉一脚子,卸割成零块儿;草果五个;良姜二钱。

以上原料,一同下锅加水煮熬成汤,将汤过滤干净。在汤内下入:用羊后腿肉做成的肉丸子;切成钉帽大小、形如棋子的羊肉块;用羊肉作馅制成羊肉指甲扁食。出锅时用一两胡椒[末]、适量的盐和醋调和好味道[,三下锅就算做好了]。

1-7-25　葵菜[1]羹

顺气,治瘫闭不通。性寒,不可多食。今与诸物同制造,其性稍温。

羊肉一脚子,卸成事件;草果五个,良姜二钱。

右件,同熬成汤,滤净。熟羊肚、肺各一具,切。蘑菇半斤,切。胡椒五钱,白面一斤,拌鸡爪面[2],下葵菜炒,葱、盐、醋调和。

【注释】

〔1〕葵菜:此处所指为冬葵的嫩苗或叶。葵为古代常用的蔬菜,又称冬寒菜、蕲菜等。《诗经·豳风·七月》:"七月烹葵及菽。"元代时仍称葵

为百菜之王，但到了明代却将其列入草类。参见本书 3-6-1 葵菜。

〔2〕鸡爪面：因羊肚、羊肺等已经切成鸡爪形的小条，用面挂糊后就成了外形颇似鸡爪的食品，故称为鸡爪面。

【译文】

葵菜羹能疏导肺、胃上逆之气，使气平顺、下降；治癃闭不通。性寒，不可多食。现在与多种［性味可以互补的］物料一同制造，使它的性味稍稍偏温。

羊肉一脚子，卸割成零块儿；草果五个，良姜二钱。

以上原料，一同下锅加水煮熬成汤，将汤过滤干净，备用。把已经煮熟的羊肚、羊肺各一具，蘑菇半斤，一并切成鸡爪形的小长条；将五钱胡椒面与一斤白面相掺和，加水调成面糊，拌入已经切成鸡爪形状的羊肚、肺等，制成鸡爪面，一同下到羊肉汤中煮熟。再下入炒熟的葵菜，并用葱、盐、醋调好味道［，葵菜羹就算做好了］。

1-7-26 瓠子汤

性寒，主消渴，利水道。

羊肉一脚子，卸成事件；草果五个。

右件，同熬成汤，滤净。用瓠子[1]六个，去穰皮，切掠，熟羊肉切片，生姜汁半合，白面二两，作面丝，同炒，葱、盐、醋调和。

【注释】

〔1〕瓠子：为葫芦科植物瓠子的果实，常见蔬菜。参见本书 3-6-13 瓠。

【译文】

瓠子汤性味寒，能治疗消渴，利水道。

羊肉一脚子，卸割成零块儿；草果五个。

　　以上原料，一同下锅加水煮熬成汤，将汤过滤干净。瓠子六个，去掉皮、瓤，切成薄片；熟羊肉切成片；生姜汁半合；白面二两，制成的面丝［，放到肉汤中煮熟］。［将瓠子、熟羊肉、生姜汁］一同入炒锅翻炒，炒好后下入肉汤中，用葱、盐、醋调好味道［，瓠子汤就算做好了］。

1-7-27　团鱼[1]汤

　　主伤中[2]，益气[3]，补不足[4]。

　　羊肉一脚子，卸成事件；草果五个。

　　右件，同熬成汤，滤净。团鱼五六个，煮熟，去皮、骨，切作块，用面二两，作面丝，生姜汁一合，胡椒一两，同炒，葱、盐、醋调和。

【注释】

　　〔1〕团鱼：即鳖（biē），又名"甲鱼"。本动物的肉、头、脂肪、胆、卵及背甲所熬的胶块（鳖甲胶）均可供药用。参见本书 3-4-15 鳖肉。

　　〔2〕主伤中：主治脾胃疾病。

　　〔3〕益气：也称补气。是治疗气虚病的主要方法。人身五脏六腑之气，为肺所主，而来自中焦脾胃水谷的精气，由上焦开发，输布全身，所以气虚多责之肺、脾二脏。气虚主要表现为倦怠乏力、声低懒言、呼吸气少、面色㿠白、自汗怕风、大便滑泄，脉弱或虚大。一般补中气、助健运用四君子汤；补中气、升提下陷用补中益气汤；补卫气、固表敛汗用玉屏散。

　　〔4〕补不足：指能补养人的五脏、阴阳、气血等不足。

【译文】

　　团鱼汤主要治疗脾胃疾病，益气，补养五脏的不足。

　　羊肉一脚子，卸割成零块儿；草果五个。

　　以上原料，一同下锅加水煮熬成汤，将汤过滤干净，备用。把五六个团鱼煮熟后，剔去皮、骨，切成小块；白面二两做成面丝；生姜汁一合；胡椒［末］一两；将以上物料一同下入到肉汤中［煮至面熟］。用适量的葱花、食盐、醋调和好味道［，团鱼汤就算做好了］。

1-7-28　盏蒸

补中益气。

羊背皮[1]或羊肉三脚子，卸成事件；草果五个；良姜二钱；陈皮二钱，去白；小椒[2]二钱。

右件，用杏泥一斤，松黄二合，生姜汁二合，同炒，葱、盐五味调匀，入盏内蒸令软熟，对经卷儿食之。

【注释】

〔1〕羊背皮：羊脊背部的皮。主要含水分、解蛋白、胶原、网硬蛋白以及弹性硬蛋白、白蛋白、球蛋白、粘蛋白等。《食疗本草》：“（羊皮）去毛，煮羹，补虚劳。煮作臛食之，去一切风，治肺中虚风。”《本草纲目》：“干皮烧服，治蛊毒，下血。”

〔2〕小椒：芸香科植物花椒的果皮，可作调味品。也可入药。参见本书 3-7-2 小椒。

【译文】

盏蒸补中益气。

羊背皮［去羊毛，刮洗干净，切碎］；或者用羊肉三脚子，切成小块；草果五个，良姜二钱，陈皮二钱，去掉内层的白皮，小椒二钱［，擀碾成碎末］。

以上原料，一同下入炒锅，加入一斤杏泥，二合松黄，二合生姜汁同炒。同时加入葱花、食盐及五味调料，翻炒均匀，出锅装入碗内，放进笼屉中蒸制。待羊皮或羊肉软熟后［，盏蒸就算做好了］。可以就着经卷儿一起吃。

1-7-29　苔苗[1]羹

补中益气。

羊肉一脚子,卸成事件;草果五个;良姜二钱。

右件,同熬成汤,滤净。用羊肝下酱,取清汁,豆粉五斤,作粉,乳饼一个,山药一斤,胡萝卜十个,羊尾子一个,羊肉等,各切细,入台子菜、韭菜、胡椒一两,盐、醋调和。

【注释】

〔1〕苔苗:苔菜的苗。苔菜,常见蔬菜,也可入中药。参见本书3-6-29芸苔。

【译文】

苔苗羹补中益气。

羊肉一脚子,卸割成零块儿;草果五个;良姜二钱。

以上原料一同下锅加水煮熬成汤,将汤过滤干净,放入适量的羊肝酱同熬,〔熬好之后〕将汤澄清,取其清汁作底汤。用五斤豆粉制成面条;把一个乳饼、一斤山药、十个胡萝卜、一个羊尾巴〔肉〕、适量的羊肉等各切成细丝。将上述诸物依次下入底汤中煮至将熟时,再放入适量已洗净、切好的苔菜苗和韭菜。出锅前用一两胡椒〔末〕、适量的食盐和醋调和好味道〔,苔苗羹就算做好了〕。

1-7-30　熊汤

治风痹不仁[1],脚气。

熊肉[2]二脚子,煮熟,切块;草果三个。

右件,用胡椒三钱,哈昔泥一钱,姜黄二钱,缩砂[3]

二钱，咱夫兰一钱，葱、盐、酱一同调和。

【注释】

〔1〕风痹不仁：中医病名。指因受风邪所侵，而使肢体麻木、失去知觉或动作失灵的病。风痹：痹症的一种。出《内经》痹论等篇。指风寒湿邪侵袭肢节、经络，其中又以风邪为甚的痹症。又名行痹、走注。一说风痹即痛风（见《张氏医通》卷六），症见肢节疼痛，游走不定。治以祛风为主，兼祛寒利湿，参以补血。

〔2〕熊肉：为棕熊或黑熊的肉。中医认为熊肉有治疗风痹筋骨不仁的作用。参见本书 3-2-11 熊肉。

〔3〕缩砂：即砂仁。又名缩砂仁、缩砂蜜等。为姜科植物阳春砂或缩砂的成熟果实或种子。参见本书 3-7-11 缩砂。

【译文】

熊汤能治疗风痹不仁，脚气。

熊肉二脚子，卸割成零块儿，煮熟，再切成小肉丁或肉片；草果三个。

以上原料，加入胡椒三钱，哈昔泥一钱，姜黄二钱，缩砂一钱，咱夫兰一钱，以及适量的葱花、盐、酱调和好味道[，熊汤就算做好了]。

1-7-31　鲤鱼汤

治黄疸[1]，止渴，安胎[2]。有宿瘕者[3]不可食用。

大新鲤鱼十头，去鳞肚，洗净；花椒末五钱。

右件，用芫荽末五钱，葱二两，切，酒少许，盐一同淹，拌清汁内，次下胡椒末五钱，生姜末三钱，荜拔末三钱，盐、醋调和。

【注释】

〔1〕黄疸(dǎn)：又称黄瘅。身黄、目黄、小便黄是其三大主症。多

由感受时邪，或饮食不节，湿热或寒湿内阴中焦，致使胆汁不循常道所致。

〔2〕安胎：出《经效产宝》。指对胎动不安或素有流产史的孕妇进行保胎预防流产的方法。原则上因母病而致胎动者，应治母病，其胎自安；因胎气不固而使母病者，安胎而母病自愈。

〔3〕宿瘕：肚腹中有结块长期不愈。

【译文】

鲤鱼汤治黄疸，止渴，安胎。肚腹中旧有结块的病人不可以吃。

新鲜的大鲤鱼十条，去掉鱼鳞、内脏等杂物，洗干净；花椒末五钱。

以上原料，把五钱花椒末、五钱芫荽末、二两葱末、少许白酒、适量的盐均匀地涂抹在十条鲤鱼的腹内和体外，腌拌一会儿。在锅内清汁中，放入腌拌好的鱼，然后再放入五钱胡椒末、三钱生姜末、三钱荜拨末、适量的盐、醋，调和好味道〔，煮熟，鲤鱼羹就算做好了〕。

1-7-32　炒狼汤

古本草不载狼肉[1]，今云性热，治虚弱。然未闻有毒。今制造用料物以助其味，暖五藏，温中。

狼肉一脚子，卸成事件；草果三个；胡椒五钱；哈昔泥一钱；缩砂二钱；姜黄二钱；咱夫兰一钱。

右件，熬成汤，用葱、酱、盐、醋一同调和。

【注释】

〔1〕狼肉：为犬科动物狼的肉。参见本书 3-2-29 狼肉。

【译文】

以前的本草书中没有记载狼肉，现在说狼肉性热，可以治疗虚弱。然而将狼肉作为食物至今还没有听说过，〔狼肉〕具有毒性。

现在的制作方法是：在狼肉中加入一些其他的物料来改善狼肉的滋味，可以暖五脏，温脾胃。

狼肉一脚子，卸割成零块儿；草果三个；胡椒五钱；哈昔泥一钱；荜拨二钱、缩砂二钱、姜黄二钱、咱夫兰一钱。

以上原料，一同下锅加水煮熬成汤，用适量的葱、酱、盐、醋调和好味道[，炒狼汤就算做好了]。

1-7-33 围像

补益五藏。

羊肉一脚子，煮熟，切细；羊尾巴二个，熟，切细；藕[1]二枚；蒲笋[2]二斤；黄瓜[3]五个；生姜半斤；乳饼二个；糟姜四两；瓜齑半斤；鸡子一十个，煎作饼；蘑菇一斤；蔓菁菜、韭菜各切条道。

右件，用好肉汤，调麻泥二斤、姜末半斤，同炒。葱、盐、醋调和，对胡饼[4]食之。

【注释】

〔1〕藕：为睡莲科植物莲的肥大根茎。可作蔬菜与水果，也有一定的药用价值。参见本书 3-6-21 藕。

〔2〕蒲笋：为香蒲科植物长苞香蒲或同属多种植物的带有部分嫩芽的根茎。可作蔬菜，也可入中药。参见本书 3-6-20 蒲笋。

〔3〕黄瓜：为葫芦科植物黄瓜的果实。可作为蔬菜及水果，也可入药。参见本书 3-6-9 黄瓜。

〔4〕胡饼：用发酵面粉在炉内烤制而成的食品。现代在新疆，以及中亚各国、南亚信奉伊斯兰教的巴基斯坦、孟加拉国、波斯湾地区皆以波斯语 "Nan" 称呼之，并写作 "馕"。汉代通西域后，胡饼就随入居汉地的胡人在中国内地落户，烧饼是其中的一种。据《太平御览》引《续汉书》记载东汉末年的灵帝喜好胡饼，京师贵戚皆竞食胡饼。胡饼以面粉为主要原料，芝麻、洋葱、鸡蛋、清油、酥油、牛奶、糖、盐也是不可缺少的，有的还要在

表面上撒些"斯亚旦"（一年生草本植物，其籽实很像黑芝麻），这种胡饼不仅味道好，而且长时间保存不会变质。

【译文】

围像补益五脏。

羊肉一脚子，[卸割成零块儿，]加水煮熟，捞出切成细丝；羊尾巴二个，[修治干净，]煮熟，切成细丝；鲜藕二根，蒲笋二斤，黄瓜五条，生姜半斤，乳饼二个，糟姜四两，瓜斋半斤，鸡蛋十个搅打后摊成的蛋饼，蘑菇一斤，适量的蔓菁菜、韭菜，以上各种原料均切成细条或小段。

以上原料，[下入炒锅内，]加入用好肉汤调和的二斤麻泥、半斤姜末一同翻炒。出锅前，用葱花、食盐、醋调和好味道[，围像就算做好了]。此菜可就着胡饼一起吃。

1-7-34　春盘面[1]

补中益气。

白面六斤，切细面；羊肉二脚子，煮熟，切条道乞马；羊肚、肺各一个，煮熟切；鸡子五个，煎作饼，裁幡[2]；生姜四两，切；韭黄[3]半斤；蘑菇四两；台子菜[4]，蓼牙[5]，胭脂[6]。

右件，用清汁下。胡椒一两，盐、醋调和。

【注释】

〔1〕春盘面：这是中国古代每在立春日，用肉、菜等制成的一种色彩鲜艳的食品，名曰"春盘"。以象征春天桃红柳绿，万象更新。立春设春盘的习俗，据说始于晋代。但那时的春盘，只是放些萝卜、芹菜一类的蔬菜，内容比较单调。到了隋唐，由于人们特别重视节气食俗，食用春盘之风盛行。唐《四时宝镜》里说："立春日，食芦菔、春饼、生菜，号'春盘'。"杜甫《立春》诗中有"春日春盘细生菜，忽忆两京全盛时"的吟咏。《武林旧事》载，南宋宫廷后苑中制作的春盘"翠缕红丝，金鸡玉燕，各极精巧，每

盘值万钱"。

〔2〕幡(fān)：原指一种窄长的旗子，垂直悬挂，此处指将饼切成长条。

〔3〕韭黄：一种黄化蔬菜。也叫黄韭。是冬春之季一种比较名贵的蔬菜。其培养方法是：冬季里在暖室上覆盖草席遮光，使新生的韭芽不见阳光，叶绿素难以生成，故而颜色浅黄，质嫩香美。

〔4〕台子菜：苔子菜。为十字花科芸薹属芸苔种白菜亚种的变种，一二年生草本植物，是原产我国的特产蔬菜。

〔5〕蓼牙：蓼芽。为蓼科植物水蓼的嫩芽，古时常作蔬菜，现代已不常食。参见本书3-6-33蓼子。

〔6〕胭脂：用红兰花或苏木等制成的一种紫红色的颜料，无毒，可以作为化妆品，也可作为食品着色剂，也可入中药。参见本书3-7-25胭脂。

【译文】

春盘面补中益气。

白面六斤，做成细面条；羊肉二脚子，煮熟，切成细条；羊肚、羊肺各一个，煮熟，切成细条；鸡蛋五个〔，打成蛋糊〕，摊成薄薄的鸡蛋皮，切成幡形的细长小条；生姜四两，切成细丝；韭黄半斤，蘑菇四两，〔适量的〕苔子菜和蓼芽各切成条段；胭脂〔加水浸泡成胭脂水备用〕。

以上原料，先将面条下入清汁中烧熟，捞出装盘。然后拌入羊肉、羊肚、生菜等，用胡椒〔末〕一两、适量的食盐、醋调和好味道。〔将胭脂水洒在煮好的面条上，似桃花点点，春盘面就算做好了。〕

1-7-35　皂羹面

补中益气。

白面六斤，切细面；羊胸子二个，退洗净，煮熟，切如色数块。

右件，用红曲[1]三钱，淹拌，熬令软，同入清汁内，下胡椒一两，盐、醋调和。

【注释】

〔1〕红曲：为曲霉科真菌紫色曲霉寄生在粳米上而成的一种食品着色剂，也可作调味料，也入中药。参见本书 3-7-19 红曲。

【译文】

皂羹面补中益气。

白面六斤，做成细面条；羊胸子二个，煺毛洗净，煮熟，切成色子大小的小肉块。

以上原料，用红曲三钱腌拌后，放入［肉汤中］煮软后捞入到清汁内，加入胡椒［末一两］、用适量的盐、醋调和好味道［，皂羹面就算做好了］。

1-7-36　山药面

补虚羸[1]，益元气。

白面六斤；鸡子十个，取白；生姜汁二合；豆粉四两。

右件，用山药三斤，煮熟，研泥，同和面，羊肉二脚子，切丁头乞马，用好肉汤下，炒，葱、盐调和。

【注释】

〔1〕虚羸：虚弱，消瘦。

【译文】

山药面补虚羸，益元气。

白面六斤；鸡蛋十个，取出蛋清；生姜汁二合；豆粉四两。

将六斤白面、四两豆粉、十个鸡蛋的蛋清、二合生姜汁、三斤煮熟研成泥状的山药，［酌情加入适量的凉开水，］揉成面团［擀成面皮，切成面条］，煮熟捞出。羊肉二脚子，切成钉帽大小的小肉丁儿，加入适量的好肉汤炒熟，［浇盖到面条上，］用适量的葱花、盐调和好味道［，山药面就算做好了］。

1-7-37　挂面

补中益气。

羊肉一脚子，切细乞马；挂面六斤；蘑菇半斤，洗净，切；鸡子五个，煎作饼；糟姜一两，切；瓜齑一两，切。

右件，用清汁下，胡椒一两、盐、醋调和。

【译文】

挂面补中益气。

羊肉一脚子，切成细丝；挂面六斤；蘑菇半斤，洗净，切成细条；鸡蛋五个煎成饼，切成细丝；糟姜一两、瓜齑一两，各切成细丝。

以上原料，下入清汁中［煮熟］，用胡椒［末］一两，适量的食盐、醋调和好味道［，挂面就算做好了］。

1-7-38　经带面[1]

补中益气。

羊肉一脚子，炒焦乞马[2]；蘑菇半斤，洗净，切。

右件，用清汁下，胡椒一两、盐、醋调和。

【注释】

〔1〕经带面：是一种主料切成经带状的食品。在该条中没有谈到主料，疑有脱文。明代刘基的《多能鄙事》中有经带面的制法：用头面一斤，碱、盐各一两，研细，汲新水破开，溲比擀面微软。以拗棒拗百余下，停一时许，再拗百余下，擀至极薄切之。

〔2〕炒焦乞马：是指把羊肉丝炒至焦熟，当面码儿。

【译文】

经带面补中益气。

羊肉一脚子，切成细丝，炒焦熟；蘑菇半斤，洗干净后，切成条状。

在清汁中下入［切成经带状的细面条］，然后下入切成条状的蘑菇。煮熟后拌入炒至焦熟的羊肉丝，用一两胡椒［末］、适量的盐、醋调和好味道［，经带面就算做好了］。

1-7-39　羊皮面

羊皮两个，挦[1]洗净，煮软；羊舌二个，熟；羊腰子四个，熟，各切如甲叶；蘑菇一斤，洗净；糟姜四两，各切如甲叶。

右件，用好肉酽汤[2]或清汁，下胡椒一两，盐、醋调和。

【注释】
　〔1〕挦(xián)：扯，拔（毛发）。
　〔2〕好肉酽(yàn)汤：即用好肉熬制成的浓汤。酽，指汁液浓，味厚。

【译文】
　羊皮面补中益气。
　羊皮两个，挦去羊毛，修治干净，入锅加水煮软后捞出，切成面条状；羊舌头二个，羊腰子四个，各煮熟后捞出，切成指甲片状；蘑菇一斤洗净，糟姜四两，各切成指甲片状。
　以上原料，下入到用好肉熬成的浓汤中或者清汁中［，煮熟］。用一两胡椒［末］、适量的盐、醋调和好味道［，羊皮面就算做好了］。

1-7-40　秃秃麻食[1]系手撇面

补中益气。
白面六斤，作秃秃麻食；羊肉一脚子，炒焦乞马。
右件，用好肉汤下，炒，葱调和匀，下蒜酪[2]、香菜末。

【注释】

〔1〕秃秃麻食：原文注"手撇面"，又称"秃秃么思"。是由来自中亚和南亚的回族祖先从其居住地带来的一种面食。据朝鲜古代《朴事通》注解："秃秃么思，一名手撇面……剂法如'水滑面'。和圆小弹剂，冷水浸手掌，按作小饼儿，下锅煮熟后，以盘盛。用酥油炒鲜肉，加盐，炒至焦，以酸甜汤拌和，滋味得所，别研蒜泥调酪，任便加减。使竹签签食之。"另，《居家必用事类全集》饮食类中记有"脱脱麻失"，疑即"秃秃麻食"。

〔2〕蒜酪：北方常食之物，后因以指北方少数民族。

【译文】

秃秃麻食补中益气。

白面六斤[，加水揉和成面团，揪成小面剂子，在手心上沾些凉水，将小面剂子按捏成小面饼儿，下入清汁中煮熟，捞出装入盘中]；羊肉一脚子，切成细丝，炒至焦熟。

以上原料，用好肉汤一同翻炒，加[适量的盐]、葱花调和好味道[，秃秃麻食就算做好了]。吃时，可再用蒜酪和香菜末调味。

1-7-41　　细水滑[1]（绢边水滑一同）

补中益气。

白面六斤，作水滑；羊肉二脚子，炒焦乞马；鸡儿一个，熟，切丝；蘑菇半斤，洗净，切。

右件，用清汁下，胡椒一两、盐、醋调和。

【注释】

〔1〕细水滑：也是一种用手蘸凉水（免得面沾手不好制作）后，制成面片儿入水煮熟的面食。颇似现代北京地区的"手揪面片儿"或"揪疙瘩"。原注中说这种食品与"绢边水滑"相同，是意指本食品边缘之薄如绢。

【译文】

　　细水滑补中益气。

　　白面六斤，加水和好，用手蘸凉水，揪成面片。羊肉两脚子，切成丝、炒至焦熟；鸡一只，煮熟，［剔骨］切成丝；蘑菇半斤洗净、切成细丝。

　　先将清汁烧开，下入面片，再放入半斤蘑菇丝一同煮熟，捞出。用羊、鸡肉丝做的面码儿，浇盖到面片上，用一两胡椒［末］及适量的食盐、醋调和好味道［，细水滑就算做好了］。

1-7-42　水龙馂子

补中益气。

羊肉二脚子，熟，切作乞马；白面六斤，切作钱眼馂子[1]；鸡子十个；山药一斤；糟姜四两，胡萝卜五个，瓜齑二两，各切细；三色弹儿内一色肉弹儿，外二色粉、鸡子弹儿。

右件，用清汁下，胡椒二两、盐、醋调和。

【注释】

　　〔1〕钱眼馂子：指把将物料切成像古代铜钱当中方孔大小的棋子状小丁块儿。

【译文】

　　水龙棋子补中益气。

　　羊肉二脚子，煮熟，切成细丝；白面六斤，加水和好，切成钱眼儿大小的棋子块，鸡蛋十个［，煎摊成蛋饼儿］，山药一斤、胡萝卜五个、糟姜四两、瓜齑二两，各切成的细丝。三种颜色的小丸子：中间是用羊肉做成的粉红色的肉丸子，外面是用白面制成的白色丸子和用鸡蛋做成的黄色的丸子。

　　以上原料，下入到清汁中［煮熟］。用二两胡椒［末］，适量的食盐、醋调和好味道［，水龙棋子就算做好了］。

1-7-43　马乞^[1]系手搓面(或糯米粉、鸡头粉亦可)

补中益气。

白面六斤,作马乞;羊肉二脚子,熟,切乞马。

右件,用好肉汤炒,葱、醋、盐一同调和。

【注释】

〔1〕马乞:少数民族的一种面食。原注中说是"手搓面"。其制法颇似现代北京地区的"搓猫耳朵"——用手把和好的面团分揪成小疙瘩剂儿,再在面板上将其逐个儿按扁,并用指肚儿搓捻成卷曲的小圆筒状,颇似猫的耳朵。煮熟后,浇调料食之。

【译文】

马乞补中益气。

白面六斤,用水和好后,做成马乞[,下锅煮熟后,捞出]。羊肉二脚子,煮熟,切成细丝。

把煮熟捞出的马乞与羊肉丝一同下入炒锅,加入适量的好肉汤一同翻炒,用适量的葱、醋、盐调和好味道[,马乞就算做好了]。

1-7-44　搠罗脱因^[1]系畏兀儿^[2]茶饭

补中益气。

白面六斤,和,按作钱样;羊肉二脚子,熟,切;羊舌二个,熟,切;山药一斤;蘑菇半斤;胡萝卜五个;糟姜四两,切。

右件,用好酽肉汤同下,炒,葱、醋调和。

【注释】

〔1〕搠罗脱因:维吾尔族的一种面食。

〔2〕畏兀儿;即维吾尔。

【译文】

搠罗脱因补中益气。

白面六斤,加水和成面团,用手揪小面剂并按成铜钱大小的小饼;羊肉二脚子,煮熟,切成细丝;羊舌头二个,煮熟,切成细丝;山药一斤,蘑菇半斤,胡萝卜五个,糟姜四两分别切成细丝。

〔将锅内的好肉汤烧开后,下入小面饼煮熟,捞出。〕另起炒锅,下底油,将以上原料一同煸炒,用〔盐〕、葱花、醋调和好味道〔,搠罗脱因就算做好了〕。

1-7-45　乞马粥

补脾胃[1],益气力。

羊肉一脚子,卸成事件,熬成汤,滤净;粱米[2]二升,淘洗净。

右件,用精肉切碎乞马,先将米下汤内,次下乞马、米、葱、盐,熬成粥,或下圆米[3],或折米[4],或渴米[5]皆可。

【注释】

〔1〕补脾胃:指对人的脾胃有补益作用。

〔2〕粱米:为禾本科植物粟的一种粱的种仁,根据其颜色的不同又可分为青粱米、白粱米、黄粱米等。一般指黄粱米,即北方经常食用的"小米"的一种。参见本书 3-1-6 黄粱米。

〔3〕圆米:把质量上等的大米经粗捣后,取其中颗粒圆净者即为"圆米",也称"渴米"。参见本书 3-1-2 粳米。

〔4〕折米:又称"浙米"。是把小米舂捣后,取其中颗粒圆净者,即为"浙米"。参见本书 3-1-3 粟米。

〔5〕渴米:见本节注〔3〕圆米。

【译文】

乞马粥补脾胃,益气力。

羊肉一脚子，卸割成零块，下锅加水煮熬成汤，将汤过滤干净，备用。粱米二升，淘洗干净。

在滤净的汤中先下入已淘洗干净的二升粱米，待熬至六七成熟时，再下入切好的羊肉细丝，用适量的食盐和葱花调和好味道，煮熟［，乞马粥就算做好了］；也可以在汤内下入圆米、折米或渴米［代替粱米熬制成乞马粥］。

1-7-46　汤粥

补脾胃，益肾气[1]。

羊肉一脚子，卸成事件。

右件，熬成汤，滤净，次下粱米三升，作粥熟，下米、葱、盐，或下圆米、渴米、折米皆可。

【注释】

〔1〕益肾气：补益人的肾气。肾气，肾精化生之气，也指肾的功能活动，如生长、发育及性机能活动等。

【译文】

汤粥补脾胃，补益人的肾气。

羊肉一脚子，卸割成零块。

以上原料，下锅加水熬成汤，将汤过滤干净，然后在滤净的汤中下入三升已经淘洗干净的粱米，熬粥。待粥熬好后，再下入适量的葱花、食盐调和好味道［，汤粥就算做好了］。也可以在汤中下入圆米、渴米、折米熬成汤粥。

1-7-47　粱米淡粥

补中益气。

粱米二升。

右件[1]，先将水滚过，澄清，滤净，次将米淘洗三五遍，熬成粥，或下圆米、渴米、折米皆可。

【注释】

〔1〕原文中无"件"，现据前后句式加。

【译文】

粱米淡粥补中益气。

粱米二升。

先将清水在锅内煮沸，倒出澄清，过滤干净，再放入锅中。然后将二升粱米淘洗三至五遍后，下入锅中，熬成粥。也可用圆米、渴米或折米代替粱米熬成淡粥。

1-7-48　河西米汤粥

补中益气。

羊肉一脚子，卸成事件；河西米[1]二升。

右件[2]，熬成汤，滤净，下河西米，淘洗净，次下细乞马、米、葱、盐，同熬成粥，或不用乞马亦可。

【注释】

〔1〕河西米：指产在河西地区的米。参见本书3-1-10河西米。

〔2〕原文中无"件"，现据前后句式加。

【译文】

河西米汤粥补中益气。

羊肉一脚子，卸割成零块，河西米二升。

将羊肉下锅加水熬成汤，把汤过滤干净，备用。然后，将二升河西米淘洗干净，下入到滤净的肉汤中，待煮至七八成熟时，再下入一些羊肉切成的细丝，适量的葱花和食盐，一同熬制成粥。或者不加羊肉丝也可以。

1-7-49　撒速汤[1]系西天茶饭名

治元藏[2]虚冷，腹内冷痛，腰脊酸疼。

羊肉二脚子，头蹄一副；草果四个；官桂三两；生姜半斤；哈昔泥如回回豆子两个大。

右件，用水一铁络[3]，熬成汤，于石头锅内盛顿[4]，下石榴子[5]一斤，胡椒二两，盐少许。炮石榴子用小油一杓，哈昔泥如豌豆一块，炒鹅黄色微黑，汤末子油去净，澄清，用甲香[6]、甘松[7]、哈昔泥、酥油[8]烧烟薰瓶，封贮任意。

【注释】

〔1〕撒速汤：据书中解释为古代印度的一种茶饭名。撒速，疑为古印度语或蒙语的汉语记音。

〔2〕元藏：即肾脏。

〔3〕铁络：即大铁锅。

〔4〕盛顿：把食物放在容器如锅、盆、碗、盏等内，静置。

〔5〕石榴子：为石榴科植物石榴的果实，有酸、甜两种。酸石榴又名醋石榴，种子油中含石榴酸、雌酮及雌二醇、β-谷甾醇、甘露醇等。味酸，性温。主治滑泻、久痢、崩漏、带下。甜石榴又名天浆、甘石榴。成分同酸石榴。味甘酸涩，性温。主生津止渴、杀虫。治咽燥口渴、虫积、久痢。从本条的功效来看，酸、甜石榴子均可用。

〔6〕甲香：又称云母、海月、催生子。为蝾螺科动物蝾螺或其近缘动物的掩厣。《唐本草》："味咸，平，无毒。"主治脘腹痛、痢疾、淋病、痔瘘、疥癣。

〔7〕甘松：系败酱科甘松属植物甘松 *Nardostachys chinensis* Batal. 的干燥根及根茎。甘松属植物有 3 种，我国产有 2 种，分别为甘松 *N.*

chinensis Batal. 及宽叶甘松 *N. jatamansi*(D.Don) DC.。甘松别名甘松香，为不常用中药。甘松气味芬芳，味辛、甘、性温，入脾、胃经。具有理气止痛、开郁醒脾的功能，用于脘腹胀痛、呕吐、食欲不振，外治牙痛、脚肿。

〔8〕酥油：异名苏，酪苏，酥，马思哥油，白酥油。为羊乳或牛乳经加工提炼而成的。土法加工者，系将鲜乳汁装在牛皮口袋内或其他容器内，不断摇动，使油和乳分开后，取其油脂即成。《本草纲目》："《臞仙神隐》云，造（酥）法，以乳入锅二三沸，倾入锚内，冷定，待面结皮，取皮再煎，油出去渣，入锅内，即成酥油。一法以桶盛乳，以木安板，捣半日，焦沫出，撇取，煎去焦皮，即成酥也。凡入药，以微火溶代，滤净用之良。"主补五脏，益气血，止渴，润燥。治阴虚劳热、肺痿咳嗽、吐血、消渴、便秘、肌肤枯槁、口疮。

【译文】

撒速汤能治疗肾脏虚冷，腹内冷痛，腰脊酸痛。

羊肉二脚子［，卸割成零块］；羊头一个、羊蹄子四只［修治干净］；草果四个；官桂三两；生姜半斤；有两个回回豆子大小的哈昔泥一小块。

以上原料，一同放入一口大铁锅内加水煮熬成汤。然后把熬好的汤盛顿在石质或陶质的容器内，加入［炮制好的］石榴子一斤、胡椒［末］二两、少量的食盐，搅拌均匀后，将汤中的浮沫和浮油撇净，使汤澄清，去掉渣滓。另用甲香、甘松、哈昔泥、酥油共同烧烟熏瓶子，在熏过的瓶内装入澄清后的汤汁，封好瓶口［，撒速汤就算做好了］。贮存，或者当时食用，都可以。

炮制石榴子的方法如下：在锅内放入一小杓素油，烧热后放入一块豌豆粒大小的哈昔泥，待哈昔泥化开后，放入一斤石榴子同炒，待石榴子炒至鹅黄并略现微黑色时，取出捣碎，投入汤中。

1-7-50　炙羊心

治心气惊悸，郁结不乐[1]。

羊心一个，带系桶[2]；咱夫兰三钱。

右件，用玫瑰[3]水一盏，浸取汁，入盐少许，签子签羊心，于火上炙，将咱夫兰汁徐徐涂之，汁尽为度。食之安宁心气，令人多喜。

【注释】

〔1〕心气惊悸，郁结不乐：即人心中恐惧不安，心情闷闷不乐。心气，广义是泛指心的功能活动，狭义指心脏推动血液循环的功能。惊悸，病症名。指由于惊骇而悸，或心悸而惊，恐惧不安的病症。

〔2〕带系桶：即羊心带有部分动、静脉的脉管。

〔3〕玫瑰：指蔷薇花植物玫瑰初放的花。味甘微苦，性温。主理气解郁，和血散瘀。治肝胃气痛、新久风痹、吐血咳血、月经不调、赤白带下、痢疾、乳痈、肿毒。姚可成《食物本草》："主利肝脾，益肝胆，辟邪恶之气，食之芳香甘美，令人神爽。"

【译文】

炙羊心能治疗人心中恐惧不安，心情闷闷不乐。

带有脉管的羊心一个；咱夫兰三钱。

玫瑰花适量，加水一碗浸取汁液，在汁液中加入少许食盐和三钱咱夫兰，浸泡取汁，备用。把一个带有脉管的羊心用铁签子穿好，放在火上翻烤，一边烤一边往羊心上涂刷备用的汁液，直至把备用的汁液用完、羊心烤熟为止。吃了用这种方法烤炙的羊心，可以使人心气安宁，精神愉快。

1-7-51　炙羊腰

治卒患腰眼疼痛者。

羊腰一对，咱夫兰一钱。

右件，用玫瑰水一勺，浸取汁，入盐少许，签子签腰子火上炙。将咱夫兰汁徐徐涂之，汁尽为度。食之甚有效验。

【译文】

炙羊腰治疗突发性的腰眼疼痛。

羊腰一对，咱夫兰一钱。

玫瑰花适量，加水一勺浸取汁液，在汁液中加少许食盐、一钱咱夫兰，浸泡取汁，备用。然后将羊腰子一对用铁签子扎好，放在火上翻烤，一边烤一边往羊腰子上涂刷备用的汁液，直至把备用的汁液涂完、羊腰子烤熟为止。吃了用这种方法烤炙的羊腰子，对治疗突发性腰眼疼痛很有效验。

1-7-52　攒鸡儿[1]

肥鸡儿十个，捭洗净，熟，切，攒；生姜汁一合；葱二两，切；姜末半斤；小椒末四两；面二两，作面丝。

右件，用煮鸡儿汤炒，葱、醋，入姜汁调和。

【注释】

〔1〕攒（cuán）鸡儿：是把鸡切解、去大骨后，再聚集在一起，配以其他辅料制成的一种食品。攒，有聚的意思，在此是先切再聚。

【译文】

用肥鸡十只，开生后，去掉毛、爪及五脏，入锅煮熟，脱去鸡骨，切好，攒放于盘中；生姜汁一合；葱二两切成末；生姜末半斤；花椒末四两；白面二两做成细面丝［，煮熟后备用］。

另起炒锅，烧开底油，依次下入姜末半斤，花椒末四两，待此两物稍出味后，下入备用的鸡肉、面丝、葱花、适量的［盐］、醋一同翻炒，然后加入一些鸡汤，烧开后，加入姜汁调和均匀，出锅装盘［，攒鸡儿就算做好了］。

1-7-53　炒鹌鹑

鹌鹑[1]二十个，切[2]成事件；萝卜二个，切；姜末四两；

羊尾子一个, 各切如色数；面二两, 作面丝。

右件, 用煮鹌鹑汤炒, 葱、醋调和。

【注释】

〔1〕鹌鹑：鹌鹑肉味佳美, 富含营养物质, 具有较好的食疗价值。《本草纲目》说："肉能补五脏, 益中续气, 实筋骨, 耐寒暑, 消结热", "肉和小豆、生姜煮食, 止泻痢。酥煮食, 令人下焦肥"。适用于治疗消化不良、身虚体弱、咳嗽哮喘、神经衰弱等症。参见本书 3-3-16 鹌鹑。

〔2〕切：原文作"打", 诸本相同, 现据文义及本篇前后句式改。

【译文】

鹌鹑二十个, 开生后修治干净,〔下锅煮熟, 捞出,〕切成零块；姜末四两；萝卜二个, 羊尾巴一个, 均切成色子块；白面二两制成细面丝, 煮熟, 备用。〔另起炒锅, 烧开底油,〕下入羊尾巴、萝卜、姜末、葱花、〔盐〕同炒, 然后放入备用的熟面丝及鹌鹑肉, 加入适量的煮鹌鹑汤烧一会, 最后用葱、醋调和好味道〔, 炒鹌鹑就算做好了〕。

1-7-54　盘兔[1]

兔子二个, 切作事件；萝卜二个, 切；羊尾子一个, 切片；细料物二钱。

右件, 用[2]炒, 葱、醋调和, 下面丝二两, 调和。

【注释】

〔1〕盘兔：即对兔肉进行加工、烹饪。盘, 此处有修治、烹调的意思。

〔2〕此处疑脱字。

【译文】

兔子二只, 开生后剥去毛皮, 去除五脏, 煮熟, 切成小块；萝卜二个, 切成片；羊尾巴一个, 切成片；混合佐料二钱；〔白面二两制成面丝，煮熟，备用］。

　　［另起炒锅，烧开底油，］将羊尾巴、萝卜、混合香料、适量的葱花、醋和［食盐］同炒，然后放入备用的兔肉，加入适量煮兔肉的汤，最后放入二两熟面丝［，拌和均匀出锅装盘，盘兔就算做好了］。

1-7-55　河西肺

　　羊肺一个；韭六斤，取汁；面二斤，打糊；酥油半斤；胡椒二两；生姜汁二合。

　　右件，用盐调和匀，灌肺，煮熟，用汁浇食之。

【译文】

　　羊肺一个［修治干净］；鲜韭菜六斤，绞取汁液；白面二斤，加水打成面糊；酥油半斤；胡椒［末］二两；生姜汁二合。

　　在白面糊中掺入半斤酥油、二两胡椒末和适量的盐，混合均匀后，灌入清洗干净的羊肺内，下锅加水煮熟，［捞出，切成小块］浇上鲜韭菜汁和生姜汁，即可食用。

1-7-56　姜黄腱子

　　羊腱子一个，熟；羊肋枝二个，截作长块；豆粉一斤；白面一斤；咱夫兰二钱；栀子[1]五钱。

　　右件，用盐、料物调和，搽腱子，下小油炸。

【注释】

　　〔1〕栀子：为茜草科植物山栀的果实。参见本书 3-7-26 栀子。

【译文】

　　羊腿一个，煮熟［，除去腿骨，切成块］；羊排骨二大块，切成长条块；豆粉一斤；白面一斤；咱夫兰二钱；栀子五钱［捣成碎末］。

将豆粉、白面、咱夫兰、栀子末、适量的盐、混合香料末拌匀后加水调成面糊，裹在切好的熟羊腿肉和羊排骨肉外，下入素油锅中炸熟［，就算做好了］。

1-7-57　鼓儿签子

羊肉五斤, 切细；羊尾子一个, 切细；鸡子十五个；生姜二钱, 葱二两, 陈皮二钱, 去白；料物三钱。

右件, 调和匀, 入羊白肠[1]内, 煮熟切成鼓样, 用豆粉一斤, 白面一斤, 咱夫兰一钱, 栀子三钱, 取汁, 同拌鼓儿签子, 入小油炸。

【注释】

〔1〕羊白肠：即洗净的羊大肠。

【译文】

羊肉五斤, 切碎；羊尾巴［肉］一个, 切成细丝；鸡蛋十五个, 搅打成蛋糊；生姜二钱, 葱二两, 去白陈皮二钱, 全部切成碎末；混合香料末三钱。

以上原料, 混合搅匀后灌入羊大肠内, ［扎好口, ］入锅煮熟, ［待凉后］切成鼓样的小段, 备用。将一斤豆粉与一斤白面混合后, 拌入用一钱咱夫兰、三钱栀子浸泡的汁液、［适量的盐和水］一同调成糊状, 涂抹在羊肠外面, 下入素油锅中炸熟［, 鼓儿签子就算做好了］。

1-7-58　带花羊头

羊头三个, 熟, 切；羊腰四个；羊肚、肺各一具, 煮熟, 切。

攒，胭脂染；**生姜**四两；**糟姜**二两，各切；**鸡子**五个，作花样；
萝卜三个，作花样。

右件，用好肉汤炒，葱、盐、醋调和。

【译文】

　　羊头三个，去毛，煮熟，剔下羊头肉，切成细条；羊腰子四个，
羊肚、羊肺各一个，[清洗干净，]煮熟，切成细丝，攒放在盘子中，
用胭脂染成红色；生姜四两，糟姜二两，各切成丝或片；鸡蛋五
个，打成蛋糊，摊成蛋饼儿，再切成花瓣形状；萝卜三个，雕刻成
花。

　　[另起炒锅，烧开底油，]先下葱花，次下已煮熟切好的羊头肉、
羊腰子、羊肺等一同翻炒片刻，加入一些好肉汤，用食盐与醋调和
好味道，翻炒至熟，装入盘中[，摆上用鸡蛋、萝卜刻作的花，带花
羊头就算做好了]。

1-7-59　鱼弹儿

大鲤鱼十个，去皮、骨、头、尾；**羊尾子**二个，同剁为泥；**生
姜**一两，切细；**葱**二两，切细；**陈皮**末三钱；**胡椒**末一两；**哈
昔泥**二钱。

右件，下盐，入鱼肉内拌匀，丸如弹儿，用小油炸。

【译文】

　　新鲜的大鲤鱼十条，去掉皮、骨、头、尾；羊尾巴二个，一同剁
成肉泥；生姜一两、葱二两、各切成末；陈皮末三钱，胡椒末一两、
哈昔泥二钱。

　　以上原料，加入适量的食盐，一同搅拌均匀后，制成小肉丸子，
用素油炸熟[，鱼弹儿就算做好了]。

1-7-60　芙蓉鸡

鸡儿十个,熟,攒;羊肚、肺各一具,熟,切;生姜四两,切;胡萝卜十个,切;鸡子二十个,煎作饼,刻花样;赤根[1]、芫荽打糁[2];胭脂、栀子染;杏泥一斤。

右件,用好肉汤炒,葱、醋调和。

【注释】

〔1〕赤根:即菠菜,《本草纲目·菜部》菠薐条又作"赤根菜"。参见本书3-6-30菠薐。

〔2〕打糁(sǎn):此处指将芫荽切成细末,撒在本食品中。糁,以米和羹。

【译文】

鸡十只,拔毛、去杂、洗净、煮熟,剔除头、爪、骨,切成细长条;羊肚、羊肺各一个洗净煮熟切细;生姜四两,切成丝;胡萝卜十个,切成片;鸡蛋二十个,搅打后煎成蛋饼,刻成花的形状;适量的菠菜、芫荽切成细末[打糁];胭脂、栀子适量[加水浸泡出汁液];杏泥一斤。

将羊肚、羊肺分别用胭脂、栀子制成的汁液,染成红和黄色,放入炒锅内,加胡萝卜片、姜片一同煸炒。待生料将熟时加入一斤杏泥与好肉汤同炒,最后撒上菠菜、芫荽、葱末,用适量的[盐]、醋调和好味道。出锅后浇在鸡肉上,摆上蛋饼刻成的花[,芙蓉鸡就算做好了]。

1-7-61　肉饼儿

精羊肉十斤,去脂、膜、筋,捶为泥;哈昔泥三钱;胡椒二两;荜拨一两;芫荽末一两。

右件,用盐调和匀,捻饼,入小油炸。

【译文】

　　上好的瘦羊肉十斤，剔去其中的脂膜和筋，剁成肉泥；在其中加入[已加水化开的]哈昔泥三钱；胡椒[末]二两；荜拨一两；芫荽末一两。

　　以上原料，加入适量的食盐，共同搅拌均匀，做成薄肉饼儿，放入素油中炸熟[，肉饼儿就算做好了]。

1-7-62　盐肠

羊苦肠[1]水洗净。

右件，用盐拌匀，风干，入小油炸。

【注释】

　〔1〕羊苦肠：即羊小肠。

【译文】

　　羊小肠，用水洗净。

　　以上原料，拌入食盐腌渍一会儿，挂在阴凉通风处风干。然后放入素油中炸熟[，盐肠就算做好了]。

1-7-63　脑瓦刺

熟羊胸子二个，切薄片；鸡子二十个，熟。

右件，用诸般生菜，一同卷饼。

【译文】

　　煮熟的羊胸脯二个，[剔骨]切成薄片；鸡蛋二十个搅打匀，煎成薄蛋皮[切成条或丝]。

　　将上两种物料与各种可以生吃的新鲜蔬菜[切碎]一同用烙饼

卷起来吃。

1-7-64　姜黄鱼

鲤鱼十个，去皮、鳞；白面二斤；豆粉一斤；芫荽末二两。

右件，用盐、料物淹拌过搽鱼，入小油炸熟。用生姜二两切丝，芫荽叶，胭脂染萝卜丝炒，葱调和。

【译文】

[新鲜的]鲤鱼十条，除去皮、鳞[、腮及肚杂等，洗净]；白面二斤；豆粉一斤；芫荽末二两。

在芫荽末中加入适量的盐和混合香料，搽抹在鱼体的内外，腌渍一会儿；再把白面与豆粉混合后加水调成面糊，涂裹在鱼的外面，放入素油中炸熟，装盘。把二两生姜切成细丝与芫荽叶、用胭脂染过的萝卜丝[、适量的食盐]，一同放入另起的油锅中炒熟，浇盖在鱼上，再撒上些葱花，调拌均匀，即可。

1-7-65　攒雁

雁五个，煮熟，切，攒；姜末半斤。

右件[1]，用好肉汤炒，葱、盐调和。

【注释】

〔1〕原文无"件"字，现据文义及本篇前后句式加。

【译文】

大雁五只，开生后，捋毛、去杂、洗净、煮熟后剔去大骨，切成小块；生姜末半斤。

[在炒锅中放入底油烧热，]将以上原料，放入锅中煸炒一会

儿，加入好肉汤煮一会儿，用适量的葱、盐调和好味道，收浓汁后出锅，装盘［，攒雁就算做好了］。

1-7-66　猪头姜豉

猪头[1]二个，洗净，切成块；陈皮二钱，去白；良姜二钱；小椒二钱；官桂二钱；草果五个；小油一斤；蜜[2]半斤。

右件，一同熬成，次下芥末[3]炒，葱、醋、盐调和。

【注释】

〔1〕猪头：应为猪的头皮肉，而非整个猪头。《食疗本草》记有："猪头：主补虚，益气力，去惊痫、五痔，下丹石。"而猪脑《本草纲目》则言："甘，寒，有毒。"

〔2〕蜜：为蜜蜂科昆虫中华蜜蜂等所酿的蜜糖。参见本书 3-1-25 蜜。

〔3〕芥末：为十字花科植物芥菜种子研成的碎末。芥末常作为调味品使用，有独特的辛辣气。参见本书 3-6-4 芥。

【译文】

猪头二个，去毛、洗净、取其肉，切成肉块；陈皮二钱，去掉内层的白皮；良姜二钱；花椒二钱；官桂二钱；草果五个；素油一斤；蜂蜜半斤。

将猪头肉与陈皮、良姜、花椒、官桂、草果、蜂蜜以及［适量的食盐］，一同下锅加水煮熬，待肉煮熟后，捞出备用。另起炒锅，下素油一斤，烧热，先放入熟猪头肉，次下入适量的芥末一同煸炒，然后下入葱花，再用适量的醋和食盐调和好味道［，猪头姜豉就算做好了］。

1-7-67　蒲黄瓜齑

净羊肉十斤，煮熟，切如瓜齑；小椒一两；蒲黄[1]半斤。

右件，用细料物一两、盐同拌匀。

【注释】

〔1〕蒲黄：为香蒲科植物长苞香蒲或同属多种植物的花粉。参见本书3-7-27蒲黄。

【译文】

取上好的纯净羊肉十斤，煮熟后，切成像瓜齑一样大小的小丁块；花椒一两；蒲黄半斤。

以上原料，用一两混合香料、适量的食盐，一同拌和均匀［，蒲黄瓜齑就算做好了］。

1-7-68　攒羊头

羊头五个，煮熟，攒；姜末四两；胡椒一两。

右件，用好肉汤炒，葱、盐、醋调和。

【译文】

羊头五个，去毛，洗净、煮熟后剔取羊头肉，切成小块，聚攒在一起。姜末四两；胡椒［末］一两。

［另起炒锅，烧热底油，］下入姜末、胡椒、葱花爆锅，然后下羊头肉煸炒，再放入适量的好肉汤，用食盐、醋调和好味道，旺火炒至汤快干时出锅攒在盘中［，攒羊头就算做好了］。

1-7-69　攒牛蹄（马蹄、熊掌一同）

牛蹄一副，煮熟，攒；姜末二两。

右件，用好肉汤同炒，葱、盐调和。

【译文】

　　将牛蹄一副［四只］，修治干净，煮熟，剔取蹄肉，切成小块，聚攒在一起。姜末二两。

　　［另起炒锅，烧开底油，］下入葱花、姜末爆锅，然后下牛蹄肉煸炒，再放入适量的好肉汤，用食盐调和好味道，旺火炒至汤快干时出锅攒在盘中［，攒牛蹄就算做好了］。

1-7-70　细乞思哥[1]

　　羊肉一脚子，煮熟，切细；萝卜二个，熟，切；羊尾子一个，熟，切；哈夫儿[2]二钱。

　　右件，用好肉汤同炒，葱调和。

【注释】

　　〔1〕细乞思哥：应为蒙古语的汉字记音。由"细乞"和"思根"两词组成。细乞，汉译为"肉糜"，又可作为副词"稀烂地"、"煮烂"。思哥，汉译为"破碎物"。所以细乞思哥可以理解为"肉糜"。阿思根先生认为：蒙古语中有（xijagsen、miha）汉译为"肉糜"，即肉煮烂成糊。

　　〔2〕哈夫儿：古蒙语的汉字记音。关于哈夫儿究竟为何物，现有两种解释：一种解释认为，哈夫儿可能是蒙文中"哈儿博儿"的音变。"哈儿博儿"汉译为"芸香"，是一种多年生的草本植物，花、茎、叶有特殊的香气。全草含酸性皂甙类物质、鞣质、蛋白质、黏液质、苦味汁、糖类及酚性物质。味辛苦，性凉。主解表，利湿，平喘，止咳。治伤寒感冒、淋病、风湿筋骨酸痛、慢性气管炎。也用作调味料。另一种解释认为，哈夫儿为蒙语"哈莫儿"的汉字记音，误把"莫"记成"夫"。哈莫儿为中国沙漠地区产的药用植物"卡密"。为蒺藜科植物小果白刺的果实。味甘、酸、微咸，性温。主健脾胃，滋补强壮，调经活血。治身体瘦弱、气血两亏、脾胃不和、消化不良、月经不调、腰腹疼痛。

【译文】

　　羊肉一脚子，煮熟，剔骨，切成细丝；萝卜二个，煮熟，切成细丝；羊尾巴一个，煮熟，切成细丝；哈夫儿二钱。

[另起炒锅，烧开底油，]下入葱花爆锅，然后将以上四种物料一同放入煸炒，加适量的好肉汤，用[盐]调和好味道，旺火炒至汤快干时出锅[，细乞思哥就算做好了]。

1-7-71　肝生

羊肝一个，水浸，切细丝；生姜四两，切细丝；萝卜二个，切细丝；香菜、蓼子各二两，切细丝。

右件，用盐、醋、芥末调和。

【译文】

羊肝一个，用凉[开水]浸泡以后，切成细丝；生姜四两，切成细丝；萝卜二个，切成细丝；香菜，蓼子各二两也切成细丝。

以上原料，用适量的食盐、醋、芥末，拌和均匀[，肝生就算做好了]。

1-7-72　马肚盘

马肚、肠一副，煮熟，切；芥末半斤。

右件，用白血[1]灌肠，刻花样，涩脾[2]，和脂，剁心子攒成炒，葱、盐、醋、芥末调和。

【注释】

〔1〕白血：古代的厨家往往称动物的白脂油和脑浆为"白血"。

〔2〕涩脾：一种看法是，涩脾是指把马肚子（胃）的黏液和杂质洗去。涩，指使其不润腻，引申为洗去滑黏的液体及其杂物。

【译文】

马肚子一个、大肠一副，洗净，煮熟，切成小块；芥末半斤。

将马的油脂与脑浆灌进马的小肠内，[系好肠口，煮熟，放凉后]雕刻成白色的花。将马肚子除去黏液洗干净，与马的脂肪合在一起，剁成肉馅。[另起炒锅，烧开底油，]放入葱花爆锅，然后下刻成花样的灌肠，马肚与油脂混合后剁成的碎末一同煸炒，加入适量盐、醋、芥末调和好味道[，马肚盘就算做好了]。

1-7-73 炸脿儿系细项

脿儿[1]两个，卸成各一节；哈昔泥一钱；葱一两，切细。

右件，用盐一同淹拌，少时，入小油炸熟。次用咱夫兰二钱，水浸汁，下料物、芫荽末，同糁拌。

【注释】

〔1〕脿(zhé)儿：《说文》："脿，薄切肉也。从肉，枼声。"段玉裁注："脿者，大片肉也。"从本条的上下文意来看，应该是羊带肉的大排骨，即羊大排。所以称其为"细项"，是因为大排通常是包括颈椎，而颈椎又可以称为"项"或"细项"。

【译文】

羊细项两个，按骨节卸割成小段；哈昔泥一钱；葱一钱，切成细末。

以上原料，加入适量的食盐，将切好的细项腌拌一会儿，下入素油内炸熟，装盘。取二钱藏红花[，加水浸泡出汁液]，将汁液、适量的混合调料、芫荽末一起撒拌在炸熟的羊细项上[，炸脿儿就算做好了]。

1-7-74 熬蹄儿

羊蹄五副，退洗净，煮软，切成块；姜末一两；料物五钱。

右件，下面丝炒，葱、醋、盐调和。

【译文】

羊蹄子五副（20只），退毛、洗净、煮得熟软之后，剔骨，切成小块儿。姜末一两、混合香料五钱。

[另起炒锅,烧开底油,]下入姜末、葱花爆锅,然后下入若干熟面丝及切好的羊蹄肉块,用适量的醋、食盐调和好味道[,熬蹄儿就算做好了]。

1-7-75 熬羊胸子

羊胸子二个,退毛洗净,煮软,切作色数块;姜末二两;料物五钱。

右件,用好肉汤下面丝,炒,葱、盐、醋调和。

【译文】

羊胸子二个,退去毛,洗净,煮得熟软之后,切成色数大小的块儿;姜末二两;混合香料五钱。

[另起炒锅,烧开底油,]依次下入姜末二两、混合香料五钱、葱花、食盐、羊胸子肉块儿、煮熟的面丝若干,一同翻炒,然后加入适量的好肉汤,开锅后,用小火收成浓汁[,熬羊胸子就算是做好了]。

1-7-76 鱼脍[1]

新鲤鱼五个,去皮、骨、头、尾;生姜二两,萝卜二个,葱一两,香菜[2]、蓼子各切如丝,胭脂打糁。

右件,下芥末炒,葱、盐、醋调和。

【注释】

〔1〕鱼脍(kuài):指生食的鱼片,为中国古代一种常食的菜肴。其制法见《本草纲目·鱼脍·释名》:"刭切而成,故谓之脍。凡诸鱼之鲜活者,薄切,少净血腥,沃以蒜薤。姜、醋、五味食之。"

〔2〕香菜：此处指罗勒，非指芫荽。参见本书 3-6-32 香菜。

【译文】

　　新鲜的鲤鱼五条，开生后，去净皮、骨、头、尾〔，切成鱼脍〕；生姜二两，萝卜二个，葱一两，香菜、蓼子适量；以上原料各切成细丝，用胭脂打糁。

　　〔另起炒锅，烧开底油，〕下入姜丝、萝卜丝、葱丝、香菜、蓼丝先炒，然后加入芥末一同煸炒，用盐、醋调和好味道〔，就可以与鱼脍一同吃了〕。

1-7-77　红丝

　　羊血同白面依法煮熟；生姜四两；萝卜一个；香菜、蓼子各一两，切细丝。

　　右件，用盐、醋、芥末调和。

【译文】

　　在鲜羊血中掺入适量的白面，揉成面团，擀成面皮、切成细面丝〔红丝〕，入锅煮熟，捞出，备用。生姜四两，萝卜一个，香菜和蓼子各一两，均切成细丝。

　　〔另起炒锅，烧开底油〕，先下姜丝、萝卜丝煸炒，再下香菜、蓼子和备用的"红丝"同炒，用适量的盐、醋、芥末调和好味道，翻炒至熟〔，红丝就算是做好了〕。

1-7-78　炒雁（烧鹅鹅、烧鸭子等同）

　　雁一个，去毛、肠、肚，净；羊肚一个，退洗净，包雁；葱二两；芫荽末一两。

　　右件，用盐同调，入雁腹内烧之。

【译文】

雁一只，开生后去净毛，掏净内脏，洗干净；羊肚一个，清洗干净，包在雁的外面。葱末二两、芫荽末一两。

将葱花、芫荽末与适量的食盐共同调和均匀，塞入雁的腹腔内。再将洗净的羊肚把腹内填入葱花等物料的雁包好，烧熟[，烧雁就算是做好了。吃的时候也可以将羊肚扒去不食，只吃雁肉]。

1-7-79 烧水札

水札[1]十个，捋洗净；芫荽末一两；葱十茎；料物五钱。

右件，用盐同拌匀烧，或以肥面包水札，就笼内蒸熟亦可。或以酥油、水和面，包水札，入炉鏊[2]内烤熟亦可。

【注释】

〔1〕水札：一种凫类的小型水鸟。参见本书3-3-5水札。

〔2〕炉鏊（ào）：相当于现在"烤炉"一类的炊具。

【译文】

水札十个，去净毛及内脏，洗干净；芫荽末一两；葱十根[切成细末]；混合调料五钱。

以上原料，加入适量的食盐一同拌匀，腌入味后，直接入锅炒制一会后加入适量的水与调料一同烧熟。另一方法是，把上述的各种料物混合后填入开膛后的水札腹内，外面包上发过酵的面团，上笼屉中蒸熟。还有一种方法是用酥油及水和面，用这种面包在腹内已放好料物的水札外面，再放入烤炉中烤熟。

1-7-80 柳蒸羊

羊一口，带毛。

右件，于地上作炉，三尺深，周回以石，烧令通赤，用铁芭^[1]盛羊上，用柳子盖覆，土封，以熟为度。

【注释】

〔1〕铁芭：用铁条制成的带有支架的大火篦子。

【译文】

羊一口，杀死后去净内脏，但不去毛，放在铁制的篦子上备用。

在地上挖一个三尺深的坑作为炉灶，用石块把灶膛的内壁码砌好，然后在这个炉灶内［放入燃料］点火，待炉膛内石块被烧得通红时，［撤掉明火，］把羊连同铁制的篦子一同放入炉内，在羊身上盖满柳树枝后，再用土覆盖在柳枝上封严，待羊肉烤熟后，开封，取出坑内的羊［，吃的时候用刀将羊肉一条条割下，蘸着调料吃］。

1-7-81　仓馒头^[1]

羊肉、羊脂、葱、生姜、陈皮各切细。

右件，入料物、盐、酱，拌和为馅。

【注释】

〔1〕仓馒头：仓囤形包有肉馅的馒头。馒头，据宋代《事物纪原》载："诸葛亮南征，将渡泸水。土俗杀人首祭神，亮令杂用牛、羊、豕肉包之以面，象人头代之。馒头名始于此。"现在的馒头多无馅。

【译文】

［适量的］羊肉、羊脂、葱、生姜、陈皮，各切成细末。

以上原料，拌入混合香料、盐、酱，制成馒头馅儿［，把肉馅包入发酵的面团内，做成带馅的仓囤形馒头，放入笼屉中蒸熟，仓馒头就算做好了］。

1-7-82 鹿奶肪馒头(或制仓馒头，或做皮薄馒头皆可)

鹿奶肪、羊尾子各切如指甲片；生姜、陈皮各切细。

右件，入料物、盐，拌和为馅。

【译文】

鹿乳房部的肥肉、羊尾巴各自切成指甲片似的小薄片，生姜、陈皮各自切成细末。

以上原料，一起拌匀，加入适量的食盐及混合调料拌和成馒头馅儿。[用发酵的面团作皮子，包入肉馅，放入笼屉中蒸熟，"鹿奶肪馒头"就算做好了。也可以用上述有肉馅做成"仓馒头"或"皮薄馒头"。]

1-7-83 茄子[1]馒头

羊肉、羊脂、羊尾子、葱、陈皮各切细；嫩茄子去穰。

右件，同肉作馅，却入茄子内蒸，下蒜酪、香菜末，食之。

【注释】

〔1〕茄子：为茄科植物茄的果实。参见本书 3-6-27 茄子。

【译文】

[适量的]羊肉、羊脂、羊尾巴、葱、陈皮，分别切成细末，把嫩茄子[切下顶盖，从顶部向下]挖去内穰。

以上原料[，下入适量的盐]，拌和均匀，制成肉馅，[填入到去掉茄盖的茄子内，]放入笼屉中蒸熟[，茄子馒头就算是做好了]。吃的时候，用蒜酪和香菜末调味。

1-7-84　剪花馒头

羊肉、羊脂、羊尾子、葱、陈皮各切细。

右件，依法入料物、盐、酱拌馅，包馒头，用剪子剪诸般花样，蒸，用胭脂染花。

【译文】

〔适量的〕羊肉、羊脂、羊尾巴、葱、陈皮，分别切细。

以上原料，一同拌和均匀，下入适量的混合调料、食盐、酱，拌和均匀，制成肉馅。用发酵的面团做馒头皮，包入肉馅，做成馒头形。然后用剪刀在馒头皮上剪出各种花形，放入笼屉中蒸熟后，用胭脂汁液将馒头上的花形染成红色〔，剪花馒头就算做好了〕。

1-7-85　水晶角儿[1]

羊肉、羊脂、羊尾子、葱、陈皮、生姜各切细。

右件，入细料物、盐、酱拌匀，用豆粉作皮包之。

【注释】

〔1〕水晶角儿：这是一种用羊肉作馅，豆粉作皮，外形颇似菱角的，有半透明感的食品。特别是刚出锅时，角内肉馅依稀可见，故名曰"水晶角儿"。

【译文】

〔适量的〕羊肉、羊脂、羊尾巴、葱、陈皮、生姜，分别切细。

以上原料，加入适量的混合调料，盐、酱拌和均匀，制成肉馅。用豆粉加水和面制成面皮，包入肉馅，捏成"角儿"，放入笼屉中蒸熟〔，水晶角儿就算做好了〕。

1-7-86　酥皮奄子

羊肉、羊脂、羊尾子、葱、陈皮、生姜各切细，或下瓜哈孙[1]系山丹根。

右件，入料物、盐、酱拌匀，用小油、米粉与面同和作皮。

【注释】

〔1〕瓜哈孙：为百合科植物山丹的鳞茎。味甘、性凉，可作蔬菜，也入中药。参见本书 3-6-41 山丹根。

【译文】

　　[适量的]羊肉、羊脂、羊尾巴、葱、陈皮、生姜分别切细，也有的在馅子中下入切碎的"瓜哈孙"[也就是山丹根]的。

　　以上原料，加入适量的混合调料、盐、酱，拌和均匀，制成肉馅。用素油与米粉、白面[、适量的水]，混合后揉成面团，制成面皮，包入肉馅，做成奄子。上铛或吊炉内烙熟[，酥皮奄子就算做好了]。

1-7-87　撇列角儿[1]

羊肉、羊脂、羊尾子、新韭各切细。

右件，入料物、盐、酱拌匀，白面作皮，鏊上炮熟，次用酥油、蜜，或以葫芦[2]、瓠子作馅亦可。

【注释】

〔1〕撇列角儿：近似现代的锅贴饺子。撇列，指角儿的外观形状是角儿的边皮不是全部捏拢，有一部分任其披撇。

〔2〕葫芦：为葫芦科植物瓢瓜的果实。嫩果肉可作蔬菜，种子和陈旧的老熟果皮亦可作药用。参见本书 3-6-15 葫芦。

【译文】

　　[适量的]羊肉、羊脂、羊尾巴、新鲜的韭菜分别切细。

　　以上原料，加入混合香料、盐、酱，拌和均匀，制成肉馅。用白面制成面皮，包入肉馅，捏成"撒列角儿"，放入鏊中烙熟。另外也可以用酥油与蜂蜜[和面]作皮，或者用葫芦、瓠子作馅。

1-7-88　莳萝[1]角儿

　　羊肉、羊脂、羊尾子、葱、陈皮、生姜各切细。

　　右件，入料物、盐、酱拌匀，用白面、蜜与小油拌入锅内，滚水搅熟作皮。

【注释】

　　[1]莳萝：又名土茴香，为伞形科植物莳萝的种子。果实椭圆形，有广翅。参见本书3-7-5莳萝。

【译文】

　　[适量的]羊肉、羊脂、羊尾巴、葱、陈皮、生姜，分别切细。

　　以上原料，加入混合调料、盐、酱拌和均匀，制成肉馅。在锅内将白面与适量的素油、蜂蜜拌和均匀，倒入开水制成"烫面"，用烫面作面皮[，包入肉馅，做成"莳萝果"形的角儿，放入笼屉中蒸熟，或者用油炸熟，或者放在鏊内烙熟，都可以]。

1-7-89　天花包子（或作蟹黄亦可，藤花包子一同）

　　羊肉、羊脂、羊尾子、葱、陈皮、生姜各切细；天花[1]滚水烫熟，洗净，切细。

　　右件，入料物、盐、酱拌馅，白面作薄皮，蒸。

【注释】

〔1〕天花：天花蕈，一种蕈子。参见本书 3-6-35 天花。

【译文】

[适量的] 羊肉、羊脂、羊尾巴、葱、陈皮、生姜，分别切细。天花蕈用开水烫熟后洗干净，切成细末。

以上原料，加入适量的混合香料、盐、酱，拌和均匀，制成馅儿。用白面制成薄薄的面皮，包入馅儿制成包子，放入笼屉中蒸熟[，天花包子就算做好了。或者用蟹黄和藤花粉代替天花蕈，用同样的方法做成蟹黄或藤花包子]。

1-7-90　荷莲兜子

羊肉三脚子，切；羊尾子二个，切；鸡头仁八两；松黄八两；八担仁〔1〕四两；蘑菇八两；杏泥一斤；胡桃仁八两；必思荅仁〔2〕四两；胭脂一两；栀子四钱；小油二斤；生姜八两；豆粉四斤；山药三斤；鸡子三十个；羊肚、肺各二副；苦肠一副；葱四两；醋半瓶；芫荽叶。

右件，用盐、酱、五味调和匀，豆粉作皮，入盏内蒸，用松黄汁浇食。

【注释】

〔1〕八担仁：担(擔)，原本作"檐"。八担杏的种仁。参见本书 3-5-38 八担仁。

〔2〕必思荅仁：必思荅的果仁。参见本书 3-5-39 必思荅。

【译文】

羊肉三脚子，切成小肉丁；羊尾巴二个，切成细丝；鸡头仁八两；松黄八两[，加水浸取汁液]；八旦仁四两[，用热水浸泡后去掉皮和杏仁尖];蘑菇八两[,洗净,切丝];杏泥一斤;胡桃仁八两[,必思答仁四两;胭脂一两[,加水浸取汁液];栀子四钱[,加水浸取汁液];素油二斤;生姜八两[,切丝];豆粉四斤;山药三斤[,去皮,切成小丁块];鸡蛋三十个,搅打成蛋浆;羊肚、羊肺各两副,羊小肠一副[,分别切成小块];葱[花]四两;醋半瓶;芫荽叶[适量]。

以上原料,[除松黄、胭脂、栀子外]与适量的食盐、酱、五味调料混合拌匀制成馅子。用豆粉四斤,加水揉成面团,擀成皮子,铺放在若干个碗中,加入适量的馅子,把碗口上的豆粉皮向内掩好,然后用胭脂一两、栀子四钱浸出的色汁分别洒染在碗中的食物上,放入笼屉中蒸熟,吃的时候,浇上用松黄汁浸泡的汁儿[,就可以了]。

1-7-91　黑子儿烧饼

白面五斤;牛奶子二升;酥油一斤;黑子儿[1]一两,微炒。
右件,用盐、碱少许,同和面作烧饼。

【注释】

〔1〕黑子儿:是马蕲子儿,不是黑芝麻。参见本书 3-7-20 黑子儿。

【译文】

白面五斤,牛奶二升,酥油一斤;黑子儿一两,稍微炒一下。

在五斤白面中加入二升牛奶、一斤酥油、适量的盐和碱,一同和面,揪成大小合适的剂子,制成烧饼形,粘上些黑子儿[,入鏊或炉中烙熟,就制成了黑子儿烧饼]。

1-7-92　牛奶子烧饼

白面五斤;牛奶子二升;酥油一斤;茴香[1]一两,微炒。

右件，用盐、碱少许，同和面作烧饼。

【注释】

〔1〕茴香：为伞形科植物茴香的果实。参见本书 3-7-4 茴香。

【译文】

白面五斤；牛奶二升；酥油一斤；茴香一两，放入锅中稍微炒一下[，研成细末]。

在五斤白面中加入二升牛奶、一斤酥油、一两茴香末、适量的盐、少许的碱，拌和均匀，揉成面团[，揪成大小合适的剂子，制成饼形，入铛或炉烙成烧饼]。

1-7-93 征饼（经卷儿一同）

白面十斤；小油一斤；小椒一两，炒去汗；茴香一两，炒。

右件，隔宿用酵子〔1〕、盐、碱、温水一同和面。次日入面接肥〔2〕，再和成面。每斤作二个，入笼内蒸。

【注释】

〔1〕酵子：含有酵母的面团，用于面团的发酵。
〔2〕肥：指面肥，含有酵母的面团，此处指已经发酵了的面团。

【译文】

白面十斤；素油一斤；小椒一两，炒去水分；茴香一两，放入锅中炒一下。

[把花椒、茴香碾压成细末，掺入适量的食盐制成"椒盐料末"，备用。]在酵子[面肥]中加入适量的盐、碱、温水、白面，打成稀面糊。放置一夜[发酵之后]，在面糊中加入白面，揉成面团，分成二十个面剂，逐个擀成面皮，抹上五钱素油、适量的"椒盐料末"，

卷成筒状,放入笼屉中蒸熟[,饪饼就算做好了]。

1-7-94　颇儿必汤即羊辟膝骨

主男女虚劳[1],寒中[2],嬴瘦[3],阴气[4]不足。利血脉[5],益经气[6]。

颇儿必三四十个,水洗净。

右件,用水一铁络,同熬。四分中熬取一分,澄滤净,去油去滓,再凝定。如欲食,任意多少。

【注释】

〔1〕虚劳：中医病名。出《金匮要略》。据《诸病源候论》、《圣济总录》等文献分析,虚劳包括因气血、脏腑虚损所致的多种疾病,以及相互传染的骨蒸、传尸。后世文献多将前者称为虚损,后者称为劳瘵。

〔2〕寒中：① 类中风类型之一(见《医宗必读·类中风》)。由于暴中寒邪所致。症见身体强直,中嚏不语,四肢战摇,猝然眩晕,身无汗等。治宜温里散寒。② 指邪在脾胃而为里寒的病症(见《灵枢·五邪》及《内外伤辨惑论》等)。多因脾胃虚寒,邪从寒化,或由劳倦内伤演变而成。症见脘腹疼痛,肠鸣泄泻等。治以温中散寒为主。

〔3〕嬴瘦：瘦弱。《礼记·问丧》："身病体嬴,以杖扶病也。"

〔4〕阴气：① 与阳气相对立。泛指事物的两个相反相成的对立面之一。就功能和形态来说,阴气指形态；就脏腑功能来说,指五脏之气；就营卫之气来说,指营气；就运动方向和性质来说,则行于内里的、向下的、抑制的、减弱的、重浊的为阴气。《素问·阴阳应象大论》："年四十,而阴气自半也,起居衰矣"。② 同阴器。即外生殖器。《灵枢·经脉》："筋者,聚于阴气,而脉络于舌本也"。

〔5〕利血脉：即对血液经络的流通有益。

〔6〕经气：运行于经脉中之气,亦称脉气。是先后天精气的结合物而运行、输布于全身,不但指经脉的运动功能和经脉中的营养物质,而且是整个生命功能的表现。《素问·离合真邪论》："真气者,经气也。"

【译文】

颇儿必汤主要治疗男女虚劳，寒中，咳嗽，身体瘦弱，阴气不足。能使血脉通利，补益人的经气。

羊膝盖骨三四十个，用水洗净。

将羊膝盖骨放入铁锅内，加一锅水熬煮，待水熬至剩下四分之一时，把熬成的汤汁澄清、过滤干净，去掉其中的浮油和残渣，再凝定一次[，就算做好了]。想吃多少就取多少。

1-7-95 米哈讷关列孙〔1〕

治五劳七伤〔2〕，藏气〔3〕虚冷。常服补中益气。

羊后脚一个，去筋膜，切碎。

右件，用净锅内干爁熟。令盖封闭，不透气，后用净布绞扭取汁。

【注释】

〔1〕米哈讷关列孙：“米哈讷”是蒙古语（mihan）汉译为“肉”，“关列孙”为蒙古语（susen）即“汁”。所以米哈讷关列孙即为“肉汁汤”。

〔2〕五劳七伤：五劳，①指久视、久卧、久坐、久立、久行五种过劳致病因素（见《素问·宣明五气篇》：“久视伤血，久卧伤气，久坐伤肉，久立伤骨，久行伤筋，是谓五劳所伤”）。②指志劳、思劳、心劳、忧劳、瘦劳（《千金要方》作疲劳）五种过劳致病因素（见《诸病源候论》）。③指肺劳、肝劳、心劳、脾劳、肾劳五种虚劳病症。《症治要诀》：“五劳者，五脏之劳也。”七伤，见《诸病源候论·虚劳候》。①七种劳伤的病因。“一曰，大饱伤脾；……二曰，大怒气逆伤肝；……三曰，强力举重，久坐湿地伤肾；……四曰，形寒，寒饮伤肺；……五曰，忧愁思虑伤心；……六曰，风雨寒暑伤形；……七曰，大恐惧不节伤志”。②男子肾气虚损的七个症状。“七伤者，一曰阴寒；二曰阴萎；三曰里急；四曰精连连（精易滑出）；五曰精少，阴下湿；六曰精清（精气清冷，精液稀薄）；七曰小便苦数，临事不卒（小便频数，淋沥不断或尿中断）”。

〔3〕藏气：即五脏之气。指五脏的机能活动。

【译文】

　　米哈讷关列孙能治疗五劳七伤，脏气虚冷。经常服食可以补中益气。

　　羊后腿一只，剔去骨和筋膜，放在干净的锅里，加盖密封，锅下用小火干烤炙熟；取出熟羊腿肉用干净的白布包起来用力扭绞[，绞出的汁液就是米哈讷关列孙]。

饮膳正要卷第二

2-1 诸般汤煎(图 2-1)

2-1-1 桂浆

生津[1]止渴，益气和中[2]，去湿[3]逐饮[4]。

生姜三斤，取汁；熟水二斗；赤茯苓[5]三两，去皮，为末；桂[6]三两，去皮，为末；曲末[7]半斤；杏仁[8]一百个，汤洗，去皮、尖，生研为泥；大麦蘗[9]半两，为末；白沙蜜[10]三斤，炼净。

右用前药，蜜水拌和匀，入磁罐内，油纸封口数重，泥固济，冰窖内放三日方熟。绵滤冰浸，暑月饮之。

【注释】

〔1〕生津：津，① 指人身体液的组成部分。来源于饮食，随三焦之气出入于肌肤腠理之间，以温养肌肉，充润皮肤。津出于腠理则为汗，下达膀胱即为尿。若腠理闭，津不能出，则下降于膀胱而小便增多；反之，汗多则津不化水下行，小便就会减少，由此而进行生理性的体液调节。病理上，津伤者汗尿减少；汗尿排泄过多，也会伤津。《灵枢·决气》："腠理发泄，汗出溱溱，是谓津。"② 指唾液。

〔2〕和中：又称和胃。是治疗胃气不和的方法。胃气不和表现为胃脘胀闷、嗳气吐酸、厌食、舌淡苔白等症候，用陈皮、姜半夏、木香、砂仁等药。

〔3〕去湿：即驱除湿邪。湿，① 病因六淫之一。湿属阴邪，性质重浊、黏腻，能阻滞气的活动，妨碍脾的运化。外感湿邪，常见恶寒、发热，虽汗

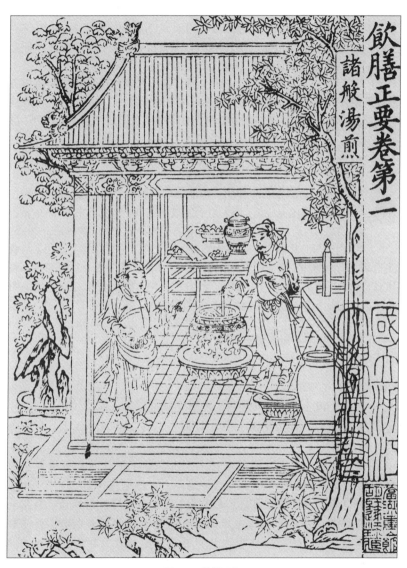

图 2-1　诸般汤煎

出而热不退，头重如裹，胸闷腰酸，口不渴，肢节疼痛，痛有定处，四肢困倦；湿浊内阻肠胃，常见食欲不振、胸闷不舒、小便不利、大便溏泄等症。②病症。脾肾阳虚，运化功能障碍，而致水湿停滞的病症。

〔4〕逐饮：治疗饮症。饮，病症名。《金匮要略·痰饮咳嗽病脉证并治》："夫饮有四……有痰饮，有悬饮，有溢饮，有支饮。"

〔5〕赤茯苓：又称赤苓、赤茯。为多孔菌科植物茯苓的干燥菌核近外皮部的淡红色部分。外形为大小不一的方块或碎块，均为淡红色或淡棕色。质松，略具弹性。性味甘淡，平。能行水，利湿热。治小便不利、淋浊、泻痢。

〔6〕桂：指中药肉桂，又称官桂。为樟科植物肉桂的树皮。味辛、甘，性热。有特殊的香气。参见本书3-7-8桂。

〔7〕曲末：为粉末状的神曲。神曲又名六神曲。为辣蓼、青蒿、杏仁等药加入面粉或麸皮混合后，经发酵而制成的曲剂。参见本书3-1-26曲。

〔8〕杏仁：为蔷薇科植物杏或山杏等的干燥种子。参见本书3-5-10杏。

〔9〕大麦蘖：即麦芽。又称大麦毛、大麦芽。为发芽的大麦颖果。含淀粉酶、转化糖酶、维生素B、脂肪、磷脂、糊精、麦芽糖、葡萄糖等。性味甘，微浊。能消食，和中，下气。治食积不消、脘腹胀满、食欲不振、呕吐泄泻、乳胀不消。《千金·食治》："消食和中。熬末令赤黑，捣作，止泄利，和清酢浆服之，日三夜一服。"蘖，原文作"蘗"。

〔10〕白沙蜜：即蜂蜜。

【译文】

桂浆生津止渴，益气和中，去湿逐饮。

生姜三斤，绞取汁液；烧开过的水二斗；赤茯苓三两，刮去外皮，研成细末；肉桂三两，刮去外皮，研成细末；曲末半斤；杏仁一百个，用开水烫洗后去掉种皮和杏仁尖，不用炒熟直接研成杏仁泥；大麦蘖半两，研成细末；白沙蜜三斤，炼制纯净。

将赤茯苓，肉桂、曲末、大麦蘖、杏仁泥、姜汁与蜂蜜、熟水一同拌和均匀，装入干净的磁罐内，用数层油纸将罐口封好，将罐口用胶泥封固好，然后在冰窖内放置三天〔使桂浆〕熟化。把经熟化过的桂浆用数层布帛过滤掉渣滓，将过滤干净的汤液再装入容器，浸泡在冰水中，供炎热的夏季饮用。

2-1-2　桂沉浆

去湿逐饮，生津止渴，顺气^[1]。

紫苏叶^[2]一两，剉^[3]；沉香^[4]三钱，剉；乌梅^[5]一两，取肉；沙糖六两。

右件四味，用水五六碗，熬至三碗，滤去滓，入桂浆一升，合和作浆饮之。

【注释】

〔1〕顺气：即降逆下气，理气法之一，是治疗肺胃之气上逆的方法。例如肺气上逆，咳嗽哮喘，痰多气急，用定喘汤；胃虚寒而气上逆，呃逆不止，胸中不舒，脉迟，用丁香柿蒂汤。

〔2〕紫苏叶：又名苏叶。为唇形科植物皱紫苏、尖叶紫苏等的叶。野生或栽培，全国各地均有分布。性味辛，温。入肺、脾经。能发表，散寒，理气，和营。治感冒内寒、恶寒发热、咳嗽、气喘、胸腹胀满、胎动不安，并能解鱼蟹毒。

〔3〕剉(cuò)：斩剁，切细。

〔4〕沉香：异名蜜香、沉水香。为瑞香科植物沉香 *Aquilaria agallocha* (Lour.) Roxb. 或白木香 *Aquilaria sinensis* (Lour.) Glig 的含有树脂的木材。性味辛、苦，温。入肾、脾、胃经。主降气温中，暖肾纳气。治气逆喘息、呕吐呃逆、脘腹胀痛、腰膝虚冷、大肠虚秘、小便气淋。《本草通玄》："沉香，温而不燥，行而不泄，扶脾而运行不倦，达肾而导火归元，有降气之功，无破气之害，洵为良品。"

〔5〕乌梅：又名梅实、熏梅、桔梅肉。为蔷薇科植物梅的干燥未成熟果实。参见本书 3-5-5 梅实。

【译文】

桂沉浆去湿逐饮，生津止渴，顺气。

紫苏叶一两，切成细末；沉香三钱，锉成碎末；乌梅一两，［去核］取果肉用之；沙糖六两。

以上四种原料，加入五六碗水［，一同放入锅中煎熬］，熬至只剩下三碗水时［，停止加热］，把煎煮物中的渣滓过滤掉；［在过滤干净的汤液中］掺入一升"桂浆"，搅和均匀制成"桂沉浆"，就可以饮用了。

2-1-3　荔枝膏

生津止渴，去烦〔1〕。

乌梅半斤，取肉；桂一十两，去皮，剉；沙糖二十六两；麝香半钱，研；生姜汁五两；熟蜜一十四两。

右件〔2〕，用水一斗五升，熬至一半，滤去滓，下沙糖、生姜汁，再熬去滓，澄定少时，入麝香〔3〕搅匀，澄清如常，任意服。

【注释】

〔1〕去烦：消除心烦。

〔2〕原文中无"件"，现据前后句式加。

〔3〕麝香：为鹿科动物麝的雄兽香腺囊中的分泌物。性味辛，温。能开窍，辟秽，通络，散瘀。治中风、痰厥、惊痫、中恶烦闷、心腹暴痛、症瘕癖积、跌打损伤、痈疽肿毒。

【译文】

荔枝膏生津止渴，去烦。

乌梅半斤，［去核］取果肉用之；肉桂十两，去掉外皮，锉成碎末；沙糖二十六两；麝香半钱，研成极细末；生姜汁五两；熟炼过的蜂蜜十四两。

在乌梅、肉桂、熟蜂蜜中加入一斗五升水［，一同放入锅中煎熬］，熬至只剩下一半水时［，停止加热］，把煎煮物中的渣滓过滤掉，［将过滤干净的汤液再下入锅中］，加入沙糖和姜汁继续煎熬，然后把煎煮物再过滤一次去掉其中的渣滓，静置澄清一会儿，［取上层清液］加入麝香搅匀，再澄至清澈，就可以任意地服用了。

2-1-4　梅子丸

生津止渴, 解化酒毒[1], 去湿。

乌梅一两半, 取肉;白梅[2]一两半, 取肉;干木瓜[3]一两半;紫苏叶一两半;甘草[4]一两, 炙;檀香[5]二钱;麝香一钱, 研。

右件[6]为末, 入麝香和匀, 沙糖为丸如弹大。每服一丸, 嚼化。

【注释】

〔1〕解化酒毒:即可以消解酒精中毒。

〔2〕白梅:异名盐梅、霜梅、白霜梅。为蔷薇科植物梅的未成熟果实经盐渍而成。《齐民要术》:"作白梅法, 梅子核初成时摘取, 夜以盐汁渍之, 昼则日曝, 凡作十宿十浸十曝便成。"性味酸涩咸, 平。治喉痹、泻痢烦渴、梅核膈气、痈疽肿毒、外伤出血。

〔3〕木瓜:为贴梗海棠的果实。性味酸, 温。能平肝和胃, 去湿舒筋。参见本书 3-5-4 木瓜。

〔4〕甘草:为豆科植物甘草的根及根状茎。入中药, 也可作调味料。参见本书 3-7-13 甘草。

〔5〕檀香:为檀香科植物檀香的心材。主产于印度、印度尼西亚等地。心材含挥发油(白檀油)3%—5%。性味辛, 温。入脾、胃、肺经。能理气, 和胃。治心腹疼痛、噎膈呕吐、胸膈不舒。

〔6〕原文中无"件", 现据前后句式加。

【译文】

梅子丸生津止渴, 能消解酒精中毒, 去湿。

乌梅一两半, [去掉梅核]取果肉用之;白梅一两半, [去掉内核]取果肉用之;干木瓜一两半;紫苏叶一两半;甘草一两, 炒炙一下;檀香二钱;麝香一钱, 研成极细末。

以上原料, [除麝香外]全部研成细末, 加入已经研成细末的麝香拌和均匀;取适量的沙糖[加水熬至可以拉成丝时], 拌入上述药末，趁热做成弹子大小的药丸。每次服食一丸，放在口中慢慢含化。

2-1-5　五味子汤代葡萄酒饮

生津止渴，暖精[1]益气。

北五味子[2]一斤，净肉；紫苏叶六两；人参[3]四两，去芦[4]，剉；沙糖二斤。

右件，用水二斗，熬至一斗，滤去滓，澄清，任意服之。

【注释】

〔1〕暖精：可以治疗男子精冷。精冷，男子因真阳不足而引起的精气清冷，无生育能力者。类于性神经衰弱，精子缺乏一类的病症。

〔2〕北五味子：指主产辽宁、吉林、黑龙江、河北等地的五味子，商品名习称为"北五味子"。性味酸，温。入肺、肾经。能敛汗，滋肾，生津，收汗，涩精。治肺虚喘咳、口干作渴、自汗、盗汗、劳伤羸瘦、梦遗滑精、久泻久痢。

〔3〕人参：为五加科植物人参 *Panax ginseng* C.A.Mey. 的根。性味甘，微苦，温。入脾、肺经。大补元气，固脱生津，安神。治劳伤虚损、食少、倦怠、反胃吐食、大便滑泄、虚咳喘促、自汗暴脱、惊悸、健忘、眩晕头痛、阳痿、尿频、消渴、妇女崩漏、小儿慢惊，以及久虚不复、一切气血津液不足之症。

〔4〕芦：参芦，又称竹节参。为五加科植物人参的根茎。性味甘苦，温。主涌吐，升阳。治虚人痰壅胸膈、气陷泄泻。因人参与参芦的功用与主治各不相同，所以一般常将两者分开使用。

【译文】

五味子汤生津止渴，暖精，益气。

北五味子一斤，［除去杂物］取净果肉用之；紫苏叶六两［切碎］；人参四两，去掉参芦，锉成细末；沙糖二斤。

以上原料，加入二斗水，[一同放入锅中煎熬，]熬至只剩下一斗水时[停止加热]，把煎煮物中的渣滓过滤掉，[将过滤干净的汤液]静置澄清，就可以随意饮用了。

2-1-6　人参汤代酒饮

顺气，开胸膈[1]，止渴生津。

新罗参[2]四两，去芦，剉；橘皮一两，去白；紫苏叶二两；沙糖一斤。

右件，用水二斗，熬至一斗，去滓，澄清，任意饮之。

【注释】

　　[1] 开胸膈：即宽胸膈，又称疏郁理气。与宽胸、宽中、解郁、开郁等同义。是治疗因情志抑郁而引起气滞的方法。症见胸膈痞闷、两胁及小腹胀痛等。

　　[2] 新罗参：即产于朝鲜的人参，又名别直参、高丽参。新罗，朝鲜古国。

【译文】

　　人参汤顺气，开胸膈，止渴生津。

　　新罗参四两，去掉参芦，锉成细末；橘皮一两，除去内层的白皮；紫苏叶二两；沙糖一斤。

　　以上原料，加入二斗水[，一同放入锅中煎熬]，熬至只剩下一斗水时[停止加热]，把煎煮物中的渣滓过滤，[将过干净的汤液]静置澄清，就可以任意饮用了。

2-1-7　仙术汤

去一切不正之气，温脾胃[1]，进饮食[2]，辟瘟疫[3]，除寒湿^[4]。

苍术^[5]一斤，米泔浸三日，竹刀子切片，焙干，为末；茴香二两，炒，为末；甘草二两，炒，为末；白面一斤，炒；干枣二升，焙干，为末；盐四两，炒。

右件，一同和匀。每日空心白汤点服。

【注释】

〔1〕温脾胃：可以温暖中焦脾胃。

〔2〕进饮食：可以使人食量增加。

〔3〕辟瘟疫：辟，含有驱除、治疗、预防之意。瘟疫，病名。出《素问·本病论》，亦称温疫。为感受疫疠之气而发生的流行性急性传染病的总称。常见的有两种类型：① 疠气疫毒，伏于募原。初起憎寒壮热，旋即但寒不热，头痛身痛，苔白如积粉，舌质红绛，脉数等。治宜疏利透达。用达原饮，三消饮等方（见《瘟疫论》）。② 暑热疫毒，伏邪于胃。症见壮热烦躁，头痛如劈，腹痛泄泻，或见衄血，发斑，神志昏迷，舌绛苔焦等。治宜清瘟解毒。用清瘟败毒散（见《疫疹一得》）。

〔4〕除寒湿：寒，病因六淫之一。寒属阴邪，易伤阳气。寒邪外束，与卫气相搏，阳气不得宣泄，要见寒热、发热、无汗等症。《素问·热论》："今夫热病者，皆伤寒之类也。……人之伤于寒也。则为病热"。寒气侵入，阻滞气血活动，成为痛症之一。《素问·痹论》："痛者，寒气多也，有寒故痛也。"湿，也为病因六淫之一。

〔5〕苍术：为菊科植物南苍术或北苍术等的根茎。性味辛苦，温。能健脾，燥湿，解郁，辟秽。治湿盛困脾、倦怠嗜卧、脘痞腹胀、食欲不振、呕吐、泄泻、痢疾、疟疾、痰饮、水肿、时气感冒、风寒湿痹、足痿、夜盲。

【译文】

仙术汤可以去除一切不正之气，温暖中焦脾胃，使人饭量增加，驱除和预防瘟疫，驱除寒邪和湿邪。

苍术一斤，先用淘米泔水浸泡三日，再用竹制的小刀切成薄片，烘焙干燥，研成细末；茴香二两，炒焙干燥，研成细末；甘草二两，炒炙后研成细末；面粉一斤，炒熟；干枣二升，烘焙干燥，[去掉枣核]研成细末；食盐四两，放入锅中炒一下[，研成细末]。

以上原料，一同掺和拌匀［，收贮在洁净的容器内］，每次取出若干，用白开水冲调，空腹食用。

2-1-8　杏霜汤

调顺肺气[1]，利胸膈，治咳嗽。

粟米五升，炒，为面；杏仁二升，去皮、尖，麸炒[2]，研；盐三两，炒。

右件拌匀。每日空心白汤调一钱。入酥油少许尤佳。

【注释】

〔1〕肺气：①指肺的功能活动。②指呼吸之气，包括胸中的宗气。

〔2〕麸炒：用麸皮与杏仁一起炒，此为中药炮制的一种方法。但在制作杏霜汤时必须筛去麸皮，否则会影响杏霜汤的色泽。

【译文】

杏霜汤能调顺肺气，利胸膈，治疗咳嗽。

粟米五升，炒熟，碾成面粉；杏仁二升［置沸水中略煮，俟皮微皱起捞出，浸入凉水中］，退去种皮，掐去杏仁尖，与麦麸皮一同放入锅中炒至焦黄［，筛去麸皮］，将杏仁研成细末；食盐三两，放入锅中炒一下，［研成细末］。

以上原料，一同掺和拌匀［，收贮在洁净的容器内］。每次取出一钱，用白开水冲调，空腹食用。如果在这种杏霜汤中调入少量的酥油，其口感和疗效就会更好。

2-1-9　山药汤

补虚，益气，温中，润肺[1]。

山药一斤，煮熟[2]；粟米半升，炒，为面；杏仁二斤，炒令过熟,去皮、尖,切如米。

右件,每日空心白汤调二钱,入酥油少许,山药任意。

【注释】

〔1〕润肺:对肺脏有滋润补益作用,如"润肺化痰"。由于外感温燥,或肺阴不足,虚火灼金,炼液为痰。症见咽喉干燥哽痛、呛咳痰稠难咯、舌红苔黄而干。

〔2〕原文未曾说明山药的具体制法,但从粉状的山药汤需要长时间贮存来分析,山药在煮熟后必须干燥后磨成粉,一方面便于与其他干粉状物质相混合,另一方面可以防止因水分较大而变质。

【译文】

山药汤补虚,益气,温中,润肺。

山药一斤,煮熟〔去掉表皮,切片干燥,研成粉末〕;粟米半升,炒熟,碾成面粉;杏仁二斤,炒至熟透呈焦黄色,去掉种皮,掐去杏仁尖,切成米粒大小。

以上原料〔一同掺和拌匀,收贮在洁净的容器内〕,每次取出二钱,调入少量的酥油,用白开水冲调后,空腹食用。本方中山药的用量可以根据需要随意增减。

2-1-10 四和汤

治腹内冷痛[1],脾胃不和[2]。

白面一斤,炒;芝麻一斤,炒;茴香二两,炒;盐一两,炒。

右件,并为末。每日空心白汤点服。

【注释】

〔1〕冷痛:痛处有冷感、局部喜热的表现。症见胃痛、腹痛、痹痛等。

〔2〕脾胃不和:可理解为脾胃功能不正常。

【译文】

四和汤能治疗肚腹内的冷痛，脾胃不和。

面粉一斤，炒熟；芝麻一斤，炒熟；茴香二两，入锅炒一下，盐一两，入锅炒一下。

以上原料，混合后一同碾磨成细末[，收贮在洁净的容器内]，每次取出若干，用白开水冲调后，空腹食用。

2-1-11　枣姜汤

和脾胃，进饮食。

生姜一斤，切作片；大枣三升，去核，炒；甘草二两，炒；盐二两，炒。

右件为末，一处拌匀。每日空心白汤点服。

【译文】

枣姜汤调和改善脾胃功能，使人的饭量增加。

生姜一斤，切成薄片[，烘或晒，使姜片干燥]，大枣三升，剔去枣核，将枣肉放入锅中炒去水分；甘草二两，炒炙一下；食盐二两，入锅炒一下。

以上原料分别研成细末，一同掺和拌匀[，收贮在洁净的容器内]，每天空腹时取出若干，用白开水冲调后食用。

2-1-12　茴香汤

治元藏虚弱，脐腹冷痛。

茴香一斤，炒；川楝子[1]半斤；陈皮半斤，去白；甘草四两，炒；盐半斤，炒。

右件为细末，相和匀。每日空心白汤点服。

【注释】

〔1〕川楝子：为楝科植物川楝 *Melia toosendan* Sieb.et Zucc 的果实。干燥果实呈球形或椭圆形，长径 1.7—3 厘米，短径 1.7—2.3 厘米，表面黄色或黄棕色，微具光泽，具深棕色或黄棕色圆点，微有凹陷或皱缩。一端凹陷，有果柄脱落痕迹，另一端较平，有一棕色点状蒂痕。果皮革质，与果肉间常有空隙。果肉厚，浅黄色，质松软。果核球形或卵球形，两端平截，土黄色，表面具 6—8 条纵棱，内分 6—8 室，含紫黑色长圆形种子 6—8 枚。种仁乳白色，有油性。气特异，味酸而苦。以表皮金黄色、肉黄白色、厚而松软者为佳。性味苦，寒，有毒。能除湿热，清肝火，止痛，杀虫。治热厥心痛、胁痛、疝痛、虫积腹痛。

【译文】

茴香汤能治疗元脏虚弱、脐腹部的冷痛。

茴香一斤，入锅炒去水分；川楝子半斤；陈皮半斤，去掉内层的白皮；甘草四两，炒炙一下；盐半斤，入锅炒一下。

以上原料分别研成细末，一同掺和拌匀 [，收贮在洁净的容器内]。每天空腹时取出若干，用白开水冲调后食用。

2-1-13　破气汤

治元藏虚弱，腹痛，胸膈闭闷。

杏仁一斤，去皮、尖，麸炒，别研；茴香四两，炒；良姜一两；荜澄茄二两；陈皮二两，去白；桂花[1]半斤；姜黄一两；木香[2]一两；丁香[3]一两；甘草半斤；盐半斤。

右件为细末，空心白汤点服。

【注释】

〔1〕桂花：为木樨科植物木樨 *Osmanthus fragrans*（Thunb.）Lour. 的花。我国大部分地区均有栽培。9—10 月开花时采收，阴干，拣去杂质，密闭贮藏，防止走失香气及受潮发霉。花含芳香物质。性味辛，温。归肺、

脾、肾经。能化痰，散瘀。治痰饮喘咳、肠风血痢、疝瘕、牙痛、口臭。

〔2〕木香：为菊科植物云木香、越西木香、川木香等的根。能行气止痛，温中和胃。治中寒气滞、胸腹胀痛、呕吐、泄泻、下痢里急后重、寒疝。

〔3〕丁香：为桃金娘科植物丁香 Syzygium aromaticum（L.）Merr.et Perry 的花蕾。花蕾含挥发油即丁香油。油中主要含丁香油酚、乙酰丁香油酚等。具有抑菌杀虫、健胃等作用。味辛，性温。归胃、脾、肾经。能温中，暖肾，降逆。治胃寒呃逆、脘腹冷痛、肾虚阳痿、腰膝酸冷。

【译文】

破气汤治疗肾脏虚弱，腹部疼痛，胸膈闭闷。

杏仁一斤［，放入沸水中略煮片刻，等表皮微微皱起时捞出浸泡于凉水中］，退去种皮，掐去杏仁尖。与麸皮一同入锅用文火炒至微黄，单独研成细末。茴香四两，炒一下；良姜一两，荜澄茄二两；陈皮二两，去掉内层的白皮；桂花半斤；姜黄一两；木香一两；丁香一两；甘草半斤；盐半斤。

以上原料［除杏仁外］分别碾成细末，然后与杏仁末一同掺和拌匀［，收贮在洁净的容器内］。每次取适量，用白开水冲调后，空腹食用。

2-1-14　白梅汤

治中热[1]，五心烦躁[2]，霍乱[3]呕吐，干渴，津液[4]不通。

白梅肉一斤，白檀四两，甘草四两，盐半斤。

右件为细末。每服一钱，入生姜汁少许，白汤调下。

【注释】

〔1〕中热：指脾胃中热。中，指中焦脾胃。

〔2〕五心烦躁：指两手两足心发热，并自觉心胸烦热，焦躁不安。

〔3〕霍乱：病名。出《灵枢·五乱》等篇。以起病突然，大吐大泻，烦闷不舒为特征。以其"挥霍之间，便致缭乱"得名。因饮食生冷不洁，或

感受寒邪、暑湿、疫疠之气所致。有寒热之辨、干湿之分及转筋之变。

〔4〕津液：① 饮食精微通过胃、脾、肺、三焦等脏腑的作用而化生的营养物质。在脉内的，为组成血液的成分；在脉外的，遍布于组织间隙之中。津和液通常并提，但二者在性质、分布和功用方面，均有不同之处。② 泛指一切体液及代谢产物。《素问·灵兰秘典论》："膀胱者，州都之官，津液藏焉。"又《灵枢·决气》："腠理发泄，汗出溱溱，是谓津。"从而说明尿与汗均由津液化生，并对体液有调节作用。

【译文】

　　白梅汤能治疗中热，五心烦躁，霍乱呕吐，干渴，津液在体内运行散布不通畅。

　　白梅肉一斤，白檀四两，甘草四两，盐半斤。

　　以上原料碾成细末[，收贮在洁净的容器内]。每次取出一钱，调入少量的生姜汁，用白开水冲调后就可以服食。

2-1-15　木瓜汤

治脚气不仁，膝劳冷痹疼痛[1]。

木瓜四个，蒸熟，去皮，研烂如泥；白沙蜜二斤，炼净。

右件二味，调和匀，入净磁器内盛之。空心白汤点服。

【注释】

　　〔1〕膝劳冷痹疼痛：指风寒邪气闭阻肢体、经络、脏腑而引起的膝部肌肉、经脉及骨节间发冷、闭阻不通而疼痛。痹，在此是病理名，闭阻不通的意思。

【译文】

　　木瓜汤能治疗脚气不仁，膝劳冷痹疼痛。

　　木瓜四个，蒸熟，去掉表皮，研成泥状；蜂蜜二斤，炼制纯净。

以上两种原料，掺和后调拌均匀，收贮在干净的瓷制容器中，每次取出若干，用白开水冲调后，空腹食用。

2-1-16　橘皮醒酲[1]汤

治酒醉不解，呕噎吞酸[2]。

香橙皮[3]一斤，去白；陈橘皮一斤，去白；檀香四两；葛花[4]半斤；绿豆花[5]半斤；人参二两，去芦；白豆蔻仁[6]二两；盐六两，炒。

右件，为细末。每日空心白汤点服。

【注释】

〔1〕酲（chéng）：喝醉了神志不清。

〔2〕呕噎（ài）吞酸：指呕吐、嗳气、吞酸水。呕，古代文献多以有声无物为呕，有物无声为吐。现在一般不区分，而将有声无物者，称为干呕。呕吐是胃气失于和降所致，而脾胃虚弱、寒邪犯胃、湿热蕴蒸、痰饮内伏、饮食积滞，均可导致胃气上逆、呕吐。治宜和胃降逆，如橘皮汤、小半夏汤等。噎，症名。出《内经·诊要经终论》等篇。即嗳气（见《丹溪心法》）。指气从胃中上逆，冒出有声，其声沉长，不似呃逆声急短促。多因脾胃虚弱，或胃有痰、火、食滞，使气滞中焦而上逆所致。也有因肺气不降而嗳气者。治宜和胃、理气、降逆以治标，并辨虚、实、痰、火、湿、滞以治本。吞酸，症名。见《三顺极一病方论》。又称咽酸。酸水自胃上涌至咽喉，咽喉难受，随即吞咽而下，故名吞酸。因宿食不化者，吐酸吞酸，嗳气腐臭，治宜和中消导，可用曲术丸。因胃有痰火者，气闷多痰，心烦吐酸，治宜化痰清火，可用栀连二陈汤。因肝火犯胃者，两胁刺痛，心烦吐酸，口苦咽干，脉弦数，治宜泻肝清火，可用柴葛平胃散；因脾胃虚寒者，胸脘胀闷，嗳气，苔白，脉弦细，治宜温养脾胃，可用香砂六君丸加减。

〔3〕香橙皮：为芸香科植物香橙 *Citrus junos* Tanaka 的果皮。含橙皮甙、挥发油、果胶、胡萝卜素。味苦辛，性温。能快气利膈，化痰降逆，解酲，消食，止呕，解鱼、蟹毒。

〔4〕葛花：为豆科植物葛的未全开放的花。立秋后当花未全放时采

收，去掉梗叶，晒干。性味甘，凉。解酒醒脾。治伤酒发热烦渴、不思饮食、呕逆吐酸、吐血、肠风下血。《本经逢原》："葛花，能解酒毒，葛花醒醒和汤用之，必兼人参。但无酒毒者不可服，服之损人天元，以大开肌肉，而发泄伤津也。"

〔5〕绿豆花：为豆科植物绿豆的花。主解酒毒。

〔6〕白豆蔻仁：为姜科多年生草本植物白豆蔻 *Amomum kravanh Pierre ex Gagnep.* 的干燥成熟果实。10—12月果实呈黄绿色尚未开裂时采收，除去残留的果柄，晒干。干燥果实商品名即称"豆蔻"。性味辛，温。能行气，暖胃，消食，宽中。治气滞、食滞、胸闷、腹胀、噫气、噎膈、吐逆、反胃、疟疾，也常用作烹饪鱼、肉、禽类的调味料。

【译文】

橘皮醒醒汤可以解酒，治疗呕噫吞酸。

〔鲜〕香橙皮一斤，去掉橙皮内层的白皮；陈橘皮一斤，去掉橘皮内层的白皮；檀香四两；葛花半斤；绿豆花半斤；人参二两，去掉参芦；白豆蔻仁二两；盐六两，入锅炒一下。

以上原料各自研成细末，掺和拌匀，收贮在洁净的容器内，每天空腹时取出若干，用白开水冲调后食用。

2-1-17　渴忒饼儿

生津止渴，治嗽。

渴忒[1]一两二钱；新罗参一两，去芦；菖蒲[2]一钱，各为细末；白纳八三两，研，系沙糖。

右件，将渴忒用葡萄酒化成膏，和上述药末，令匀为剂，印作饼。每用一饼，徐徐噙化。

【注释】

〔1〕渴忒：查《中药大辞典》仅见"渴留"与"渴禀"，疑与"渴忒"有关，现录如下：① 渴留（《唐本草》），即中药"血竭"，异名海蜡、麒麟血、

木血竭。为棕榈科植物麒麟竭 *Daemonorops draco* Bl. 的果实及树干中的树脂。性味甘咸，平。主散瘀定痛，止血生肌。治跌打损伤、内伤瘀痛，外伤出血不止、瘰疬、臁疮溃久不合。② 渴禀，《唐本草》："紫矿，紫色如胶。云蚁于海畔树藤皮中为之。树名渴禀，喻如蜂造蜜。斫取用之。《吴录》谓之赤胶。"即中药"紫草茸"，异名赤胶、紫矿、紫梗、紫胶、虫胶。为紫胶虫科昆虫紫胶虫在树枝上所分泌的胶质。性味苦，寒。能清热，凉血，解毒。治麻疹、斑疹不易透发、产后血晕、带下、疮疥肿毒。哈思根先生以为渴忒即中药棠梨。因为《五体御制清文鉴》说渴忒即"杜梨"，烧食之，可止滑痢。译者以为血竭、紫草茸、棠梨均非忽思慧笔下的渴忒。因为血竭、紫草茸虽可用酒浸化，但不具生津止渴、治疗咳嗽的功效；而棠梨虽有止咳功效但却无须用酒浸化，也不可能浸成膏状。渴忒应为何物，有待确考。

〔2〕菖蒲：为天南星科植物石菖蒲 *Acorus tatarinowii* Schott. 根茎。味辛、苦，性微温。归心、肝、脾经。主开窍、豁痰、理气、活血、散风、去湿。治痰厥、热病神昏、健忘、耳鸣、耳聋、脘腹胀痛、风寒湿痹、痈疽肿毒、跌打损伤。

【译文】

渴忒饼儿能生津止渴，治疗咳嗽。

渴忒一两二钱；朝鲜人参一两，去掉参芦；菖蒲一钱；将朝鲜人参和菖蒲分别研成细末。白沙糖三两，研成细粉。

以上原料，先将渴忒放在适量的葡萄酒中浸化成膏状，然后加入朝鲜人参、菖蒲与白沙糖的细末，一同拌和均匀，揪成大小合适的剂子，放入制造药饼的模具内压印成"渴忒饼"。每次取用一个饼，放入口中慢慢含化。

2-1-18　官桂渴忒饼儿

生津，止寒嗽[1]。

肉桂二钱，为末；渴忒一两二钱；新罗参一两二钱；去芦，为末；白纳八三两，研。

右件，用玫瑰水化成膏，和药末为剂，用诃子油[2]印作饼子。每用一饼，徐徐噙化。

【注释】

〔1〕寒嗽：咳嗽的一种。见《素问病机气宜保命集》。因外感寒邪伤肺，或食生冷伤脾所致。症见咳嗽、痰白带泡沫、面白、脉紧或弦细；冬月受寒，可有恶寒发热，无汗鼻塞。

〔2〕诃子油：使君子科植物诃子的果实制成的油。

【译文】

官桂渴忒饼儿能生津，止寒嗽。

肉桂二钱，研成细末；渴忒一两二钱；朝鲜人参一两二钱；去掉参芦，研成细末；白沙糖三两，研成细粉。

以上原料，先把渴忒放入适量的玫瑰水中浸化成膏状，然后加入肉桂、朝鲜人参与白沙糖的细末，一同拌和均匀，揪成大小合适的剂子，涂上诃子油，放入制造药饼的模具内压制成官桂渴忒饼。每次取用一个饼，放入口中慢慢含化。

2-1-19　苔必纳饼儿

清头目〔1〕，利咽膈〔2〕，生津止渴，治嗽。

苔必纳〔3〕二钱，即草龙胆；新罗参一两二钱，去芦，为末；白纳八五两，研。

右件，用赤赤哈纳〔4〕即北地酸角儿熬成膏，和药末为剂，印作饼儿。每用一饼，徐徐噙化。

【注释】

〔1〕清头目：使头脑清醒，眼睛明亮。

〔2〕利咽膈：对咽喉和胸膈有利。

〔3〕苔必纳：未详何物，待考。

〔4〕赤赤哈纳：原注上说是产于北方地区的酸角儿。酸角儿，又称酸饺、酸梅、曼姆、通血香。为豆科植物酸豆 *Tamarindus indica* L. 的果实。性味甘酸，凉。主清暑热，化积滞。治暑热食欲不振、妊娠呕吐、小儿疳积。译者以为：酸角儿现分布于广东、广西、福建、台湾、云南等地，在元代时

在北方能否生长，很值得怀疑。所以，北地酸角儿当为另一种植物。后文中的"赤赤哈纳即酸刺"倒是极可信的。参见本书 2-1-32 赤赤哈纳。

【译文】
　　荅必纳饼儿能清头目，利咽膈，生津止渴，治疗咳嗽。
　　荅必纳［就是龙胆草］二钱，研成细末；朝鲜人参一两二钱，去掉参芦，研成细末；白沙糖五两，研成细粉。
　　以上原料，先用赤赤哈纳［也就是生长在北方地区的酸角儿］加水熬制成膏，然后加入已经研成细末的荅必纳、朝鲜人参与白沙糖，一同拌和均匀，揪成大小合适的剂子，放入制造药饼用的模具内压制成"荅必纳饼儿"。每次取用一个饼，放入口中慢慢含化。

2-1-20　橙香饼儿

宽中[1]顺气，清利头目[2]。

新橙皮一两，焙，去白；沉香五钱；白檀五钱；缩砂五钱；白豆蔻仁五钱；荜澄茄三钱；南硼砂[3]三钱，别研；龙脑[4]二钱，别研；麝香二钱，别研。

右件为细末，甘草膏和剂印饼，每用一饼，徐徐噙化。

【注释】
　〔1〕宽中：即宽胸膈，是中医治疗因情志抑郁而引起气滞的方法。
　〔2〕清利头目：使头脑清醒、眼睛明亮。
　〔3〕南鹏砂：即中药"硼砂"。为矿物硼砂 Borax 经精制而成的结晶。其成分为四硼酸钠。有较弱的抑菌作用。性味甘咸，凉。清热消痰，解毒防毒。治咽喉肿痛、口舌生疮、目赤翳障、骨哽、噎膈、咳嗽痰稠。
　〔4〕龙脑：为龙脑香科植物龙脑香树脂的加工品，或为樟脑、松节油等用化学方法合成的加工制成品。本书中的龙脑当为从龙脑树干的裂缝处采取干燥的树脂进行加工，或砍下树干及树枝切成碎片，经水蒸气蒸馏升华，冷却后而制作的。龙脑以片大而薄、色洁白、质松、气清香纯正者为佳。

主产印度尼西亚的苏门答腊等地。性味辛苦，凉。入心、肺经。通诸窍，散郁火，去翳明目，消肿止痛。治中风口噤、热病神昏、惊痫痰迷、气闭耳聋、喉痹、口疮、中耳炎、痈肿、痔疮、目灰翳膜、蛲虫病。

【译文】

　　橙香饼儿宽中顺气，清利头目。

　　新鲜的橙皮一两，烘焙干燥，除去橙皮的内层白皮；沉香五钱；白檀五钱；缩砂五钱；白豆蔻仁五钱；荜澄茄三钱；南鹏砂三钱，单独研细；龙脑一钱，单独研细；麝香二钱，单独研细。

　　以上原料［，除硼砂、龙脑、麝香已分别研细外］，一同研成细末，与硼砂、龙脑、麝香拌和均匀，然后拌入［作为黏合剂］的甘草膏，揪成大小合适的剂子，放入制造药饼用的模具内压制成橙香饼儿。每次取用一个饼，放在口中慢慢含化。

2-1-21　牛髓膏子

　　补筋髓，壮筋骨，和血气，延年益寿。

　　黄精膏[1]五两，地黄膏[2]三两，天门冬膏[3]一两，牛骨头内取油二两。

　　右件，将黄精膏、地黄膏、天门冬膏与牛骨油一同不住手用银匙搅，令冷定和匀成膏。每日空心温酒调一匙头。

【注释】

　　[1]黄精膏：用中药黄精煎制而成的一种药膏。黄精，为百合科植物黄精、囊丝黄精、热河黄精、滇黄精、卷叶黄精等的根茎。性味甘，平。入脾、肺、肾经。能补中益气，润心肺，强筋骨。治虚损寒热、肺痨咳血、病后体虚食少、筋骨软弱、风湿疼痛、风癞癣疾。

　　[2]地黄膏：用中药地黄煎制而成的一种药膏。地黄的新鲜根茎（鲜地黄）、蒸熟的根茎（熟地黄）、叶（地黄叶）、花（地黄花）、种子（地黄实），均供药用。此处地黄膏似为地黄根即中药的生地熬制而成。生地性

味甘苦,凉。能滋阴,养血。治阴虚发热、消渴、吐血、衄血、血崩、月经不调、胎动不安、阴伤便秘。

〔3〕天门冬膏:用中药天门冬煎制而成的一种药膏。天门冬,又名天冬,为百合科植物天门冬的块根。性味甘苦,寒。能滋阴,润燥清肺,降火。治阴虚发热、咳嗽吐血、肺痿、肺痈、咽喉肿痛、消渴、便秘。

【译文】

牛髓膏子补筋髓,壮筋骨,和血气,延年益寿。

黄精膏五两;地黄膏三两;天门冬膏一两;牛骨头内取出的骨髓油二两。

以上原料,将黄精膏、地黄膏、天门冬膏、牛骨髓油一同[下入锅中用文火慢慢煎熬,同时]用银制的小勺不停地搅动[,然后趁热出锅,装入干净的瓷瓶中]。等冷却后再搅拌一次,使其均匀,牛髓膏子就制好了。每天取一汤勺此膏,用温酒冲调后,空腹食用。

2-1-22　木瓜煎

木瓜十个,去皮穰,取汁,熬水尽;白沙糖十斤,炼净。

右件,一同再熬成煎。

【译文】

木瓜十个,去掉表皮和瓜穰,榨取汁液,[放入非金属的容器内]用文火熬去大部分水分;白沙糖十斤,炼制干净。

以上原料,一同放入[非金属的容器内]再次煎熬就可以制成木瓜煎。

2-1-23　香圆煎

香圆〔1〕二十个,去皮取肉;白沙糖十斤,炼净。

右件,一同再熬成煎。

【注释】

〔1〕香圆：为芸香科植物枸橼或香圆的成熟果实。参见本书 3-5-35 香圆。

【译文】

香圆二十个，去掉外皮〔和种仁〕，取净果肉〔捣成泥状或者绞取汁液〕备用；白沙糖十斤，炼制纯净。

以上原料，一同下入锅中〔可酌情加入适量的水〕再次煎熬就可以制成香圆煎。

2-1-24　株子煎

株子〔1〕一百个，取净肉；白沙糖十斤，炼净。

右件，同熬成煎。

【注释】

〔1〕株子：为壳斗科植物苦槠或青椆的种仁。参见本书 3-5-36 株子。

【译文】

株子一百个，取净果肉〔捣成泥状或者绞取汁液〕备用；白沙糖十斤，炼制纯净。

以上原料，一同下入锅中，〔可酌情加入适量的水，〕再次煎熬，就可以制成株子煎。

2-1-25　紫苏煎

紫苏叶五斤；干木瓜五斤；白沙糖十斤，炼净。

右件，一同熬成煎。

【译文】

紫苏叶五斤；干木瓜五斤；白沙糖十斤，炼制纯净。

以上原料，[将紫苏叶切细，干木瓜研成细末，加水先进行煮熬。然后滤掉渣滓，再与十斤白沙糖]一同煎熬，就可以制成紫苏煎。

2-1-26　金橘煎

金橘[1]五十个，去子取皮；白沙糖三斤。

右件，一同熬成煎。

【注释】

〔1〕金橘：为芸香科植物金橘 *Fortunella margarita*（Lour.）、金弹 *Fortunella crassifolia* Swingle 等的果实。性味甘、温。能理气，解郁，化痰，醒酒。治胸闷郁结，伤酒口渴，食滞胃呆。

【译文】

金橘五十个，除去果核，取果皮备用；白沙糖三斤。

以上原料，[将金橘皮切碎捣烂与三斤白沙糖以及适量的水]一同煎熬，就可以制成金橘煎。

2-1-27　樱桃煎

樱桃[1]五十斤，取汁；白沙糖二十五斤。

右件[2]，同熬成煎。

【注释】

〔1〕樱桃：为蔷薇科植物樱桃的果实。参见本书 3-5-16 樱桃。

〔2〕原文中无"件"，现据前后句式加。

【译文】

〔新鲜的〕樱桃五十斤，绞取汁液；白沙糖二十五斤。

〔将樱桃汁与白沙糖以及适量的水〕一同煎熬，就可以制成樱桃煎。

2-1-28 桃煎

大桃[1]一百个，去皮，切片，取汁；白沙蜜二十斤，炼净。

右件，一同熬成煎。

【注释】

〔1〕桃：为蔷薇科植物桃或山桃的果实。参见本书 3-5-1 桃。

【译文】

大桃子一百个，剥掉表皮，〔剔除桃核，〕切成小片，绞取果汁；白沙糖二十斤，炼制纯净。

以上原料，〔可酌情加入适量的水〕一同煎熬，就可以制成桃煎。

2-1-29 石榴浆

石榴子[1]十斤，取汁；白沙糖十斤，炼净。

右件，一同熬成煎。

【注释】

〔1〕石榴子：为石榴科植物石榴的果实。参见本书 3-5-8 石榴。

【译文】

石榴子十斤，绞取汁液；白沙糖十斤，炼制纯净。

以上原料，［可酌情加入适量的水］一同煎熬，就可以制成石榴浆。

2-1-30　小石榴煎

小石榴[1]二斗，蒸熟去子，研为泥；白沙蜜十斤，炼净。

右件，一同熬成煎。

【注释】

〔1〕小石榴：石榴的一种，特点是果实小，果肉种子间不具薄隔膜，别称山石榴。《本草图经》云："……又有一种山石榴，形颇相类而绝小，不作房，生青齐间甚多，不入药，但蜜渍以当果，或寄京下，甚美。"

【译文】

小石榴二斗，［去皮］蒸熟，去掉果核，将果肉研成泥状；白沙糖十斤，炼制纯净。

以上原料，［酌情加入适量的水］一同煎熬，就可以制成小石榴煎。

2-1-31　五味子舍儿别[1]

新北五味十斤，去子，水浸取汁；白沙糖八斤，炼净。

右件，一同熬成煎。

【注释】

〔1〕舍儿别：为用汉字记音的阿拉伯语，也有写成"舍里八"的，其原意为饮料。

【译文】

新鲜的北五味子果实十斤，去掉果核，用水浸泡后绞取汁液；

白沙糖八斤，炼制纯净。

以上原料，一同下入锅中煎熬就可以制成五味子舍儿别。

2-1-32　赤赤哈纳即酸刺

赤赤哈纳[1]不以多少，水浸取汁。

右件，用银石器内熬成膏。

【注释】

〔1〕赤赤哈纳：即酸刺，为胡颓子科植物沙棘的果实。味酸、涩，性温。效燥、腻、锐、固。止咳，祛痰，稀释血液，抑巴达干包如，助消化。主治咳嗽、痰多、气喘、肺痨、肺脓疡、肺脉痞、妇血症、血痞、闭经、包如病、消化不良。《医药月帝》："沙棘祛巴达干，治肺，心病，止泻。"《蒙医药选编》："祛痰，化血，抑巴达干。"

【译文】

赤赤哈纳，数量不拘多少，用水浸泡后绞取汁液。

将赤赤哈纳的汁液放入银制或陶制的容器内煎熬，就可以制成赤赤哈纳膏。

2-1-33　松子油

松子不以多少，去皮，捣研为泥。

右件，水绞取汁熬成，取净清油，绵滤净，再熬澄清。

【译文】

松子，数量不拘多少，[砸碎后]除去外壳，将松子仁捣碎研成泥状。

在泥状的松子中加入适量的水，〔搅拌后用纱布〕绞取汁液，〔然后在绞过汁后的松子泥中再加水搅拌，绞取汁液，反复多次。〕将所得到的汁液放入锅中煎熬，撇出浮在上层的清油，趁热用布帛过滤掉渣滓，把过滤后的油再放入锅中熬尽水分，取出澄清〔，上层的澄清液就是松子油〕。

2-1-34　杏子油

杏仁不以多少，连皮捣碎。

右件，水煮熬，取浮油，绵滤净，再熬成油。

【译文】

杏仁，数量不拘多少，连同杏仁皮一起捣成泥状。

将杏仁泥放入锅中加水煮熬，然后将上层的浮油撇出，用纱布过滤干净，将滤液再放入锅中熬尽水分，即成杏子油。

2-1-35　酥油

牛乳[1]中取净凝，熬而为酥[2]。

【注释】

〔1〕牛乳：牛奶，是元代蒙古人中仅次于马奶的饮食物。

〔2〕熬而为酥：蒙古人从牛奶中提取奶油后，通常不在奶油里放盐，而是煮很长时间脱去水分，然后收藏在用羊胃制成的皮囊里进行保存，以供食用。

【译文】

将浮在牛乳表面的油脂状凝结物取出，放入锅中煎熬炼制，得到的油脂就是酥油。

2-1-36　醍醐油[1]

取上等酥油，约重千斤之上者，煎熬过滤净，用大磁瓮贮之，冬月取瓮中不冻者，谓之醍醐。

【注释】

〔1〕醍醐（tí hú）油：为牛乳制成的食用脂肪。《唐本草》："醍醐，生酥中，此酥之精液也。好酥一石，有三四升醍醐，熟杵炼，贮器中，待凝，穿中至底，便津出而得之。"其一般组成是每 100 克含水分 73 克、蛋白质 2.9 克、脂肪 20 克、碳水化合物 4 克、灰分 0.6 克、钙 97 毫克、磷 77 毫克、铁 0.1 毫克、硫氨素 0.03 毫克、核黄素 0.14 毫克、尼克酸 0.1 毫克、抗坏血酸微量、维生素 A830 国际单位。脂肪是醍醐油的主要成分，其中含饱和脂肪酸（丁酸、己酸、辛酸、月桂酸、肉豆蔻酸、棕榈酸、硬脂酸），以及不饱和的油酸。此上尚含有二羟基硬脂酸、花生酸、亚油酸、亚麻酸等。《千金·食治》："味甘，平，无毒。"《唐本草》："性冷。"滋阴清热，益肺止血，止渴润燥。治虚劳肺痿、咳唾脓血、消渴、便秘、风痹、皮肤瘙痒。

【译文】

取质量上等的酥油一千斤以上，放入锅中煎熬，用纱布过滤掉渣滓，装入洁净的大瓷瓮中贮存起来。在寒冷的冬季，取出大瓷瓮中未曾冻结的那部分酥油，这就是所谓的醍醐油。

2-1-37　马思哥油

取净牛奶子不住用阿赤即打油木器也打，取浮凝者为马思哥[1]油。今亦云白酥油。

【注释】

〔1〕马思哥：疑为"乌思哥"之讹。"乌思哥"为蒙古语 esugusug 之

音译。《元朝秘史》第二八、八五节作"额速克"，《至元译语·饮膳门》作"兀宿"，系马奶或牛奶同治而成的饮料。在搅拌奶子的过程中提取的奶油称作"乌思哥油"（usug-yintos），其炼取法与上述同（参见史仲文、胡晓林主编，《中国全史》，人民出版社 1995 年版）。

【译文】

取纯净的牛奶，用打制奶油的阿赤［就是用木头制成的打奶油器具］不停地搅打［使奶油从牛奶中分离出来］，将凝浮在上层的脂状物提取出来，这就是马思哥油，现在也叫做"白酥油"。

2-1-38　枸杞茶

枸杞[1]五斗，水淘洗净，去浮麦，焙干，用白布筒净[2]，去蒂萼黑色，选拣红熟者，先用雀舌茶展溲碾子，茶芽不用，次碾枸杞为细末。每日空心用匙头入酥油搅匀，温酒调下，白汤亦可。忌与酪同食。

【注释】

〔1〕枸杞：为茄科植物宁夏枸杞 *Lycium barbarum* L. 的干燥成熟果实。外观呈类纺锤形，略扁，长 6—21 毫米，直径 3—10 毫米。表面鲜红色或暗红色，顶端有小凸起伏的花柱痕，基部有白色的果梗痕。果皮柔韧，皱缩；果肉肉质，柔润而有黏性，种子多数，类肾形，扁而翘，长 1.5—1.9 毫米，宽 1—1.7 毫米，表面浅黄色或棕黄色。无臭，味甜、微酸。味甘，性平。归肝、肾经。可补肾益精，养肝明目，补血安神，生津止渴，润肺止咳。

〔2〕筒净：将物体放在白布上通过筛、簸等方法进行筛选。如后面的"玉磨茶"中有"筛筒净"，即用筛子将茶芽筛选干净。

【译文】

枸杞子五斗，用水淘洗干净，去掉漂浮在水面上的枸杞子及杂物，用文火烘焙干，用白布筒净，拣去果蒂、花萼为黑色的［枸杞子］，选取色泽红艳、成熟度好的［枸杞子］备用。先用雀舌茶汁［茶叶弃之不用］，把准备用来碾磨枸杞子的碾子全面地冲洗一遍。［等碾子晾干后，］将枸杞子用碾子碾成细末［，收贮在洁净的容器中］。每日空腹时取枸杞茶一汤匙，加入酥油搅拌均匀，用温酒冲调后服食，或者用白开水冲调后服食也行。［但是］不要与奶酪同时吃。

2-1-39　玉磨茶

上等紫笋[1]五十斤，筛筒净；苏门炒米[2]五十斤，筛筒净，一同拌和匀，入玉磨[3]内，磨之成茶。

【注释】

〔1〕紫笋：一种茶叶名。"紫笋"表示这种茶叶的外形像初生的竹笋，一般指用茶芽制成的茶叶。

〔2〕苏门炒米：用印度尼西亚苏门答腊稻米制成的炒米。炒米是蒙古等北方游牧民族喜爱的方便食品之一。

〔3〕玉磨：用玉或其他石质细腻坚硬的石头做成的磨。

【译文】

上等的紫笋茶五十斤，筛选干净；将产于印度尼西亚苏门答腊的稻米放入锅中炒熟后取五十斤，筛选干净。将紫笋茶与炒米一同拌和均匀，放入用上等石料制成的石磨中磨成细粉，"玉磨茶"就制好了。

2-1-40　金字茶

系江南湖州[1]造进末茶。

【注释】

〔1〕江南湖州：指长江以南的湖州，是古代行政区域名。隋朝仁寿二

年（602）置州，州地滨太湖而得名。治所在乌程（今吴兴）。唐时，辖境相当浙江吴兴、德清、安吉、长兴等县。元时改为湖州路。

【译文】

这是江南湖州制造进献给皇上的一种粉末状的茶。

2-1-41　范殿帅茶

系江浙庆元路〔1〕造进芽茶，味色绝胜诸茶。

【注释】

〔1〕庆元路：古代行政区域名。辖境相当于今浙江省甬江流域及慈溪、象山、定海、岱山、普陀等县地。元时改为"庆元路"。

【译文】

这是江浙庆元路制造进献给皇上的一种芽茶，味道和色泽远远胜过其他地方的茶。

2-1-42　紫笋雀舌茶〔1〕

选新嫩芽蒸过〔2〕，为紫笋。有先春、次春、探春〔3〕，味皆不及紫笋雀舌。

【注释】

〔1〕紫笋雀舌茶：一种茶叶名。"紫笋"，见"玉磨茶"条。"雀舌"，是比喻此茶如雀舌般的小而嫩。沈括《梦溪笔谈》："茶芽，石人谓之雀舌、麦颗，言其至嫩也。"

〔2〕选新嫩芽蒸过：由此可见"紫笋雀舌茶"的杀青方法为蒸，所以应属蒸青茶类。

〔3〕先春、次春、探春：均为茶名，是以采摘时间来命名的茶。

【译文】

　　将经过挑选的新摘下的嫩茶芽放入笼屉中蒸制［杀青］后［，晒或烘干］，就可以制成"紫笋雀舌茶"。虽然有"先春"、"次春"、"探春"等名品，但它们的品质都比不上"紫笋雀舌茶"。

2-1-43　女须儿[1]

出直北[2]地面，味温、甘。

【注释】

　　〔1〕女须儿：语种、语义不详。一说是中药"女儿茶"；一说是用青桐（梧桐）嫩叶（芽）制成的茶。

　　〔2〕直北：元时指中国北方地区。由于山茶科山茶属的茶树为多年生常绿木本植物，很难在直北地区正常生长，所以女须儿可能是北方游牧民族用作饮料的一种植物。

【译文】

　　女须儿是出产在直北地区的一种茶，性温、味甘。

2-1-44　西番茶[1]

出本土，味苦涩，煎用酥油[2]。

【注释】

　　〔1〕西番茶：《元史·食货志二·茶法》条载有"西番大叶茶"，可能即西番茶。西番，元代指宣政院辖地，除今西藏之外，还包括今四川西部的大片地区。

　　〔2〕煎用酥油：将西番茶用酥油煎，制出的应该是一种酥油茶。

【译文】

西番茶出产在本土。性味苦、涩，可与酥油一同煎煮〔成酥油茶〕。

2-1-45　川茶　藤茶　夸茶[1]

皆出四川。

【注释】

〔1〕川茶、藤茶、夸茶：均为茶名，但可考者仅为夸茶。夸茶在宋代是贡茶中的极上品。《元史·食货志二·茶法》条载有"建宁夸茶"。关于它的制作，宋熊蕃在《宣和北苑贡茶录》中说："宣和庚子岁，漕臣郑公可简始创为绿线水芽。盖将已拣熟芽再剔去，祗取其心一缕，用珍器贮清泉，渍之光明莹洁若银线然，其制方寸新銙，有小龙蜿蜒其上，号龙园胜雪。"

【译文】

川茶、藤茶、夸茶都是出产于四川的茶叶。

2-1-46　燕尾茶[1]

出江浙、江西。

【注释】

〔1〕燕尾茶：一种茶名。具体制法不详，但从其外形颇似燕子的尾巴来推断，也许是一芽带两叶，号一枪两旗的芽茶。

【译文】

燕尾茶出产于江苏、浙江、江西。

2-1-47 孩儿茶[1]

出广南。

【注释】

〔1〕孩儿茶：异名乌爹泥、乌丁泥、西谢。为豆科植物儿茶的枝干或茜草科植物儿茶钩藤的枝叶煎汁浓缩而成的干燥浸膏。商品有"儿茶膏"和"方儿茶"两种。儿茶膏，一般在 12 月至翌年 3 月，采收儿茶的枝干，剥去外皮，砍成碎片，加水煎熬后，过滤，浓缩成糖浆状，冷却，倾于特制的模型中，干后即成。儿茶膏，割取儿茶钩藤的带叶小枝，入铜锅中，加水煮沸 6—8 小时，并经常搅拌，使叶破碎，待叶变黄色时，取出枝叶，将浸出液过滤后，浓缩成糖浆状，倾入木盘中，待冷却凝固，切成方块状，干燥即成。

【译文】

孩儿茶出产于广南。

2-1-48 温桑茶[1]

出黑峪[2]。

【注释】

〔1〕温桑茶：宋代已有的一种名茶。《宋史·食货志下五·茶上》记有："雍熙二年（985），民造温桑伪茶。"由此可见温桑茶应是一种品质上乘、价格较高的茶，否则民众不会伪造。金代民间也有伪造温桑茶者，并致使监管制茶的官员被罢官。如《金史·食货志四·茶条》载："以尚书省令史承德郎刘成往河南视官造者，以不亲尝其味，但采民言谓为温桑，实非茶也，还即白上。上以为不干，杖七十，罢之。"

〔2〕黑峪：亦称黑谷。即今北京市延庆县以北地区。

【译文】

温桑茶出产于黑峪。

2-1-49　诸茶[1]

凡诸茶, 味甘、苦, 微寒, 无毒。去痰热, 止渴, 利小便, 消食下气, 清神少睡。

【注释】

〔1〕诸茶: 原书无此条目, 现据内容增加。此段为对诸种茶叶总体功能的一个小结。

【译文】

所有的茶叶其性味都是甘, 苦, 微寒, 无毒。可以去痰热, 止渴, 通利小便, 帮助消化, 下降上逆之气, 使人神志清醒, 减少睡眠。

2-1-50　清茶[1]

先用水滚过滤净, 下茶芽, 少时煎成。

【注释】

〔1〕清茶: 这是一种不加任何物料用清水煎制而成的茶。它与现代的"沏茶"、"泡茶"还不太一样, 因为"沏茶"和"泡茶"是用沸水直接冲泡茶叶, 无须再煎煮, 而清茶则需要稍微煎煮一小会儿。

【译文】

先将水烧开后, 过滤干净, 然后下入茶芽, 稍微煎一小会儿就可以了。

2-1-51　炒茶

用铁锅烧赤, 以马思哥油、牛奶子、茶芽同炒成。

【译文】

把铁锅烧红，放入马思哥油、牛奶、茶芽，一同炒制，就制成了炒茶。

2-1-52　兰膏

玉磨末茶三匙头，面、酥油同搅成膏，沸汤点之。

【译文】

取用玉磨研成细末的茶末三汤匙，加入适量[炒熟的]白面和酥油，一同搅拌成稠膏状，用开水冲调成茶汤就可以食用了。

2-1-53　酥签[1]

金字末茶两匙头，入酥油同搅，沸汤点之。

【注释】

〔1〕酥签：又称"酥煎茶"，为牧区少数民族经常饮用的一种茶汤。《居家必用事类全集·诸品茶》记有"酥煎茶"：将奶酥在银或陶器内溶化，倒入江茶末搅匀，慢慢添汤搅成稀膏，放入盏内，加汤浸泡供之。茶和酥的比例应视饮者口味，或多或少，灵活配用，但酥茶多些为佳。用汤要随季节掌握好温度，冬季宜在风炉上煮汤。

【译文】

取金字茶的茶末两汤匙，加入适量的酥油一同搅拌均匀后，用白开水冲泡成茶汤[就可以作食用了]。

2-1-54　建汤[1]

玉磨末茶一匙，入碗内研匀，百沸汤点之。

【注释】

〔1〕建汤：用烧沸数次的开水沏玉磨茶而成的一种茶饮。此法与现代的沏茶方法有些接近。建，指建茶，是古代福建省建州地区出产的一种上等末茶，曾作为向皇帝进贡的贡品。

【译文】

取用玉磨研碎的［建］茶末一汤匙，放入碗内研匀，用烧沸过多次的开水冲泡［，就成了建汤］。

2-1-55　香茶

白茶[1]一袋，龙脑成片者三钱，百药煎[2]半钱，麝香二钱。

同研细，用香粳米熬成粥，和成剂，印作饼。

【注释】

〔1〕白茶：属轻微发酵茶，是我国茶类中的特殊珍品。因其成品茶多为芽头，满披白毫，如银似雪而得名。在制茶学中根据加工方法的不同将茶叶分为绿茶、红茶、黄茶、青茶、白茶。

〔2〕百药煎：中药名。为五倍子同茶叶等经发酵制成的块状物。制法为将五倍子捣碎，研末过筛，每斤加入茶叶末1两，酵糟4两，同置容器中拌匀捣烂，摊平，切成约1寸见方的小块，俟发酵至表面长出白霜时取出，晒干，贮藏于干燥处。药材为灰褐色的小方块，表面间有黄白色的斑点，微具香气。其味酸，性平，无毒。能润肺化痰，生津止渴。《本草纲目》："百药煎功与五倍子不异。但经酿造，其体轻虚，其性浮收，且味带余甘。治上焦心肺咳嗽、痰饮热渴诸病，含噙尤为相宜。"

【译文】

白茶一小袋；成片状的龙脑三钱；百药煎半钱；麝香二钱，一同研成细末，备用。用香粳米加水熬成粥，取出适量的粥掺入到上述的药末中，拌和好后，揿成大小合适的剂子，放入制造药饼的模具中压制成小饼，香茶就算是做好了。

2-2 诸水

2-2-1 玉泉水

甘，平，无毒。治消渴，反胃[1]，热痢[2]。今西山有玉泉水，甘美味胜诸泉。

【注释】

〔1〕反胃：病名。见《景岳全书·杂症谟》。亦称胃反、翻胃。《医贯》："翻胃者，饮食倍常，尽入于胃矣，但朝食暮吐，暮食朝吐，或一两时而吐，或积至一日一夜，腹中胀闷不可忍而复吐，原物酸臭不化，此已入胃而反出，故曰反胃。"多因脾胃虚弱，命门火衰，不能运化水谷所致。

〔2〕热痢：病名。见《普济方》。指内有积热所致的痢症，多见于小儿。由于乳食伤胃，胃肠积热，热盛则风盛痰壅。症见口眼相牵、手足抽搐、腰背强直、口中吐沫、鼻里作声、颈项反张、壮热啼哭。

【译文】

性味甘，平，无毒。治疗消渴，反胃，热痢。现在北京西郊的山上有玉泉水，水质甘美，胜过其他的泉水。

2-2-2 井华水

甘，平，无毒。主人九窍[1]大惊出血，以水噀[2]面即住。及洗人目翳[3]。投酒醋中，令不损败。平旦汲者是也。今内府御用之水，常于邹店取之。缘自至大初武宗皇帝[4]幸柳林飞放[5]，请皇太后同往观焉。由是道经邹店，因渴思茶，遂命普兰奚国公金界奴朵儿只煎造。公亲诣诸井选水，惟一井水味颇清甘。汲取煎茶以进，上称其茶味特异。内府常进之茶，味色两绝。乃命国公于井所建观音堂，盖亭井上，以栏翼之，刻石纪其事。自后御用之水，日必取焉。所造汤茶，比诸水殊胜，邻左有井，皆不及也。此水煎熬过，澄莹如一。常较其分两与别水增重。

【注释】

〔1〕九窍：指人体由内向外的九个通道。

〔2〕噀（xùn）：含在口中而喷出。

〔3〕目翳（yì）：病症名。① 指引起黑睛混浊或溃陷的外障眼病，以及病变愈后遗留于黑睛的疤痕。如凝脂翳、宿翳等。② 凡眼内外所生遮蔽视线之目障皆可称翳。③ 除①所述外，某些内障也称翳。如圆翳、震惊翳。

〔4〕武宗皇帝：指元代第三代皇帝海山，他仅当了四年的皇帝（1308—1312）。

〔5〕飞放：元朝时，皇帝到郊外去放鹰游戏叫"飞放"。《宸垣识略》："元时，冬春之交，天子幸近郊，纵鹰搏击，以为游豫之度，谓之飞放。至顺二年，筑柳林海子隄堰。"当时北京南郊之南苑就叫做"飞放泊"。

【译文】

井华水性味甘，平，无毒。主要用于治疗当人受到较大的惊吓而九窍出血时，将井华水喷洒在病人的脸上就可以止住出血；还可以用来浸洗目翳。井华水加入到酒、醋中，可以使酒、醋不会变质。井华水就是天刚蒙蒙亮时从井中汲取的水。现在皇宫里供皇族使用的井水经常取自于邹店。这起源于至大（1308—1312）初年，那年武宗皇帝亲自驾临柳林去放鹰游春，请皇太后一同前往观看。路过邹店时，口渴想饮茶，就命令赵国公普兰奚、金界奴朵儿只煎茶。赵国公就亲自到邹店的各个井中挑选可以用来烹茶的水，发现只有一口井的水味道非常清冽甘美，于是就汲取这口井的水煎好茶后进奉。武宗皇帝饮过这口井煎制的茶后大加赞赏，认为与皇宫内平常煎制的茶大不相同，口感和色泽可以称得上是冠绝天下。于是就命令赵国公在这口井的所在地建造一座观音堂，在井上修盖了一座亭子，周围用栏杆围住，刻石碑将这件事情记载下来，从此以后，皇宫内皇族所用的水每天必定取自于邹店的那口井。[用这口井的水]煎制的汤茶大大超过了其他地方的水。而这口井附近的其他井，水质就稍差一些。这口井的水经熬煮之后，清澈明亮，经过称量发现，这口井的水比别处的水要重一些。

2-3　神仙服食[1]（图 2-2）

2-3-1　铁瓮先生琼玉膏

　　此膏填精补髓，肠化为筋，万神具足，五藏盈溢，髓实[2]血满，发白变黑，返老还童，行如奔马。日进数服，终日不食亦不饥，开通强志，日诵万言，神识高迈，夜无梦想。人年二十七岁以前，服此一料，可寿三百六十岁。四十五岁以前服者，可寿二百四十岁。六十三岁以前服者，可寿一百二十岁。六十四岁以上服者，可寿百岁。服之十剂，绝其欲，修阴功，成地仙矣。一料分五处，可救五人痈疾，分十处，可救十人劳疾。修合之时，沐浴至心，勿轻示人。

　　新罗参二十四两，去芦；生地黄一十六斤，汁；白茯苓[3]四十九两，去黑皮；白沙蜜一十斤，炼净。

　　右件，人参、茯苓为细末，蜜用生绢滤过，地黄取自然汁，捣时不用铜铁器，取汁尽，去滓，用药一处拌和匀，入银石器或好磁器内封，用净纸二三十重封闭，入汤内，以桑柴火煮三昼夜。取出，用蜡纸数重包瓶口，入井口去火毒一伏时。取出再入旧汤内煮一日，出水气，取

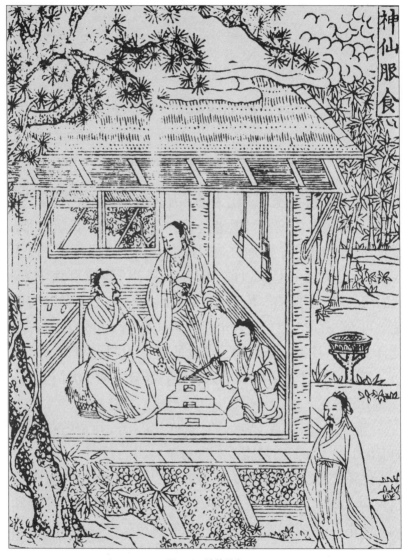

图 2-2　神仙服食

出开封，取三匙作三盏，祭天地百神，焚香设拜，至诚端心。每日空心酒调一匙头。

【注释】

〔1〕神仙服食：这是忽思慧从历代神话、道家经籍中摘选的 25 个与成仙得道有关的方药。其中有些具有滋补强壮、延缓衰老的作用，但若言能长生不老、返老还童、行如奔马等，那只是古人对于长生不老的一种追求和愿望。中医养生治病讲究辨证论治，对症下药。所以读者切不可不加思辨、不遵医嘱而自行服用，以免酿成大错。

〔2〕实：原脱，现据《洪氏集验方》铁瓮先生神仙秘法琼玉膏补。

〔3〕白茯苓：为多孔菌科真菌茯苓菌核内部白色致密部分。味甘、淡，性平。归心、脾、肺、肾经。利水渗湿，健脾和胃，宁心安神。治小便不利、水肿胀满、痰饮咳逆、呕吐、脾虚食少、泄泻、心悸不安、失眠健忘、遗精白浊。

【译文】

琼玉膏能填补精髓，强健肠胃，使人精力充沛，五脏气血充溢，骨髓充实，血液充盈，头发能由白变黑，返老还童，行走起来如同奔驰的骏马。每天吃几次琼玉膏，就可以整天不吃其他食物也不会感到饥饿。琼玉膏可开发智力，强化记忆，使人每天诵读很多诗词，精神状态、思想境界超过普通的人，夜间睡眠不做梦。人在二十七岁以前，服食琼玉膏一剂，可以活到三百六十岁；四十五岁以前服食琼玉膏一剂，可以活到二百四十岁；六十三岁以前服食琼玉膏一剂，可以活到一百岁。服食琼玉膏十剂，可以断绝普通人的欲望，有助于修炼阴功，使人成为地仙。将一剂琼玉膏分成五份，可以治疗拯救五个患痈疾的人；将一剂琼玉膏分成十份，可以治疗拯救十个患有劳疾的人。在服食琼玉膏修炼道行的时候，要将身体沐浴干净并使心灵纯净。此方不要轻易让别人知道。

朝鲜参二十四两，去掉参芦；生地黄十六斤，榨取汁液；白茯苓四十九两，去掉黑皮；白沙蜜十斤，炼制纯净。

将朝鲜参、白茯苓各研成细末；白沙蜜用生绢过滤干净；地黄在捣碎榨取汁液时，不可使用铜铁制成的器具，地黄自身的汁液榨取干净后，将渣滓滤掉，在滤液中加入捣成细末的人参、茯苓、炼过的白沙蜜，拌和均匀后放入银制、石制或质地优良的瓷器内，用二三十层干净的纸把容器的口密封好，放入锅中［，加水至接近容器口］，用桑枝烧火［隔水］煮三个昼夜。取出后，再用几层蜡纸把容器的口封好，放入井中十天，消去火毒。然后放入原来煮琼玉膏的锅中再煮一天，将水汽蒸发掉。此时可以打开容器的封口，取出三汤匙，分成三盏，祭奠天、地、百神，焚香膜拜，至真至诚，心地端正。每天用酒冲调一汤匙，空腹时服用。

2-3-2　地仙煎

治腰膝疼痛，一切腹内冷病。令人颜色悦泽，骨髓坚固，行及奔马。

山药一斤；杏仁一升，汤泡，去皮、尖；生牛奶子二升。

右件，将杏仁研细，入牛奶子、山药，拌绞取汁，用新磁瓶密封，汤煮一日。每日空心，酒调一匙头。

【译文】

地仙煎能治疗腰膝部疼痛，腹部内的一切冷痛，使人颜色悦泽，骨髓坚固，行走如同奔跑的骏马。

山药一斤；杏仁一升，用开水泡一下，去掉杏仁的皮和尖；鲜牛奶二升。

以上原料，将杏仁研成泥状，加入牛奶、山药，搅拌冲捣，然后用布袋同绞出汁液，放入从未使用过的新瓷器瓶内，将瓶口密封后，隔水煮一日。每天取一汤匙用酒冲调后，空腹食用。

2-3-3　金髓煎

延年益寿，填精补髓。久服发白变黑，返老还童。

枸杞不以多少，采红熟者。

右用无灰酒^{〔1〕}浸之，冬六日，夏三日，于沙盆内研令烂细，然后以布袋绞取汁，与前浸酒一同慢火熬成膏，于净磁器内封贮，重汤煮之。每服一匙头，入酥油少许，温酒调下。

【注释】

　　〔1〕无灰酒：是指未曾在酒中加入石灰的酒。中国古代为防止酒精含量低的酒变质，往往在酒中加入石灰。

【译文】

　　金髓煎能延年益寿，填精补髓。长期服食可以使白发变黑，返老还童。

　　枸杞子不限数量，选取颜色红艳成熟的。

　　将枸杞子放入不渗水的容器内，加入无灰酒［以稍浸没枸杞子为度］，冬天浸泡六天，夏天浸泡三天。将用酒浸泡后的枸杞子放入陶制的盆中捣成泥状，用布袋绞取枸杞汁，将此汁与浸泡枸杞的酒混合后［放入陶器中］，用文火熬成膏，装入干净的瓷制容器中封贮好，再放入锅中隔水煮一天。每次取出一汤匙，加入少量的酥油，用温热的酒冲调服食。

2-3-4　天门冬膏

去积聚，风痰^{〔1〕}，癞疾，三虫伏尸^{〔2〕}，除瘟疫。轻身，益气，令人不饥，延年不老。

天门冬不以多少，去皮，去根、须，洗净。

右件，捣碎，布绞取汁，澄清滤过，用磁器、沙器或银器，慢火熬成膏。每服一匙头，空心温酒调下。

【注释】

　　〔1〕风痰：病症名，痰症的一种。① 指素有痰疾，因感受风邪或因风

热怫郁而发。② 指痰在肝经者。症见脉弦面青，眩晕头风，肢胁满闷，便溺秘涩，时有躁怒，其痰色青而多泡。

〔2〕三虫伏尸：《本经》："三虫伏尸，即虫枯液燥之劳瘵。"三虫，具体说法不一。出《诸病源候论》卷十八。长虫病、赤虫病、蛲虫病的合称。

【译文】

天门冬膏治疗积聚、风痰、癫疾、三虫伏尸，消除瘟疫。使人身体轻健，补益元气，令人不饥，延年益寿，长生不老。

天门冬不限数量，除去外皮和须根，清洗干净。

以上原料，放在非铜铁制成的器具中捣成泥状，用布袋绞取汁液，将汁液静置澄清，去掉渣滓，放入瓷器、陶器或银器中用文火慢慢熬成膏。每次取一汤匙，用温酒冲调后空腹服食。

2-3-5　服天门冬[1]

道书《八帝经》[2]："欲不畏寒，取天门冬、茯苓为末服之。每日频服，大寒时汗出，单衣。"

《抱朴子》[3]云："杜紫微[4]服天门冬，御八十妾，有子一百四十人，日行三百里。"

《列仙子》[5]云："赤松子[6]食天门冬，齿落更生，细发复出。"

《神仙传》[7]："甘始[8]者，太原人。服天门冬，在人间三百年。"

《修真秘旨》[9]："神仙服天门冬，一百日后怡泰和颜，羸劣者强。三百日，身轻。三年，身走如飞。"

【注释】

〔1〕服天门冬：原本无，据目录补。

〔2〕道书《八帝经》：估计为道家类的书，内容等不详。

〔3〕《抱朴子》：东晋葛洪著。分内、外篇，共七十卷（篇）。其中有用植物治病、用矿物炼丹炼金银等的记载，对中国古代化学和制药学发展有一定的贡献，也有一些有关神仙等的记载。

〔4〕杜紫微：《抱朴子》中的人物。

〔5〕《列仙子》：书名，即《列仙传》。旧题汉刘向撰，二卷。记赤松子等神仙故事七十则。晋代以后言神仙故事者，皆依据此书，历代文人也多引此以为典故。

〔6〕赤松子：《神仙传》中的人物，传说他是神农时的雨师，曾教神农入火不烧的法术。后来到了昆仑山上，常居西王母的石室中，并且喜欢在风雨中遨游。

〔7〕《神仙传》：书名，晋葛洪撰，十卷。记有九十四个神仙故事，大体是继刘向的《列仙传》而作。但其中容成公、彭祖两条与《列仙传》相重。

〔8〕甘始：《神仙传》中的人物，《后汉书》中有《甘始传》。

〔9〕《修真秘旨》：唐代司马承祯所著。

【译文】

道书《八帝经》中说："要想不怕冷，用天门冬、茯苓研成粉末，每天多吃几次，天气非常寒冷的时节也会出汗，穿着单衣就可以御寒。"

《抱朴子》说："杜紫薇服食天门冬，娶有妻妾八十名，有孩子一百四十个，每天能行走三百里。"

《列仙子》说："赤松子服食天门冬后，重新长出牙齿生出头发。"

《神仙传》说："太原人甘始，因为服食了天门冬，在人世间活了三百年。"

《修真秘旨》说："连续服食一百天天门冬后，就会心情舒畅，脸色和蔼，心情喜悦，身体瘦弱的人会变得强壮；连续服用三百天后，身体就会变得轻健；连续服用三年后，就会行走如飞。"

2-3-6　服地黄[1]

《抱朴子》云："楚文子[2]服地黄八年，夜视有光，手上车弩[3]。"

【注释】

〔1〕服地黄：原本无，据目录补。

〔2〕楚文子：《抱朴子》中的人物。

〔3〕手上车弩：指手的力量很大，可以直接用手拉开车弩。车弩，古代战具。在战车上置弩，用以发箭。唐·李靖《卫公兵法·攻守战具》："其牙一发，诸箭齐起，及七百步。所中城垒，无不摧陨，楼橹亦颠坠。谓之车弩。"《宋史·张琼传》："及攻寿春，太祖乘皮船入城濠。城上车弩遽发，矢大如椽。"由于车弩射程较远，一般必须要用畜力或多人合作才能拉开。

【译文】

《抱朴子》说："楚文子［连续］服食了八年地黄，夜晚能看见东西，［力气大得］可以直接用双手拉开一种需要靠多人或者牲畜才能拉开的车弩。"

2-3-7　服苍术[1]

《抱朴子》云："南阳文氏，值乱逃于壶山，饥困。有人教之食术，遂不饥。数年乃还乡里，颜色更少，气力转胜。"

《药经》[2]云："心欲长生，当服山精。是苍术也。"

【注释】

〔1〕服苍术：原本无，据目录补。

〔2〕《药经》：书名。内容不详。

【译文】

《抱朴子》说："南阳有一位姓文的人氏，在乱世时逃到壶山，被饥饿所困扰。有一个人教他服食苍术，［他服食了苍术之后，］再也不为饥饿所困扰了。数年之后他回到了家乡，容貌变得更年轻了，力气也变得大了。”

《药经》说："要想长生不老，应该服食山精。[山精]就是苍术。"

2-3-8　服茯苓[1]

《抱朴子》云："任季子[2]服茯苓一十八年，玉女从之，能隐彰[3]，不食谷，面生光。"

《孙真人枕中记》[4]："茯苓久服，百日百病除。二百日，夜昼二服后，役使鬼神。四年后，玉女来侍。"

【注释】

〔1〕服茯苓：原本无，据目录补。

〔2〕任季子：《抱朴子》中的人物。

〔3〕隐彰：此处应为隐身而非佛学中与"显说"相对称的"隐彰"，即彰显经中隐于文字言句中之真义。

〔4〕《孙真人枕中记》：书名。传为唐代医学家孙思邈所著。

【译文】

《抱朴子》说："任季子服食了十八年的茯苓，仙女嫁给他做妻子，他能够把自己的身形隐匿起来，不吃粮食，脸部有光泽。"

《孙真人枕中记》说："连续服食一百天的茯苓，可以消除各种疾病；每天早晚各服食一次，连续服食二百天，可以差使鬼神为自己服务；连续服食四年，就会有仙女来服侍你。"

2-3-9　服远志[1]

《抱朴子》云："陵阳仲子[2]服远志[3]二十年，有子三十人，开书所见，便记不忘。"

【注释】

〔1〕服远志：原本无，据目录补。

〔2〕陵阳仲子：《抱朴子》中的人物。

〔3〕远志：为远志科植物细叶远志的根。含皂甙、远志醇、生物碱、细叶远志定碱、脂肪油、树脂等成分。性味辛、苦，温。入心、肾经。能安神益智，祛痰，解郁。《本草纲目》："其功专于强志益彰，治善忘。"

【译文】

《抱朴子》说："陵阳仲子服食远志二十年，有子女三十人，读起书来，过目不忘。"

2-3-10　服五加皮[1]

《东华真人煮石经》[2]："舜常登苍梧山，曰厥金玉香草，即五加[3]也，服之延年。故云：宁得一把五加，不用金玉满车，宁得一斤地榆，安用明月宝珠。昔鲁定公[4]母，单服五加酒，以到长生。如张子声、杨始建、王叔才、于世彦[5]等，皆古人服五加皮酒而房室不绝，皆寿三百岁，有子三二十人。世世有服五加皮酒而获年寿者甚众。"

【注释】

〔1〕服五加皮：原本无，据目录补。

〔2〕《东华真人煮石经》：又称《东华真人煮石法》，为古代道家的煮石炼丹用书，《神农本草经疏》记有此书名。

〔3〕五加：为五加科植物五加或无梗五加、刺五加、糙叶五加、轮伞五加等的根皮。不同种类的五加所含的具体物质不完全相同。从现代药理的角度来看，这里所用的为刺五加。刺五加具有较人参更好的"适应原"样作用。一可增强机体抵抗力；二可调节病理过程，使其趋于正常化作用。

〔4〕鲁定公：春秋时鲁国的国君，公元前 511—前 495 年在位。
〔5〕张子声、杨始建、王叔才、于世彦：皆为《抱朴子》中的人物。

【译文】

　　《东华真人煮石经》说：“舜经常攀登苍梧山，说是为了挖掘‘金玉香草’，也就是五加。服食五加可以使人延年益寿。所以说：‘宁可只得到一把五加，不需要满车的黄金和美玉；宁可只得到一斤地榆，不需要具有明月般光彩的宝珠。’当年鲁定公的母亲仅仅因为服食了五加皮酒，就活到了很大的岁数。其他如张子声，杨始建，王叔才，于世彦等人，[他们]都是古时候的人，因为服食了五加皮酒而娶有很多妻妾，活到三百多岁，有子女二三十个。历代都有很多人因为服食了五加皮酒而得以长生不老。”

2-3-11　服桂〔1〕

　　《抱朴子》云：“赵佗子〔2〕服桂二十年，足下生毛，日行五百里，力举千斤。”

【注释】

　　〔1〕服桂：原本无，据目录补。
　　〔2〕赵佗子：《抱朴子》中的人物。

【译文】

　　《抱朴子》说：“赵佗子服食肉桂二十年，脚底长出毛来，一天可行走五百里，力气大得可以举起千斤重物。”

2-3-12　服松子〔1〕

　　《列仙传》：“偓佺〔2〕食松子〔3〕，能飞，行健，走如奔马。”

《神仙传》:"松子不以多少,研为膏,空心温酒调下一匙头,日三服则不饥渴。久服日行五百里,身轻体健。"

【注释】

〔1〕服松子:原本无,据目录补。

〔2〕偓佺(wò quán):人名。《列仙传》:"偓佺者,槐山采药父也。好食松实,形体生毛,长数寸,两目更方。能飞行,逐走马。以松子遗尧,尧不暇服也。"

〔3〕松子:为松科植物红松等的果实。

【译文】

《列仙传》说:"偓佺服食松子,能够飞行,健步如飞,跑起来像奔驰的骏马。"

《神仙传》说:"松子不论数量多少,[去壳]研磨成膏,空腹时取一汤匙,用温热的酒冲调服食,每天服食三次,则不饥不渴。长期服食可以日行五百里,身轻体健。"

2-3-13　服松节酒[1]

《神仙传》:"治百节疼痛,久风虚,脚痹痛。松节[2]酿酒,服之神验。"

【注释】

〔1〕服松节酒:原文无,据目录补。

〔2〕松节:为松科植物油松、马尾松、云南松的枝干的结节。性味苦,辛。能祛风、燥湿、舒筋、通络。治历节风痛、转筋挛急、脚痹痿软、鹤膝风、跌损淤血。

【译文】

《神仙传》说:"[服食松节酒]可以治疗周身关节疼痛,长期风虚,脚麻痹疼痛。饮用松节酒对治疗上述病症效果非常明显。"

2-3-14　服槐实[1]

《神仙传》:"槐实[2]于牛胆[3]中渍浸百日,阴干。每日吞一枚,十日身轻,二十日白发再黑,百日通神。"

【注释】

〔1〕服槐实:原本无,据目录补。

〔2〕槐实:即槐角。为豆科植物槐的果实。性味甘苦,寒。有清热、润肝、凉血、止血功效。

〔3〕牛胆:为牛科动物黄牛或水牛的苦胆。性味苦,大寒。能清肝明目,利胆通肠,解毒消肿。

【译文】

《神仙传》说:"将槐树的果实放在牛胆汁中浸渍一百天,然后阴干。每天吞食一颗,[连续服食]十天之后身体变轻,[连续服食]二十天后白发可以变黑,[连续服食]一百天后可以达到与神仙交往的境界。"

2-3-15　服枸杞[1]

《食疗》[2]云:"枸杞叶[3]能令人筋骨壮,除风补益,去虚劳,益阳事。春夏秋采叶,冬采子,可久食之。"

【注释】

〔1〕服枸杞:原本无,据目录补。

〔2〕《食疗》:书名,又称《食疗本草》,唐代孟诜著,共三卷,为食疗专著。其后,张鼎又作了补充。原书已佚,佚文散见于《证类本草》、《医心方》等书,现有集佚本。

〔3〕枸杞叶:为茄科植物枸杞或宁夏枸杞的嫩茎叶。别称地仙苗、甜

菜、枸杞尖、天精草、枸杞菜、枸杞头。性味甘苦，凉。能补虚益精，清热，止渴，祛风明目。

【译文】

《食疗》说："枸杞叶能够使人筋骨强壮，驱除风邪，对人有补养作用，消除虚劳，有益于男子的性功能。春、夏、秋季采集枸杞的叶子，冬季采集枸杞的果实，可以长期食用。"

2-3-16　服莲花[1]

《太清》诸本草[2]："七月七日采莲花[3]七分；八月八日采莲根[4]八分；九月九日采莲子[5]九分。阴干食之，令人不老。"

【注释】

〔1〕服莲花：原本无，据目录补。

〔2〕《太清》诸本草：据《本草纲目序例》引《庚辛玉册》："古有《太清草木方》、《太清服食经》、《太清丹药录》。"似即指此。

〔3〕莲花：为睡莲科植物莲的花蕾。又称菡萏、荷花、水花。味苦、甘，性平。入肝、胃经。散瘀止血，去湿消风。

〔4〕莲根：即藕。参见本书 3-6-21 藕。

〔5〕莲子：为睡莲科植物莲的果实或种子。参见本书 3-5-20 莲子条。

【译文】

《太清》诸本草说："七月七日采莲花七分；八月八日采莲根八分；九月九日采莲子九分。阴干后食用，可以令人长生不老。"

2-3-17　服栗子[1]

《食疗》云："如肾气虚弱，取生栗子[2]不以多少，令风干之。每日空心细嚼之三五个，徐徐咽之。"

【注释】

〔1〕服栗子：原本无，据目录补。

〔2〕栗子：又称板栗、栗果、大栗等。为壳斗科植物栗的种仁。参见本书 3-5-14 栗。

【译文】

《食疗》说："如果肾气虚弱，取生栗子不拘多少，将栗子风干。每天空腹取三至五个栗子细细嚼食，慢慢咽下。"

2-3-18　服黄精[1]

神仙服黄精成地仙。昔临川有士人虐其婢，婢乃逃入山中。久之，见野草枝叶可爱，即拔取食之，甚美。自是常食之，久而不饥，遂轻健。夜息大木下，闻草动以为虎，惧而上木避之，及晓下平地，其身翛然，凌空而去，或自一峰之顶，若飞鸟焉。数岁，其家采薪见之，告其主，使捕之，不得。一日，遇绝壁下，以网三面围之，俄而腾上山顶。其主异之，或曰：此婢安有仙风道骨？不过灵药服食。遂以酒馔五味香美，置往来之路，观其食否，果来食之，遂不能远去，擒之。问以述其故，所指食之草，即黄精也。谨按：黄精宽中益气，补五藏，调良肌肉，充实骨髓，坚强筋骨，延年不老，颜色鲜明，发白再黑，齿落更生。

【注释】

〔1〕服黄精：原本无，据目录补。

【译文】

神仙服食黄精可以成为地仙。从前在临川有个书生，虐待他的婢女，婢女便逃到山中。过了相当长的一段时间，婢女看到一种野草的枝叶长得很可爱，就拔出来吃，觉得味道很美。从此就经常吃这种草。吃的时间长了，就不再感到饥饿，身体也渐渐变得轻健了。有一天晚上，这个婢女在一棵大树下休息，听见草儿摇动的声音，以为是老虎来了，心里非常害怕，就爬到树上躲避。等到天亮下地时，她的身体突然变得轻捷了，可以凌空而去或者像飞鸟一样地从一座山峰之顶飞翔而下。几年之后，书生家中的仆人在山中打柴时发现那个婢女，[回来后]就将此事告诉了婢女的主人即那个书生，书生就派人去抓，没有抓到。一天，在一个绝壁的下面，用网从三面将那个婢女围住，但是那个婢女转眼间就攀援绝壁腾跃到了山顶。这一切使婢女的主人非常惊奇。[这时]有人说：这个婢女怎么会有仙风道骨？只不过是吃了什么灵丹妙药罢了。[如果让她吃了人世间的普通饭菜，她就很难飞起来了。]于是书生就把香美的酒菜放在婢女来往的路上，看她是否吃这些食物。[有一次]婢女来到这里吃了这些酒菜，果然再也不能像以前那样轻捷地凌空而去，被抓获了。婢女被抓获后，[别人]询问她身体轻捷的原因，婢女指出她所服食的野草就是黄精。臣以为：黄精可以宽中益气，补养五脏，使肌肉健壮，骨骼充实，使筋骨变得坚强，可以延年益寿，长生不老，脸上呈现鲜明的健康色，白发可以再变成黑色，牙齿脱落后可以再生出新的牙齿。

2-3-19　神枕法

汉武帝[1]东巡泰山下，见老翁锄于地，背上有白光高数尺。帝怪而问之，有道术否？老翁对曰：臣昔年八十五时，衰老垂死，头白齿落。有道士者，教臣服两枣，饮水，绝谷，并作神枕法，中有三十二物。内二十四物善，以当二十四气[2]；其八物毒，以应八风。臣行转少，黑发更生，齿落复出，日行三百里。臣今年一百八十矣，不能弃世入山，顾念子孙，复还食谷，又已二十余年，犹得神枕之力，往不复老。武帝视老翁，颜壮当如五十许人，验问其邻人，皆云信然。帝乃从授其方作枕，而不能随其绝谷、饮水也。

神枕方：用五月五日，七月七日，取山林柏以为枕。长一尺二寸，高四寸，枕中容一斗二升，以柏心赤者为盖，厚二分，盖致之令密，又使可开闭也。又钻盖上为三行，每行四十九孔，凡一百四十七孔，令容粟大。用下项药：

芎䓖[3]、当归、白芷、辛夷、杜衡、白术、藁本、木兰、蜀椒、桂、干姜、防风、人参、桔梗、白薇、荆实、肉苁蓉、飞廉、柏实、薏苡仁、款冬花、白衡、秦椒、蘼芜，凡二十四物，以应二十四气。

乌头、附子、藜芦、皂角、菌草、矾石、半夏、细辛，八物毒者，以应八风[4]。

右三十二物各一两，皆㕮咀。以毒药上安之，满枕中，用囊以衣枕。百日面有光泽，一年体中诸疾，一一皆愈而身尽香。四年白发变黑，齿落更生，耳目聪明。神方验，秘不传非人也。武帝以问东方朔[5]，答云：昔女廉[6]以此传玉青[7]，玉青以传广成子[8]，广成子以传黄帝。近者谷城道士淳于公枕此药枕，百余岁而头发不白。夫病之来皆从阳脉起，今枕药枕，风邪不得侵入矣。又虽以布囊衣枕，犹当复以帏囊重包之，须欲卧时乃脱去之耳。诏赐老翁匹帛，老翁不受，曰：臣之于君，犹子之于父也。子知道以上之于父，义不受赏。又臣非卖道者，以陛下好善，故进此耳。帝止而更赐诸药。

【注释】

〔1〕汉武帝：即西汉武帝刘彻（前156年—前87年）。

〔2〕二十四气：指立春、雨水、惊蛰、春分、清明、谷雨、立夏、小满、芒种、夏至、小暑、大暑、立秋、处暑、白露、秋分、寒露、霜降、立冬、小雪、大雪、冬至、小寒、大寒，是根据太阳在黄道上的位置，将全年划分成的二十四个段落，成为农事活动的主要依据。

〔3〕芎藭（xiōng qióng）：植物名。多年生草本，叶似芹，秋开白花，有香气。或谓嫩苗未结根时名曰蘼芜，既结根后乃名芎藭。根茎皆可入药。以产于四川者为佳，故又名川芎。

〔4〕八风：一般指东北、东方、东南、南方、西南、西方、西北、北方八方之风。《吕氏春秋·有始》："何谓八风？东北曰炎风，东方曰滔风，东南曰熏风，南方曰巨风，西南曰凄风，西方曰飚风，西北曰厉风，北方曰寒风。"但此条所指疑是"八节之风"即二分（立春、立秋）、二至（夏至、冬至）、四立（立春、立夏、立秋、立冬）之风。也有可能是指八种对人体不利的邪风。

〔5〕东方朔：人名。西汉文学家。字曼倩，平原厌次（今山东惠民）人。武帝时，为太中大夫，喜辞赋，性诙谐滑稽。后世关于他的传说很多。

〔6〕女廉：人名。具体事迹不详。清·曹庭栋《养生随笔》记有女廉药枕："又女廉药枕，以赤心柏木，制枕如匣，纳以散风养血之剂；枕面密钻小孔，令透药气，外以衡布裹之而卧。"

〔7〕玉青：人名。具体事迹不详。

〔8〕广成子：人名。广成子为道教"十二金仙"之一，古代传说中的神仙。传为黄帝时人，居崆峒山的石室中，自称养生得道，年一千二百岁而未成衰老。《神仙传》称其为轩辕时人，居住在崆峒山的石室之中，黄帝曾向他请教"至道之要"，广成子先是不予回答，过了三个月，黄帝再来询问"治身之道"时，广成子告诉他："至道之情，杳杳冥冥。无视无听，抱神心以静。形将自正，心净心清。无劳尔形，无摇尔精，乃可长生。慎内闭外，多知为败。我守其一，以处其和，故千二百年，而形未尝衰。得吾道者上为皇，失吾道者下为士。予将去汝，入无穷之间，游无极之野，与日月齐光，与天地为常，人其尽死，而我独存焉。"说完，传授给黄帝《自然经》一卷。其传说首见于《庄子·在宥》，其后《神仙传》、《广黄帝本行记》、《仙苑编珠》、《三洞群仙录》、《历世真仙体道通鉴》和《逍遥墟经》等均有所载。

【译文】

汉武帝东巡到泰山下，看见一位老翁在道路旁锄地，背上有好几尺高的白色光芒。汉武帝觉得很奇怪，便问老翁是否有道术，老翁回答说："臣民从前在八十五岁的时候，已经是满头白发，牙齿脱落，衰老得几乎要死了。这时有一位得道的人教臣民吃枣子，喝水，不吃谷物，并且教给我制作神枕的方法。神枕内一共有三十二种药物，其中有二十四种药物药性平和，用来对应二十四节气；另外的八种药物，具有毒性，用来对应八风。臣民依照这种方法去做，于是返老还童，重新长出黑色的头发，牙齿脱落后又重新长出，每天可以行走三百里。如今臣民已经有一百八十岁了，因为不愿放弃尘世入山修道，加上眷念我的子孙们，所以又返回家园重新食用五谷杂粮，至今又已有二十多年了，这完全是依靠神枕的功效，而不再衰老下去。"武帝看老翁的相貌和壮实的身体，就像五十来岁的人，又向老翁的左邻右舍进行查询，都说老翁说的的确如此。汉武帝于是便接受了老翁按神枕方制作的枕头，但是不能像老翁那样不吃五谷仅仅喝水。

神枕方：在农历的五月五日、七月七日，伐取山林中生长的柏树制成枕头。枕长一尺二寸，高四寸，在枕头中挖出一斗二升的空间，用木质颜色发红的柏树心材制成厚二分的枕头盖，盖子的尺寸要做得精细一些，既要能将枕头盖得很严密，又能方便盖子的开合。在盖子上钻三行小孔，每行有四十九个，合计一百四十七个孔，小孔的直径以能容得下一粒粟米大小为准，然后将下列药物放入枕盒中：

芎䓖、当归、白芷、辛夷、杜衡、白术、藁本、木兰、蜀椒、桂、干姜、防风、人参、桔梗、白薇、荆实、肉苁蓉、飞廉、柏实、薏苡仁、款冬花、白衡、秦椒、蘼芜，共二十四味药物，以对应二十四节气。

乌头、附子、藜芦、皂角、菵草、矾石、半夏、细辛，共八种有毒的药物，以对应八风。

以上三十二种药物各一两，分别制成比粟米稍大的小颗粒，把对应于二十四气的药物装枕头的下层，把八种有毒性的对应八风的药物放在枕头的上层，装成满满的一盒后，盖上盖子，外面用布袋将枕头包好。用这样的枕头睡觉，使用一百天，可以令人脸上有光泽；使用一年，体内就没有任何毛病了，而且浑身充满香气；使用四年，可以使人白发转黑，齿落再生，耳目聪明。这个神奇的秘方很有效验，一般是不传给没有缘分的人。汉武帝向东方朔问起这个神枕的来历，东方朔回答说："以前，女廉把这个方子传给玉青，玉青又把这个方子传给了广成子，广成子又传给黄帝。近世有谷城道士淳一公使用这个药枕，到了一百多岁而头发不白。人体的疾病都是从阳脉开始的，现在用药枕作为枕头，风邪便再也不能侵入人的身体了。另外，虽然枕头在不用的时候可以用布包裹起来，但是这样做是不够的，还必须用帏囊包裹多重，到了快睡觉的时候再脱掉枕头外面的帏囊［，这样做可以防止枕头中有药用价值的香气散失］。"汉武帝下令赏赐老翁丝绸一类的物品，老翁推辞不愿接受，说："臣民对于君王就像是儿子对于父亲一样；儿子用懂得的道术来孝敬自己的父亲是一种道义，这是不能接受赏赐的，何况臣民又不是贩卖道术的人，只是因为陛下喜好做善事，我才把这个神枕方奉献给陛下的啊。"于是武帝不再赐给老翁丝绸一类的物品而改成赐给他各种药物。

2-3-20　服菖蒲[1]

《神仙服食》[2]："菖蒲选九节者，窨[3]干百日，为末，日三服。久服聪明耳目，延年益寿。"

《抱朴子》云："韩聚[4]服菖蒲十三年，身上生毛，日诵万言，冬袒不寒。须得石上生者，一寸九节，紫花尤善。"[5]

【注释】

〔1〕服菖蒲：原本无，据目录补。
〔2〕《神仙服食》：书名，内容不详。
〔3〕窨：地下室，地窖。
〔4〕韩聚：《抱朴子》中的人物。
〔5〕此条位置据内容有所调整。

【译文】

《神仙服食》说："选择一寸长有九个节的菖蒲，放在背阴的地方干燥一百天，研成细末。每天服食三次，长期服食可以使人耳聪目明，延年益寿。"

《抱朴子》说："韩聚服食菖蒲一十三年，身上长出很多毛，一天可以背诵上万字的诗文，冬天里，袒胸露背也不怕严寒的侵袭。[菖蒲]应选取生长在石头上、一寸长有九个节、开紫花的，这种菖蒲的功效更好。"

2-3-21　服胡麻[1]

《神仙服食》："胡麻[2]，食之能除一切痼疾[3]，久服长生，肥健人，延年不老。"[4]

【注释】

〔1〕服胡麻：原本无，据目录补。

〔2〕胡麻：即黑芝麻。为胡麻科植物脂麻的黑色种子。参见本书3-1-23胡麻。

〔3〕痼疾：指积久难治的顽固病症。

〔4〕此条位置据内容有所调整。

【译文】

《神仙服食》说："服食胡麻能治疗各种日久年深难以治愈的顽固病症。长期服食胡麻，使人长生不老、延年益寿，体胖健壮。"

2-3-22　服五味[1]

《抱朴子》："服五味十六年，面色如玉，入火不灼，入水不濡。"[2]

【注释】

〔1〕服五味：原本无，据目录补。

〔2〕此条位置据内容有所调整。

【译文】

《抱朴子》书中有："服食五味子十六年，可以使人面色如同美玉，入火不会被烧伤，入水不会被水濡湿身体。"

2-3-23　服藕实[1]

《食医心镜》[2]："藕实[3]，味甘，平，无毒。补中养气，清神，除百病。久服令人止渴悦泽。"

【注释】

〔1〕服藕实：原本无，据目录补。

〔2〕《食医心镜》：又称《食医心鉴》，唐代昝殷著。原书自宋以后即佚失。现有影印本，乃是从各种古籍中集锦而成。是一部专讲"食物疗法"的古书。很受后世的医家、烹饪家所重视。

〔3〕藕实：分别指睡莲科植物莲的根状茎——藕与果实莲子。

【译文】

《食医心镜》说："藕实，性味甘平，无毒。补中益气，使头脑清醒精神爽快，消除百病。长期服食可以使人感觉不到口渴，肤色健康光泽悦目。"

2-3-24　服莲子[1]

《日华子》[2]云："莲子并石莲[3]去心，久食令人心喜，益气，止渴，治腰痛、泄精、泻痢。"

【注释】

〔1〕服莲子：原本无，据目录补。

〔2〕《日华子》:《日华子诸家本草》。本草著作。二十卷。通称《日华子本草》，古文献中亦有简称《日华子》者。日华子撰。掌禹锡称此书"开宝中四明人撰，不著姓氏"。原书已佚，部分佚文见于《证类本草》等书中。日华子，唐代药学家。原姓大，名明。四明（今浙江宁波）人。《古今医统》、《鄞县志》等文献记载，他精研药性，集诸家本草所用药，按寒温性味，花实虫兽分类，编成《大明本草》（又称《日华子诸家本草》）。

〔3〕石莲：又名甜石莲、壳莲子、带皮莲子。《本经逢原》："石莲子，本莲实老于莲房，堕入淤泥，经久坚黑如石，故以得名。为热毒噤口痢之专药。……补助脾阴而涤除热毒，然必兼人参之大力开提胃气，方始克应。若痢久胃气虚寒，口噤不能食，则为戈戟也。"

【译文】

《日华子》说："莲子或石莲子去掉莲子心后长期服食，可以使人心情愉快，益气止渴，并可以治疗腰部疼痛、泄精、泻痢。"

2-3-25　服莲蕊[1]

《日华子》云："莲花蕊，久服镇心益色，驻颜轻身。"

【注释】

〔1〕服莲蕊：原本无，据目录补。莲蕊，异名金樱草、莲花须、莲花蕊、莲蕊须。为睡莲科植物莲的雄蕊。夏季花盛开时，采取花蕊阴干。性味甘涩，平。能清心，益肾，涩精，止血。《本草纲目》："清心通肾，固精气，乌须发，悦颜色，益血，止血崩、吐血。"

【译文】

《日华子》说："长期服食莲花蕊可以镇静心智，使人脸色润泽，使人青春永驻，身体轻健。"

2-3-26　服何首乌[1]

《日华子》云：“何首乌[2]，味甘，无毒。久服壮筋骨，益精髓，黑髭鬓，令人有子。”

【注释】

〔1〕服何首乌：原本无，据目录补。

〔2〕何首乌：为蓼科植物何首乌的块根。性味苦、甘、涩，微温。入肝、肾经。制首乌，补肝肾，益精血。治血虚、眩晕、失眠、须发早白、腰膝酸软、遗精、崩带、肠风下血、久痢、老年动脉硬化。生首乌，润肠通便，解毒，截疟。治肠燥便秘、瘰疬、久疟。

【译文】

《日华子》说：“何首乌性味甘，无毒。长期服食可以强壮筋骨，补益精髓，使原先已经发白的头发、胡须重新变黑，增强生殖能力。”

2-4 四时所宜

春三月，此谓发陈[1]，天地俱生，万物以荣，夜卧早起，广步于庭，被发缓行，以使志生，生而勿杀，予而勿夺，赏而勿罚，此春气之应，养生之道也。逆之则伤肝[2]，夏为寒变[3]，奉长者少。

春气温，宜食麦（图2-3），以凉之，不可一于温也。禁温饮食及热衣服。

夏三月，此谓蕃秀[4]，天地气交，万物华宝，夜卧早起，无厌于日，使志无怒，使华英成秀，使气得泄，若爱在外，此夏气之应，养生之道也。逆之则伤心，秋为痎疟[5]，奉收者少，冬至重病[6]。

夏气热，宜食菽[7]（图2-4），以寒之，不可一于热也。禁温饮食，饱食，湿地，濡衣服。

秋三月，此谓容平[8]，天气以急，地气以明，早卧早起，与鸡俱兴，使志安宁，以缓秋形[9]，收敛神气，使秋气平，无外其志，使肺气清，此秋气之应，养收之道也。逆之则伤肺，冬为飧泄[10]，奉藏者少。

秋气燥，宜食麻（图2-5），以润其燥。禁寒饮食，寒衣服。

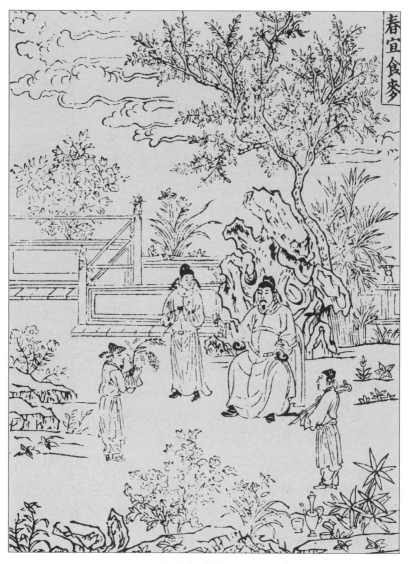

图 2-3　春宜食麦

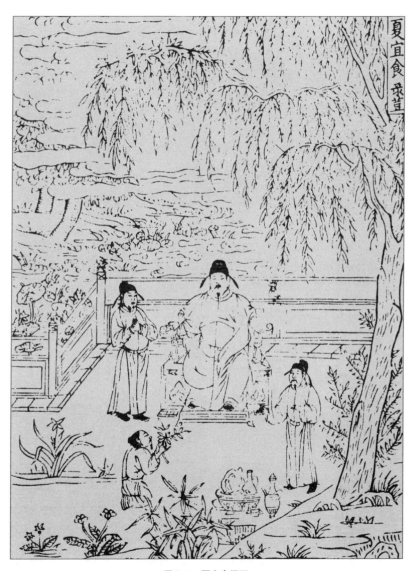

图 2-4　夏宜食绿豆

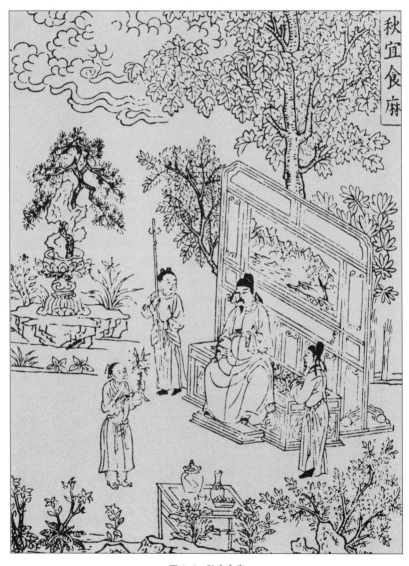

图 2-5 秋宜食麻

冬三月，此谓闭藏[11]，水冰地坼[12]，无扰乎阳，早卧晚起，必待日光，使志若伏若匿，若有私意，若己有得，去寒就温，无泄皮肤，使气亟夺，此冬气之应，养藏之道也。逆之则伤肾，春为痿厥[13]，奉生者少。

冬气寒，宜食黍（图2-6），以热性治其寒。禁热饮食，温炙衣服。

【注释】

〔1〕发陈：即推陈出新的意思。孙诒让："陈，久也。发陈，谓启发之故，更生新者也。"

〔2〕逆之则伤肝：因为中医以五行（木、火、土、金、水）对应人体的五脏（肝、心、脾、肺、肾）和自然界的五季（春、夏、长夏、秋、冬），肝属木，春也属木。所以，如果在春季里养生不得其法，就会影响肝脏的功能和健康即生发不足。

〔3〕寒变：指人体因阳气不足而产生的寒性病变。喻昌（约1585—1664）说："寒变者，夏月得病之总名。缘肝木弗荣，不能攻其心火，至夏心火当旺反衰，得食则饱闷，遇事则狐疑，下利奔迫，惨然不乐。"

〔4〕蕃秀：指草木茂盛秀丽。蕃，《云笈七签》卷二十六"蕃"作"播"，是草木盛长，播扬秀美的意思。秀，指华丽。

〔5〕痎疟（jiē nüè）：疟疾的通称，亦指经年不愈的老疟。《医宗金鉴·杂病心法要诀·痎疟疟母》："痎疟经年久不愈，疟母成块结癖症。"注："痎疟，经年不愈之老疟也。"

〔6〕冬至重病：可以理解成因为在夏季盛长不利，损伤了心，到秋季无以为收，至冬时寒水为令，无阳热温配、调剂，故形成重病。

〔7〕菽：古时指大豆，后来成为豆类的总称。通常在夏季多食一些绿豆，有利于防暑。

〔8〕容平：是指到了秋季，草木由华秀而结实，处于收容、平定的收成季节。

〔9〕以缓秋形：指用适应秋季的养生方法来缓解秋天的"肃杀之气"。"形"通"刑"。秋刑，是指秋天的气候主肃杀，使草木凋谢，人志萧索。

〔10〕飧泄（sūn xiè）：亦作"飱泄"。中医病名。指大便泄泻清稀，并有不消化的食物残渣。多因肝郁脾虚，清气不升所致。

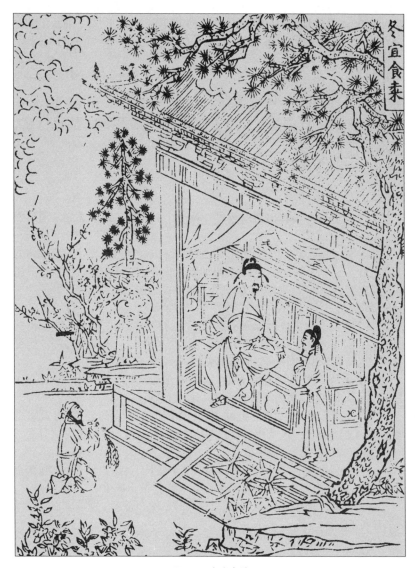

图 2-6　冬宜食黍

〔11〕闭藏：指冬季是万物避严寒而使生机潜伏起来的"闭藏"季节。

〔12〕坼(chè)：裂开。

〔13〕痿厥：病症名。痿病兼见气血厥逆，以足痿弱不收为主症。《灵枢·邪气脏府病形》："脾脉……缓甚为痿厥。"《类经·刺四支病》："痿厥者必体废，张其四支而取之，故血气可令立快也。"痿，病名出《素问》痿论等篇。指肢体筋脉弛缓，软弱无力，严重的手不能握物，足不能任身，肘、腕、膝、踝等关节如觉脱失，渐至肌肉萎缩而不能随意运动的一种病症。厥，即厥症。病症名，简称厥。出《内经·厥论》等篇。① 泛指突然昏倒，不省人事，但大多能逐渐苏醒的一类病症。② 指四肢寒冷。《伤寒论·辨厥阴病脉证并治》："厥者，手足逆冷者是也。"有寒厥、热厥、痰厥等区别。③ 指癃症之危重者。《素问·奇病论》："有癃者，一日数十溲，此不足也。身热如炭，颈膺发格，人迎躁盛，喘息气逆，此有余也。太阳脉细如发者，此不足也。……病名曰厥。"

【译文】

[农历]春季的三个月称之为"发陈"，此时自然界的万物开始复苏生长，万物开始欣欣向荣。[在春季里，人们应该]早一点睡觉，早一点起床。保持心情舒畅自由自在地在庭院中散步，披散开头发，舒缓着身体，顺应着春天里自然界大地复苏，万物萌发，欣欣向荣的自然规律而萌生出舒畅、活泼、自由、生长的意志和情怀，顺应春季的自然生发规律而不要加以伤害，鼓励和助长顺应春气蓬勃发展的事物而不是去挫伤或扼杀它们。这就是顺应春季生发规律的养生之道。违背这个规律，就会损伤肝脏，到了夏季人们就会因为在春季里体内积累的生发之气不足，阳气受到损伤而产生寒变，由于生发之气不足，供应身体在夏季里生长的物质基础就会变少，从而影响身体的健康发育成长。

春气性温，适宜于食用性味偏寒如麦子一类的食物。这样可以缓解春温对身体不利的影响。不要一直生活在温暖的环境中，不要吃气味温性的食物和穿着过于温暖的衣服。

夏季的三个月称之为"蕃秀"，此时天地阴阳二气相互交汇融合，万物繁茂，开花结果。[在夏季里]人们应该晚一点睡觉，早一点起床，白天应该避免长时间的日光酷晒，也不要厌恶夏季阳光的强烈，保持心情平静，不要生气发怒，使身体中的精华之气聚集起来形成促进身体健康生长的物质基础，使体内新陈代谢的气体交换通畅，就像阳气喜爱聚集在体表一样，将体内的郁愤、滞结散发到体外，这就是顺应夏季生发规律的养生方法。违背这个规律，就会损伤心脏，到了秋季就会得疟疾[，由于没有顺应夏季万物繁茂，生长旺盛的自然规律]，积聚在体内供应生长发育的物质就会减少，在冬季里就容易生重病。

夏气性热，适合吃豆类性味寒凉的食物，以此来减弱炎热的夏气对身体的影响。不要总是处于炎热的环境之中[，以助长体内的性热之气]。不要吃温性和热性的食物，也不要吃得过饱，不要坐或躺在潮湿的地方，不要穿着[被汗水或雨水]弄湿的衣服。

秋季的三个月称为"容平"，此时秋风萧瑟，天空气流劲急，暑气已消，大地之气渐趋清明。在秋季里，应该早睡早起，与报晓的晨鸡一同起床。要保持心志安宁，神气内敛，用这样的养生方法来缓和秋天的肃杀之气；要精神内守，使秋季里侵袭人体的肃杀之气变得平缓；避免思虑外界的事物，使肺气变得清和。这是顺应秋季滋养、收获自然规律的养生方法，违背这个规律就会损伤肺脏，冬季里就会患消化不良、拉肚子的疾病，供给冬季收藏的物质基础就会减少。

秋季的天气干燥，适合吃芝麻一类的食物，使体内的燥气得到滋润，禁忌吃寒性的食物，穿衣服也不要过于单薄。

冬季的三个月称为"闭藏"，此时水面已经结冰，大地因为冰冻而开裂，在冬季里，不要扰动体内的阳气，早点儿睡，晚一点儿起，一定要等到太阳已经升起，阳光普照大地的时候才可以起床。冬季里要使自己的神志处于蛰伏或隐匿之中，好像是隐藏着秘密的事情和已经有所收获一样，要躲避寒冷而趋向于温暖的地方，不要将身体的肌肤暴露在寒冷的空气之中，避免体内的阳气被冬天的寒气夺去。这是顺应冬季保养、收藏自然规律的养生方法。违背这个规律就会损伤肾脏，到了春天就会患痿厥病。从而就会使春季里促进身体发育的物质基础减少。

冬季的天气寒冷，适宜吃黍米，利用黍米性热的特点来减缓冬季寒气对身体的影响。禁忌食过热的饮食，防止扰动体内的阳气，也不要穿用火烘烤炙温热的衣服[，以防止衣服太热催人出汗，将体内的阳气宣泄出来]。

2-5　五味偏走（图2-7）

　　酸涩以收，多食则膀胱不利，为癃闭。苦燥以坚，多食则三焦闭塞，为呕吐，辛味薰蒸，多食则上走于肺，荣卫不时[1]而心洞[2]。咸味涌泄，多食则外注于脉，胃竭，咽燥而病渴。甘味弱劣，多食则胃柔缓而虫过，故中满而心闷。

　　辛走气，气病勿多食辛。

　　咸走血，血病勿多食咸。

　　苦走骨，骨病勿多食苦。

　　甘走肉，肉病勿多食甘。

　　酸走筋，筋病勿多食酸。

　　肝病禁食辛，宜食粳米、牛肉、葵菜之类。

　　心病禁食咸，宜食小豆、犬肉、李、韭之类。

　　脾病禁食酸，宜食大豆、豕肉、栗、藿[3]之类。

　　肺病禁食苦，宜食小麦、羊肉、杏、薤[4]之类。

　　肾病禁食甘，宜食黄黍、鸡肉、桃、葱之类。

　　多食酸，肝气以津，脾气乃绝[5]，则肉胝䐤而唇揭[6]。

　　多食咸，骨气劳短[7]，肥气折，则脉凝而变色[8]。

　　多食甘，心气喘满，色黑，肾气不平[9]，则骨痛而

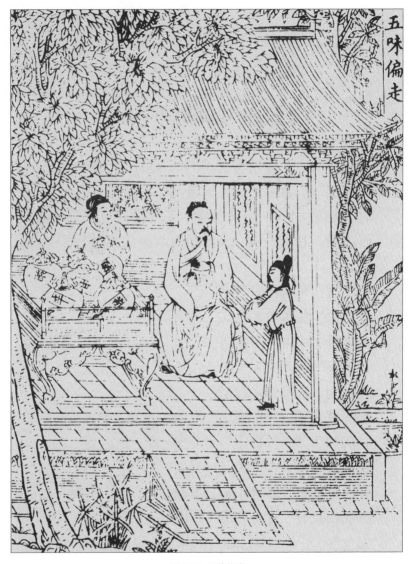

图 2-7　五味偏走

发落[10]。

多食苦，则脾气不濡，胃气乃厚[11]，则皮槁而毛拔[12]。

多食辛，则筋脉沮弛，精神乃央[13]，则筋急而爪枯[14]。

五谷为食，五果为助，五肉为益，五菜为充，气味合和而食之，则补精益气[15]。虽然五味调和，食饮口嗜，皆不可多也。多者生疾，少者为益。百味珍馔，日有慎节，是为上矣。

【注释】

〔1〕荣卫不时：荣卫失调。荣，即营。荣卫即营卫，出《灵枢·营卫生会》。营气和卫气的合称。两气同出一源，皆水谷精气之所化。营行脉中，具有营养周身作用；卫行脉外，具有捍卫躯体的功能。

〔2〕心洞：病名。即"心气不足"。

〔3〕藿：① 豆叶。《广雅·释草》："豆角谓之荚，其叶谓之藿。"《诗·小雅·白驹》："皎皎白驹，食我场藿。"② 草名。即藿香。从此条内容来看，患有脾病的人，食豆叶与藿香都是有益的。

〔4〕薤：植物名。俗称"藠头"。百合科。多年生草本，作两年栽培。原产亚洲东部，我国以广西、湖南、贵州、四川等地栽培最多。鳞茎可作蔬菜，一般加工成酱菜。中医学上用干燥的鳞茎作为药材，称为"薤白"。性温，味苦辛，能通阳散结。主治胸痹心痛、泻痢等症。

〔5〕此句引自于《内经·生气通天论》。是指多吃酸味的食、药物，会使肝气凑聚，失其条达，脾气因而受到克制，就可能出现衰弱。津，有"聚"的意思。可以理解为酸入肝，使肝气凑集积聚，肝气过旺，则失其条达，肝木郁而克脾土，影响脾脏功能正常。

〔6〕此句引自《内经·五脏生成论》："多食酸，则肉胝胸而唇揭。"《千金》作："则肉胝而唇寋。"胝，为手脚掌上的厚皮，俗称茧巴。《广韵·脂韵》："胝，皮厚也。"寋，作皱缩解。全句可以理解为肉厚而唇缩。也有人认为此句应为"肉胝而唇揭"，即皮肉坚厚皱缩，口唇掀起。

〔7〕此句引自于《内经·生气通天论》："味过于咸，大骨气劳，短肌，心气抑。"因为咸味能软坚，过多食用则伤骨。劳，有"病"义。

〔8〕此句引自《内经·五脏生成论》："是故多食咸，则脉凝泣而变色。"凝泣，指凝结不畅。全句可以理解为，多吃咸的东西，会使血脉凝滞，

面色失去光泽。

〔9〕此句引自《内经·生气通天论》："味过于甘，心气喘满，色黑，肾气不衡。"可以理解为，甜东西吃得过多，甜味弱劣，会使人中满心闷，所以喘满，面色不光泽。另有一种看法，认为此句之中的"甘"应作"苦"。《太素》此处之"甘"即作"苦"。《素问绍识》："作苦为是。味过于苦，心气过实。以为喘满，火亢血燥，水火不济，故肾气不衡。"译者以为，前说比后说解释得更为贴切。

〔10〕此句引自《内经·五脏生成论》："多食甘，由骨痛而发落。"即甜东西吃得过多，会造成骨骼疼痛，毛发脱落。

〔11〕此句引自《内经·生气通天论》："味过于苦，脾气不濡，胃气乃厚。"关于此句有两种见解：① 明代医学家马莳认为："苦所以生心也，味过于苦，则苦反伤心，母邪乘子，火气燥土，脾气不能濡泽，胃气反加厚矣。"其句意是，苦味吃得过多，反伤心经，使与心经有联系的脾气不能濡泽，从而使胃气反而加厚了。② 认为此句之"苦"作"甘"。《太素》即是如此。《素问绍识》："作甘为是。味过于甘，则脾气过实，胃气因而致病。"译者以为，①说解释得更为贴切。

〔12〕此句引自《内经·五脏生成论》："多食苦，则皮槁而毛拔。"即苦味东西吃得过多，会使皮肤枯槁，毛发脱落。

〔13〕此句引自《内经·生气通天论》："味过于辛，筋脉沮弛，精神乃央。"即多吃辛味的东西，会使金气偏盛，金克木，则肝气受伤，所以筋脉就渐渐地衰败；肝藏血，心主血脉而藏神，肝气受伤，影响心气（古人认为心主神），所以精神也会因此而颓废了。沮，在此可理解为败坏。央，在此可理解为殃。

〔14〕此句引自《内经·五脏生成论》："多食辛则筋急而爪枯。"即筋拘挛，手指甲枯槁。

〔15〕此句摘引自《内经·藏气法时论》："五谷为养，五果为助，五畜为益，五菜为充，气味合而服之，以补精益气。"此中之"五"应理解为多种。

【译文】

　　酸味的作用是能涩能收，酸味的食物吃得太多，就会影响膀胱的通利，造成排尿的困难或小便不通。苦味的作用是能燥能坚，苦味的食物吃得太多，就会使三焦闭塞，吃下的食物等就难以向下运行而导致上逆呕吐。辛味的作用是能散能行，可使体内之气熏蒸宣发，辛味的食物吃得太多，就会使体内之气因熏蒸而上行到达肺脏，造成荣卫失调，而引起"心洞"。咸味的作用是能软坚润下，令人吐泻，咸味的食物吃得太多，就会使人的气血津液流注到经脉之外，造成胃液枯竭，咽喉干燥，患上一种近似于消渴的病症。甘味的作用是能补能缓，甘味的食物吃得太多，就会使胃肠的功能减弱，变得柔弱迟缓，蠕动慢得像慢慢爬行的虫子一样，至使人感到脾胃胀满而胸中发闷。

辛味走气，因此有病在气的人不要多吃辛味的食物。

咸味走血，因此有病在血的人不要多吃咸味的食物。

苦味走骨，因此有病在骨的人不要多吃苦味的食物。

甘味走肉，因此有病在肉的人不要多吃甘味的食物。

酸味走筋，因此有病在肝的人不要多吃酸味的食物。

患有肝病的人禁止食用辛味的食物，适宜吃粳米、牛肉、葵菜等；

患有心病的人禁止食用咸味的食物，适宜吃小豆、狗肉、李子、韭菜等；

患有脾病的人禁止食用酸味的食物，适宜吃大豆、猪肉、栗子、藿等；

患有肺病的人禁止食用苦味的食物，适宜吃小麦、羊肉、杏子、薤等；

患有肾病的人禁止食用甘味的食物，适宜吃黄黍、鸡肉、桃子、葱等。

酸味的食物吃得过多，会使肝气聚积，脾气会因此受到克制而运行不利，令人皮肉变厚，口唇起皱萎缩。

咸味的食物吃得过多，会使骨骼受到伤害，正常的皮肉色泽会消退，令人血液凝滞，流动不畅，皮肉肤色呈现出不健康的色泽。

甜味的食物吃得过多，会使胸腹胀满、心口发闷、气喘，肤色变黑，肾气不平，令人骨骼疼痛、头发脱落。

苦味的食物吃得过多，会使脾气得不到濡泽，胃气反而因此而加厚，令人皮肤枯槁，毛发脱落。

辛味的食物吃得过多，会使筋脉渐渐变得弛缓衰败，精神也随之颓废，令人肌肉筋脉拘挛，指甲枯槁。

各种谷物是人类主要的食粮与营养源，各种水果是重要的辅助食物，各种肉类是重要的补益食物，各种蔬菜是用来补充营养的食物。调和多种食物使它们的性味相辅相成然后再吃，就可以补精益气。

五味调和的食物虽然人们都非常爱吃，但是无论是多么好的食物都不可以吃得过多，吃得过多就会生出疾病，吃得少对身体则是有益的；对各种美味的奇珍异馔，也应该每天慎重地加以节制与选择，这才是最好的防病养生之道。

2-6 食疗诸病[1]（图 2-8）

2-6-1 生地黄鸡

治腰背疼痛，骨髓虚损，不能久立，身重气乏，盗汗[2]，少食，时复吐利。

生地黄半斤，饴糖[3]五两，乌鸡[4]一枚。

右三味，先将鸡去毛、肠、肚净，细切，地黄与糖相和匀，内鸡腹中，以铜器中放之，复置甑中蒸炊，饭熟成，取食之。不用盐醋，唯食肉尽却饮汁。

【注释】

〔1〕食疗诸病：这些食疗方中有些是摘录于前人的食疗经验方，还有一些是在继承前人医学经验的基础上有所创新。这些方剂虽有一定的食疗价值，但必须遵循医嘱，不可擅用。

〔2〕盗汗：症名。出《金匮要略·血痹虚劳病脉证并治》。又称寝汗。指入睡后出汗，醒后即止。多属虚劳之症，尤以阴虚者多见。

〔3〕饴糖：出《本草经集注》。为米、大麦、小麦、粟或玉蜀黍等粮食经发酵糖化制成的糖类食品。甘、微温。入脾、胃、肺经。补中缓痛，润肺止咳。治中气虚乏、腹痛喜按、肺虚燥咳、口渴咽干。

〔4〕乌鸡：即乌骨鸡、药鸡、武山鸡、羊毛鸡等。乌骨鸡为家鸡的一种，体躯短矮而小，头小、颈短，具肉冠。耳叶绿色，略呈紫蓝。遍体毛羽色白，除两翅毛羽外，全呈丝绒状；头上有一撮强毛突起，下额上连两颊面生有较多的细短毛。皮、肉、骨、嘴均乌色。翅较短，而主翼羽的羽毛呈分

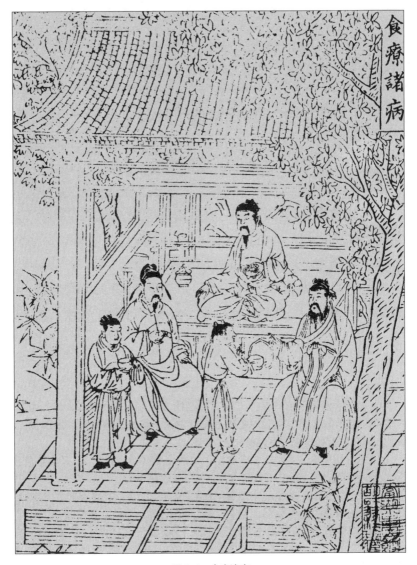

图 2-8　食疗诸病

裂状,飞翔能力特别强。毛脚,5 爪。跖毛多而密。本种除色白者外,尚有黑毛乌骨者、斑毛乌骨者及肉白骨乌者等。多为人工饲养。原产江西泰和县。现其他地区也有饲养。性味甘,平。入肝、肾经。能养阴退热。治虚劳骨蒸羸瘦、消渴、脾虚滑泄、下痢口噤、崩中、带下。《本草经疏》:"乌骨鸡补血益阴,则虚劳羸瘦可除,阴回热去则津液自生,渴自止矣。阴平阳秘,表里固密,邪恶之气不得入。心腹和而痛自止。益阴,则冲、任、带三脉俱旺,故能疗崩中带下一切虚损诸疾也。"

【译文】

生地黄鸡能治疗腰背疼痛,骨髓虚损,不能长时间站立,身体沉重气乏,盗汗,饮食减少,经常性的反复吐泻。

生地黄半斤,饴糖五两,乌鸡一只。

以上原料,先将乌鸡宰杀后,去掉毛、肠、肚等杂物,洗干净。次将地黄切成细丝,与饴糖拌和后,纳入乌鸡的腹腔内,然后把乌鸡放入到铜制的器皿中,再把铜制器皿放入到甑中蒸制,大约蒸一顿饭的时间,就可以取出来食用。食用时不要加盐、醋等佐料,鸡肉吃完后,再将鸡汤喝尽。

2-6-2 羊蜜膏

治虚劳,腰痛,咳嗽,肺痿[1],骨蒸[2]。

熟羊脂[3]五两,熟髓[4]五两,白沙蜜五两,炼净,生姜汁一合,生地黄汁五合。

右五味,先以羊脂煎令沸,次下羊髓又令沸,次下蜜、地黄、生姜汁,不住手搅,微火熬数沸成膏。每日空心温酒调一匙头。或作羹汤,或作粥食之亦可。

【注释】

〔1〕肺痿:病名。① 指肺叶枯萎,而以吐浊唾涎沫为主症的慢性虚弱疾患。一作肺萎。多由燥热重灼,久咳伤肺,或其他疾病误治之后,重伤

津液，因而肺失濡润，渐至枯萎不荣。临床表现有咳嗽，吐稠黏涎沫，咳声不扬，动即气喘，口干咽燥，形体消瘦，或见潮热，甚则皮毛干枯，舌干红，脉虚数等症。治宜滋阴，清热，润肺。②传尸的一种。《外台秘要》："传尸……气急咳者，名曰肺痿。"③指皮毛痿。《医宗必读》："肺痿者，皮毛痿也。"

〔2〕骨蒸：蒸病的一种。见《诸病源候论·虚劳病诸候》。形容发热自骨髓透发而出，故名。属劳瘵之类。多因阴虚内热所致。症见潮热、盗汗、喘息无力、心烦少寐、手心常热、小便黄赤。治宜养阴清热。

〔3〕羊脂：即牛科动物山羊或绵羊的脂肪。味甘，性温。能补虚，润燥，祛风，化解。

〔4〕熟髓：熟的山羊或绵羊的骨髓或脊髓。味甘，性温，无毒。能养阴补髓，润肺泽肌。治虚劳羸弱、肺痿、骨蒸、咳嗽、消渴、皮毛憔悴、痈疽、疮疡、目赤、目翳。

【译文】

羊蜜膏能治疗虚劳，腰痛，咳嗽，肺痿，骨蒸。

炼熟的羊脂肪五两；炼熟的羊骨髓五两；蜂蜜五两，炼制纯净；生姜汁一合；生地黄汁五合。

以上五种原料，先把羊脂肪下锅烧沸，次下入羊骨髓油，再烧沸；然后下入蜂蜜、地黄汁、生姜汁，并用手不停地搅拌，最后用文火煎熬沸腾几次后，制成膏状物。每日空腹时取一汤匙用温酒冲调服食，或用这种膏制作成羹汤，或制作成粥食用，都可以。

2-6-3 羊藏羹

治肾虚，劳损〔1〕，骨髓伤败。

羊肝、肚、肾、心、肺各一具，汤洗净；牛酥一两；胡椒一两；荜拨一两；豆豉一合；陈皮二钱，去白；良姜二钱；草果二个；葱五茎。

右件，先将羊肝等慢火煮令熟，将汁滤净。和羊肝等并药一同入羊肚内，缝合口，令绢袋盛之，再煮熟，入五味,旋旋任意食之。

【注释】

〔1〕劳损:即劳伤,为内伤病症。多因七情内伤,起居不节,劳伤脾气,气衰火旺,故有困乏懒言、动则喘乏、表热自汗、心烦不得安等症。

【译文】

羊藏羹能治疗肾虚,劳损,骨髓受到伤害败坏。

羊肝、羊肚、羊肾、羊心、羊肺各一副,用热水清洗干净;牛酥油一两;胡椒一两;荜拨一两;豆豉一合;陈皮二钱,除去陈皮内层的白皮;良姜二钱;草果二个;葱五根。

将已经清洗干净的羊肝、羊肾、羊心、羊肺一同下锅加水用小火慢慢煎熬至熟,将汤过滤干净备用,把煮熟的羊肝等切成小块与牛酥油、胡椒、荜拨、豆豉、陈皮、良姜、草果、葱一同放入羊肚中,将羊肚缝合好,装入用绢制成的袋子内再放入锅中用煮羊肝等的汤再煮至熟。然后把羊肚从绢袋中取出,切好,随便食用。

2-6-4　羊骨粥

治虚劳,腰膝无力。

羊骨一副,全者,捶碎;陈皮二钱,去白;良姜二钱;草果二个;生姜一两;盐少许。

右,水三斗,慢火熬成汁,滤出澄清,如常作粥,或作羹汤亦可。

【译文】

羊骨粥治疗虚劳,腰膝没有力气。

羊骨架一整副,捶碎;陈皮二钱,除去内层白皮;良姜二钱;草果二个;生姜一两;盐少许。

以上原料，一同下锅加入三斗水，用文火熬成汁液，将汤中的渣滓过滤掉，静置澄清；在澄清的汤汁中下入[适量的]米，像平时做粥一样煮成羊骨粥，或做成羹汤也行。

2-6-5 羊脊骨羹

治下元[1]久虚，腰肾伤败。

羊脊骨一具，全者，捶碎；肉苁蓉[2]一两，洗，切作片；草果三个；荜拔二钱。

右件，水熬成汁，滤去滓，入葱白、五味，作面羹食之。

【注释】

〔1〕下元：即肾脏。

〔2〕肉苁蓉：为列当科植物肉苁蓉、迷肉苁蓉的肉质茎。常用中药。其味甘、酸、咸，性温。能补肾，益精，润燥，滑肠，益髓。

【译文】

羊脊骨羹治疗肾脏长期虚弱，腰肾受到伤害败坏。

羊脊椎骨一整副，捶碎；肉苁蓉一两，洗干净，切成片；草果三个；荜拔二钱。

以上原料，一同下锅加水熬煮成汤汁，将汤中的渣滓过滤掉，在滤净的汤汁中加入适量的葱白、五味调料、盐，[烧开锅后]撒入适量的面粉，搅打成羹食用。

2-6-6 白羊肾羹

治虚劳，阳道衰败[1]，腰膝无力。

白羊肾二具，切作片；肉苁蓉一两，酒浸，切；羊脂四两，切作片；胡椒二钱；陈皮一钱，去白；荜拔二钱；草果二钱。

右件相和，入葱白、盐、酱，煮作汤，入面饼子，如常作羹食之。

【注释】

〔1〕阳道衰败：男子性功能衰退。阳道，这里指男子的性功能。

【译文】

白羊肾羹治疗虚劳，男子性功能衰退，腰膝无力。

白羊的肾脏二副，［洗净，剔去脂膜，］切成片；肉苁蓉一两，用酒浸泡一段时间后切成片；羊脂肪四两，切成片；胡椒二钱；陈皮一钱，去除内层的白皮；荜拔二钱；草果二钱。

以上原料，相互混合拌匀［，一同下锅］，加入适量的［水］、食盐、酱煮成汤汁；下入用面粉做成的棋子，就像平常制作的羹一样，做好后就可食用。

2-6-7　猪肾粥

治肾虚劳损，腰膝无力、疼痛。

猪肾[1]一对，去脂膜，切；粳米三合；草果二钱；陈皮一钱，去白；缩砂二钱。

右件，称将猪肾、陈皮等煮成汁，滤去滓，入酒少许，次下米成粥，空心食之。

【注释】

〔1〕猪肾：俗称猪腰子，味咸、平，无毒。参见本书 3-2-18 猪肉·猪肾。

【译文】

猪肾粥治疗肾虚劳损，腰膝无力、疼痛。

猪肾脏一对，剔去脂膜，切成片；粳米三合［淘洗干净］；草果二钱；陈皮一钱，去除内层白皮；缩砂二钱。

以上原料，先将猪肾与草果、陈皮、缩砂一同下锅加水煮熬成汤汁，将汤汁中的渣滓过滤掉，在滤净的汤汁中加入少量白酒，然后在此汤汁中下入三合［淘洗过的］粳米，用文火熬成粥。空腹时食用。

2-6-8　枸杞羊肾粥

治阳气衰败[1]，腰脚疼痛，五劳七伤。

枸杞叶一斤；羊肾二对，细切；葱白一茎；羊肉半斤，炒。

右四味拌匀，入五味，煮成汁，下米熬成粥，空腹食之。

【注释】

〔1〕阳气衰败：指阳气不足或机能减退的症候。阳虚则生寒，症见疲乏无力、少气懒言、畏寒、肢冷、自汗、面色淡白、小便清长、大便稀溏、舌质淡嫩、脉虚大或微细等。

【译文】

枸杞羊肾粥治疗阳气衰败，腰脚疼痛，五劳七伤。

枸杞叶一斤；羊肾脏两副，［洗净，剔去脂膜，］细细切碎；葱白一根；羊肉半斤，切成片后炒熟。

以上四种原料，相互混合拌匀，加入五味调料，煮熬成汤汁，然后下入适量的米煮熬成粥。空腹时食用。

2-6-9　鹿肾羹

治肾虚耳聋[1]。

鹿肾[2]一对,去脂膜,切。

右件于豆豉中,入粳米三合,煮粥或作羹,入五味,空心食之。[3]

【注释】

〔1〕肾虚耳聋:肾脏虚弱同时兼有耳聋的病症。

〔2〕鹿肾:又名鹿茎筋、鹿鞭、鹿阴茎、鹿冲、鹿冲肾。为鹿科动物梅花鹿或马鹿的雄性外生殖器。能补肾,壮阳,益精。治劳损、腰膝酸软、肾虚耳聋、耳鸣、阳痿、宫冷不孕。

〔3〕本方源自《圣惠方·鹿肾粥》:治肾气虚损,耳聋:以鹿肾一对(去脂膜,切),粳米二合。于豉汁中相和,煮作粥,入五味,如法调和,空腹食之;作羹及入酒并得,食之。

【译文】

鹿肾羹治疗肾虚耳聋。

鹿肾脏一对,洗净后剔去脂膜,细细切碎。

将切好的鹿肾脏浸在豆豉汁中,然后下入三合粳米[,适量的水],一同下锅熬煮成粥,或者制成羹,加入五味调料,空腹时食用。

2-6-10　羊肉羹

治肾脏衰弱,腰脚无力。

羊肉半斤,细切;萝卜一个,切作片;草果一钱;陈皮一钱,去白;良姜一钱;荜拨一钱;胡椒一钱;葱白三茎。

右件,水熬成汁,入盐、酱熬成汤,下面饦子,作羹食之。将汤澄清,作粥食之亦可。

【译文】

羊肉羹治疗肾脏衰弱、腰脚没有力气。

羊肉半斤，细细切碎；萝卜一个，切成片状；草果一钱；陈皮一钱，除去内层白皮；良姜一钱；荜拨一钱；胡椒一钱；葱白三根。

以上原料，一同下锅加入适量的水熬煮成汁，加入适量的盐、酱熬成汤；下入用面制成的棋子，制成羹食用。或者将汤汁过滤澄清，取上层的清汁加入适量的米，熬成粥食用也可以。

2-6-11　鹿蹄汤

治诸风、虚，腰脚疼痛，不能践地。

鹿蹄[1]四只，陈皮二钱，草果二钱。

右件，煮令熟烂，取肉，入五味，空腹食之。

【注释】

〔1〕鹿蹄：为鹿科动物梅花鹿或马鹿的蹄肉。参见本书3-2-15鹿肉。

【译文】

鹿蹄汤治疗各种风虚、腰脚疼痛、脚不能践地。

鹿蹄四只，陈皮二钱，草果二钱。

将四只鹿蹄去毛洗净，与陈皮、草果一同下锅，加水煮至烂熟，将鹿蹄肉剔出，加入五味调料调和好味道，空腹食用。

2-6-12　鹿角酒

治卒患腰痛，暂转不得。

鹿角[1]新者，长二三寸，烧令赤。

右件，内酒中浸二宿，空心饮之立效。

【注释】

〔1〕鹿角：鹿科动物梅花鹿或马鹿已骨化的老角。参见本书3-2-15

鹿肉。

【译文】

　　鹿角酒治疗突发性腰痛病，腰部突然不能转动。

　　用新取下的鹿角二三寸长，在火上烧成红色。

　　取二三寸长的鹿角烧成红色，然后放入适量的酒中浸泡二天二夜，空腹饮用这种鹿角酒，可以使上述的病症立即好转。

2-6-13　黑牛髓煎

治肾虚弱，骨伤败，瘦弱无力。

黑牛髓半斤，生地黄汁半斤；白沙蜜半斤，炼去蜡。

右三味和匀，煎成膏，空心酒调服之。

【译文】

　　黑牛髓煎治疗肾脏虚弱，骨髓受伤败坏，瘦弱无力。

　　黑牛的骨髓半斤，生地黄汁半斤；蜂蜜半斤，要将蜂蜡熬炼干净。

　　以上三种原料，混合后拌匀，放入锅内用文火熬煎成膏，空腹时取出适量用［温］酒冲调后服食。

2-6-14　狐肉汤

治虚弱，五藏邪气[1]。

狐肉[2]五斤，汤洗净；草果五个；缩砂二钱；葱一握；陈皮一钱，去白；良姜二钱；哈昔泥一钱，即阿魏。

右件，水一斗，煮熟，去草果等，次下胡椒二钱，姜黄一钱，醋、五味，调和匀空心食之。

【注释】

〔1〕五藏邪气：人体内部的邪气和致病因素。① 邪气，又称邪。与人体正气相对而言。泛指各种致病因素及其病理损害。《素问·评热病论》："邪之所凑，其气必虚。"② 风、寒、暑、湿、燥、火六淫和疫疬之气等致病因素，因从外侵入人体，故又称外邪。

〔2〕狐肉：为犬科动物狐的肉。参见本书 3-2-27 狐肉。

【译文】

狐肉汤治疗身体虚弱，去除五脏内的邪气。

狐肉五斤，用热水洗干净；草果五个；缩砂二钱；葱一把；陈皮一钱，去除内层白皮；良姜二钱；哈昔泥一钱，也就是阿魏。

以上原料，一同下入锅内［草果、缩砂、葱、陈皮、良姜、哈昔泥用纱布包好］，加水一斗煮熟后，将草果、缩砂等捞出。在煮肉汤中下入二钱胡椒、一钱姜黄、适量的醋和五味调料等调和拌匀，空腹时食用。

2-6-15 乌鸡汤

治虚弱劳伤，心腹邪气^[1]。

乌雄鸡一只，挦洗净，切作块子；陈皮一钱，去白；良姜一钱；胡椒二钱；草果二个。

右件，以葱、醋、酱相和，入瓶内，封口，令煮熟，空腹食。

【注释】

〔1〕心腹邪气：即心腹部的外来邪气和致病因素。

【译文】

乌鸡汤治疗身体虚弱劳伤，去除心腹邪气。

雄性乌鸡一只，［宰杀后］挦净鸡毛，去除肚杂，清洗干净，切成小块；陈皮一钱，将内层的白皮去掉不用；良姜一钱；胡椒二钱；草果二个。

以上原料，与适量的葱末、醋、酱拌和均匀后，装入［大小合适］的瓶子内，将瓶口封好，放入加有水的锅内，隔水煮熟。空腹食用。

2-6-16　醍醐酒

治虚弱，去风湿[1]。

醍醐一盏。

右件，以酒一杯和匀，温饮之，效验。

【注释】

〔1〕风湿：风和湿两种病邪结合所致的病症，亦称风湿症。《伤寒论》："风湿相搏，骨节疼烦，掣痛不得屈伸，近之则痛剧……"

【译文】

醍醐酒治疗身体虚弱，去除风湿。

醍醐一盏。

在醍醐中加入一杯酒，调和均匀后加热至温热时饮用，疗效非常灵验。

2-6-17　山药饦[1]

治诸虚，五劳七伤，心腹冷痛，骨髓伤败。

羊骨五、七块，带肉；萝卜一枚，切作大片；葱白一茎；草果五个；陈皮一钱，去白；良姜一钱；胡椒二钱；缩砂二钱；山药二斤。

右件同煮，取汁澄清，滤去滓，面二斤，山药二斤，煮熟，研泥，溲[2]面作饦，入五味，空腹食之。

【注释】

〔1〕饦(tuō)：北方常吃的一种面食，外形如面饼。

〔2〕溲：原本作"搜"，《正字通》："溲，水调粉面也。"据改。

【译文】

山药饦治疗各种虚症，五劳七伤，心腹冷痛，骨髓受伤败坏。

未剔除肉的羊肋骨和脊骨五至七块；萝卜一根，切成大片；葱白一根；草果五个；陈皮一钱，将内层的白皮去掉不用；良姜一钱；胡椒二钱；缩砂二钱；山药二斤。

以上原料，[除山药外，]一同下锅加入适量的水熬成汤汁，澄清，将渣滓过滤掉。山药二斤，煮熟后研成山药泥；将山药泥与二斤面粉混合，加入[适量过滤后的清汤汁]一同和面，做成饦。加入五味调料，空腹的时候食用。

2-6-18　山药粥

治虚劳，骨蒸久冷〔1〕。

羊肉一斤，去脂膜，烂煮熟，研泥；山药一斤，煮熟，研泥。

右件，肉汤内下米三合，煮粥，空腹食之。

【注释】

〔1〕骨蒸久冷：指久患虚劳之症，出现骨蒸燥热而身感寒冷。

【译文】

山药粥治疗虚劳，骨蒸久冷。

羊肉一斤，将其中的脂肪和筋膜剔除干净，下锅加水煮至烂熟，[取出]研成泥状；山药一斤，煮熟后研成泥状。

在煮羊肉的汤汁中下入三合[淘洗干净的]米煮粥，待粥将熟时，下入羊肉泥和山药泥[，稍加熬煮，调和均匀]，即可。空腹时食用。

2-6-19　酸枣粥

治虚劳，心烦，不得睡卧。

酸枣仁[1]一碗。

右用水，绞取汁，下米三合煮粥，空腹食之。

【注释】

〔1〕酸枣仁：为鼠李科植物酸枣的种子。味甘，性平。能养肝，宁心，安神，敛汗。

【译文】

酸枣粥治疗虚劳，心烦，不能睡卧。

酸枣仁一碗。

将酸枣仁加入适量的水，用布绞取汁液，在绞取的酸枣仁汁液中下入三合［淘洗干净的米］，煮熬成粥。空腹时食用。

2-6-20　生地黄粥

治虚弱骨蒸，四肢无力，渐渐羸瘦，心烦不得睡卧。

生地黄汁一合；酸枣仁二两[1]，水绞取汁二盏。

右件，水煮同熬数沸，次下米三合煮粥，空腹食之。

【注释】

〔1〕二两：原脱，据《太平圣惠方·食治骨蒸劳》补。

【译文】

生地黄粥治疗身体虚弱，骨蒸，四肢无力，身体逐渐地消瘦，心中烦躁不能睡眠。

生地黄汁一合；酸枣仁[适量]，加水用布袋绞取汁液二碗。

将生地黄汁与酸枣仁汁相混，加入适量的水，一同煮沸数次，然后在汤中下入三合[淘洗干净]的米，煮熬成粥。空腹时食用。

2-6-21　椒面羹

治脾胃虚弱，久患冷气[1]，心腹结痛，呕吐，不能下食。

川椒三钱，炒，为末；白面四两。

右件同和匀，入盐少许，于豆豉作面条，煮羹食之。

【注释】

〔1〕久患冷气：即冷气长时间积聚体内所生的病症。

【译文】

椒面羹治疗脾胃虚弱，冷气长时间积聚在体内，心腹间有结块、疼痛，呕吐，不能吃东西。

取四川产的花椒三钱，放入锅中炒过后，研成细末；面粉四两。

以上原料，一同拌和均匀，加入适量的盐，用豆豉汁调和制成面条，煮成羹汤吃。

2-6-22　荜拨粥

治脾胃虚弱，心腹冷气疞痛[1]，妨[2]闷不能食。

荜拨一两，胡椒一两，桂五钱。

右三味为末，每用三钱，水三大碗，入豉半合，同煮令熟，去滓，下米三合作粥，空腹食之。

【注释】

〔1〕疗痛：症名。指腹部缓痛，或可兼见腹部轻度拘急感。多由血虚寒滞所致。《金匮要略》："妇人怀娠，腹中疗痛，当归芍药散主之……"又："产后腹中疗痛，当归生姜羊肉汤主之……"

〔2〕妨：有阻碍、损坏之意。

【译文】

治疗脾胃虚弱，心腹冷气疗痛，胸腹部有阻碍、发闷的感觉，不能吃东西。

荜拨一两，胡椒一两，肉桂五钱。

以上三种物料一同研成细末，每次用三钱，加三大碗水，放入半合豆豉，一同煮熟；滤掉渣滓；[取清汁]下入三合[已淘洗干净的]米，煮熬成粥。空腹时食用。

2-6-23　良姜粥

治心腹冷痛，积聚，停饮〔1〕。

高良姜半两，为末；粳米三合。

右件，水三大碗，煎高良姜至二碗，去滓，下米煮粥，食之效验。

【注释】

〔1〕停饮：即水饮内停。水饮，饮的一种。

【译文】

良姜粥治疗心腹冷痛，积聚，停饮。

高良姜半两，研成细末；粳米三合。

在高良姜细末中加入三大碗水，煎煮到汤液只剩下二碗时，将渣滓过滤掉，在滤液中加入适量的米煮成粥吃，对治疗上述病症非常有效。

2-6-24　吴茱萸粥

治心腹冷气冲，胁肋痛。

吴茱萸[1]半两，水洗，去涎[2]，焙干，炒，为末。

右件，以米三合，一同作粥，空腹食之。

【注释】

〔1〕吴茱萸：为芸香科植物吴茱萸的未成熟果实。入中药。其味苦，微辛辣，性温。香气浓烈，有毒。能温中，止痛，理气，燥湿。

〔2〕此为吴茱萸的炮制方法之一。即用水泡掉吴茱萸的烈汁。《本草通玄》："吴茱萸，咸汤浸去烈汁，焙干水。"《本草求真》："吴茱萸者陈者良，泡去苦烈汁用。止呕，黄连水炒；治疝，盐水炒；治血，醋炒。"

【译文】

吴茱萸粥治疗心腹间冷气上冲，胁肋部疼痛。

吴茱萸半两，用水浸泡洗去茱萸的涎液，用火焙干，炒制后研成细末。

以上原料，加入三合米［、适量的水］，一同熬煮成粥，空腹时食用。

2-6-25　牛肉脯

治脾胃久冷，不思饮食。

牛肉五斤，去脂膜，切作大片；胡椒五钱；荜拨五钱；陈皮二钱，去白；草果二钱；缩砂二钱；良姜二钱。

右件为细末，生姜汁五合，葱汁一合，盐四两，同肉拌匀，淹二日，取出焙干，作脯，任意食之。

【译文】

　　牛肉脯治疗脾胃长期受冷邪侵扰，不想吃东西。

　　牛肉五斤，剔去牛肉中的脂肪和筋膜，切成较大的牛肉片；胡椒五钱；荜拨五钱；陈皮二钱，去除内层白皮；草果二钱；缩砂二钱；良姜二钱。

　　以上原料，[除牛肉外，]将胡椒、荜拨等都研成细末，与五合生姜汁、一合葱汁、四两盐调和，放入切成大片的牛肉，拌匀后腌渍二天取出，烘焙成牛肉脯，随时可以食用。

2-6-26　莲子粥

　　治心志不宁，补中强志，聪明耳目。

　　莲子一升，去心[1]。

　　右件煮熟，研如泥，与粳米三合作粥，空腹食之。

【注释】

　　〔1〕去心：中医认为，莲子心味苦，性寒，有使人呕吐的作用。

【译文】

　　莲子粥治疗心神不宁，补益脾胃增强神志，聪明耳目。

　　莲子一升，剔除掉莲子心。

　　将莲子煮熟，研成莲子泥，与三合粳米[、适量的水]一同下锅煮熬成粥。空腹食用。

2-6-27　鸡头粥

　　治精气不足，强志，明耳目。

　　鸡头实[1]三合。

　　右件煮熟，研如泥，与粳米一合煮粥食之。

【注释】

〔1〕鸡头实：芡实。《古今注》云："叶似荷而大，叶上蹙皱如沸，实有芒刺，其中有米，可以度饥，即今蒍子也。"

【译文】

鸡头粥治疗精气不足，增强神志，聪明耳目。

鸡头实三合。

以上原料，煮熟，研成泥状，与一合粳米［、适量水］一同下锅煮熬成粥食用。

2-6-28　鸡头粉羹[1]

治湿痹、腰膝痛，除暴疾，益精气，强心志，耳目聪明。

鸡头[2]磨成粉；羊脊骨一副，带肉，熬取汁。

右件，用生姜汁一合，入五味调和，空心食之。

【注释】

〔1〕鸡头粉羹：原本作"鸡头羹粉"，据目录改。
〔2〕鸡头：缺用量，诸本同。

【译文】

鸡头粉羹治疗湿痹、腰膝疼痛，去除突发性的疾病，补益精气，增强心志，聪明耳目。

鸡头实［去掉外壳］磨成粉；带肉的羊脊椎骨一副，下锅加水熬成汤汁，滤去渣滓，取滤液备用。

在滤净的羊脊骨汤汁中加入［适量的］鸡头粉、一合生姜汁、［适量的］五味调料煮成羹。空腹食用。

2-6-29　桃仁粥

治心腹痛，上气咳嗽，胸膈妨满，喘急。

桃仁[1]三两，汤煮熟，去尖、皮，研。

右件取汁，和粳米同煮粥，空腹食之。

【注释】

〔1〕桃仁：为蔷薇科植物桃或山桃的种子。参见本书 3-5-1 桃。

【译文】

桃仁粥治疗心腹疼痛，气上冲引起的咳嗽，胸膈部有阻碍、满闷感，喘息急促。

桃仁三两，用开水煮熟，去掉桃仁的尖与外皮，研成泥状。

以上原料，[用布袋]绞取汁液，加入[适量的]粳米和水，一同熬煮成粥。空腹食用。

2-6-30　生地黄粥

治虚劳，瘦弱，骨蒸，寒热往来[1]，咳嗽唾血。

生地黄汁二合。

右件，煮白粥，临熟时入地黄汁，搅匀，空腹食之。

【注释】

〔1〕寒热往来：症名。见《诸病源候论·冷热病诸候》。亦称往来寒热。

【译文】

生地黄粥治疗虚劳瘦弱，骨蒸，寒热往来，咳嗽唾血。

生地黄汁二合。

先用适量和米加清水熬煮成白粥，即将成熟时加入生地黄汁，搅拌均匀。空腹食用。

2-6-31　鲫鱼羹

治脾胃虚弱，泻痢久不瘥者，食之立效。

大鲫鱼二斤；大蒜两块；胡椒二钱；小椒二钱；陈皮二钱；缩砂二钱；荜拨二钱。

右件，葱、酱、盐、料物、蒜，入鱼腹内，煎熟作羹，五味调和令匀，空心食之。

【译文】

鲫鱼羹治脾胃虚弱，长时间泻痢未能痊愈的人，吃过以后立刻见效。

大鲫鱼二斤；大蒜二枚；胡椒二钱；小椒二钱；陈皮二钱；缩砂二钱；荜拨二钱。

以上原料，〔将鲫鱼除去鳞、鳃、内脏，清洗干净；〕把大蒜、胡椒、小椒、陈皮、缩砂、荜拨与葱、酱、盐、混合香料、蒜，放入鲫鱼的腹腔内，然后将鲫鱼煎熟制作成鲫鱼羹，用五味调料调和均匀。空心食用。

2-6-32　炒黄面

治泻痢，肠胃不固[1]。

白面一斤，炒令焦黄。

右件，每日空心温水调一匙头。

【注释】

〔1〕肠胃不固：指经常腹泻。

【译文】
　　炒黄面治疗泻痢，肠胃不固。
　　白面一斤，入锅炒成焦黄色。
　　以上原料，每日空腹时，用温开水冲调一汤匙食用。

2-6-33　乳饼面

治脾胃虚弱，赤白泄疾。
乳饼[1]一个，切成豆子样。
右件，用面拌，煮熟，空腹食之。

【注释】
　　〔1〕乳饼：用鲜乳加工成的一种奶制品，主成分为酪蛋白。气味甘，微寒，无毒。润五脏，利大小便，益十二经脉。参见本书 3-2-1 牛肉·牛腐乳。

【译文】
　　乳饼面治脾胃虚弱，红白痢疾。
　　乳饼一个，切成豆粒大的小丁块。
　　以上原料，加入适量的面粉拌和以后，下锅煮熟，空腹食用。

2-6-34　炙黄鸡

治脾胃虚弱，下痢。
黄雌鸡一只，挦净。
右件，以盐、酱、醋、茴香、小椒末同拌匀，刷鸡上，令炭火炙干焦，空腹食之。

【译文】
　　炙黄鸡治疗脾胃虚弱，下痢。

黄颜色的母鸡一只，[宰杀后]掊净鸡毛[，去掉内脏]，清洗干净。

将盐、酱、醋、茴香[末]、小椒末一同拌匀后，均匀地刷在清洗干净的鸡身上，然后将鸡放在炭火上烤炙到外皮焦干，空腹食用。

2-6-35　牛奶子煎荜拨法[1]

贞观中，太宗苦于痢疾，众医不效，问左右能治愈者，当重赏。时有术士进此方：用牛奶子煎荜拨，服之立瘥。

【注释】

〔1〕牛奶子煎荜拨法：所记之事见于《独异志》："唐太宗苦气痢，众医不效，下诏访问。金吾长张宝藏曾困此疾，即具疏以乳煎荜拨方上，服之立愈。"原文未曾介绍方中药物所用之量，《本草纲目》记之较详："其方用牛乳半斤，荜拨三钱，同煎减半。空腹顿服。"

【译文】

贞观年间（627—649），唐太宗患有痢疾，经许多医生治疗都没有效果，唐太宗便向左右的人说，有人能治好我的病，一定重重赏赐。当时有一位术士进献了这个用牛奶煎荜拨的药方，唐太宗服食了以后，病立刻痊愈了。

2-6-36　獖肉羹[1]

治水肿[2]，浮气，腹胀，小便涩少。

肉一斤，细切；葱一握；草果三个。

右件，用小椒、豆豉，同煮烂熟。入粳米一合作羹，五味调匀，空腹食之。

【注释】

〔1〕貒（tuān）肉羹：貒，即貒。《本草纲目》："貒，即今猪貛也。处处山野间有之，穴居。状似小猪形，体肥而行钝。其耳聋，见人乃走，短足，短尾，尖喙，褐毛，能孔地食虫蚁瓜果。其肉带土气，皮毛不如狗貛。苏颂所注乃狗貛，非貒也。郭璞谓貛即貒，亦误也。……主治水胀久不瘥垂死，作羹食之，下水大效。"

〔2〕水肿：病症名。又称水、水气、水胀、水满。指体内水湿停留，面目、四肢、胸腹甚至全身浮肿的一种病患。参见本书 3-4-1 鲤鱼·水肿。

【译文】

貒肉羹治疗水肿，浮气，腹胀，小便涩少。

貒肉一斤，细细切碎；葱一把；草果三个。

以上原料，加入小椒、豆豉。一同下入锅中加水煮至烂熟，然后加入一合粳米煮熬成羹，加入五味调料拌和均匀，空腹食用。

2-6-37 黄雌鸡

治腹中水癖[1]，水肿。

黄雌鸡一只，挦净；草果二钱；赤小豆[2]一升。

右件，同煮熟，空心食之。

【注释】

〔1〕水癖：指饮潜匿于两胁之间形成的积块，时痛时止，平时寻摸不见，痛时才能触及为其特征。

〔2〕赤小豆：为豆科植物赤小豆或赤豆的种子。参见本书 3-1-14 赤小豆。

【译文】

黄雌鸡治腹中水癖，水肿。

黄母鸡一只，[宰杀后]挦净鸡毛[，去掉内脏]，清洗干净；草果二钱，赤小豆一升。

以上原料，一同下锅加水煮熟，空腹食用。

2-6-38 青鸭羹

治十肿[1]水病不瘥。

青头鸭[2]一只，退净；草果五个。

右件，用赤小豆半升，入鸭腹内煮熟，五味调，空心食。

【注释】

〔1〕十肿：应为"十种"，古代对十种水病的总称。《圣惠方》中有治十种水病的食疗方：貒猪肉半斤细切。上用粳米三合，水三升，入葱、豉、椒、姜作粥，每日空腹食之。

〔2〕青头鸭：鸭的一种，头上的羽毛有青蓝色的金属般光泽。《本草纲目》："治水利小便，宜用青头雄鸭。"

【译文】

青鸭羹治十种水病不能痊愈。

青头鸭一只，［宰杀后］择净鸭毛［，去掉内脏］，清洗干净；草果五个。

以上原料，把五个草果与半升赤小豆一同填入鸭腹内，下锅煮熟，加入五味调料，拌和均匀，空腹食用。

2-6-39 萝卜粥

治消渴，舌焦，口干，小便数。

大萝卜[1]五个煮熟，绞取汁。

右件，用粳米三合，同水并汁，煮粥食之。

【注释】

〔1〕萝卜：常见蔬菜，也入中药。参见本书3-6-10萝卜。

【译文】

萝卜粥治疗消渴，口干舌燥，小便频数。

大萝卜五个，加[少量的水]煮熟，然后绞取萝卜汁。

以上原料，用三合[淘洗干净的]粳米，加适量的水和绞取的萝卜汁一同煮熬成粥食用。

2-6-40　野鸡羹

治消渴，口干，小便频数。

野鸡[1]一只，㧐净。

右件，入五味，如常法作羹臛[2]食之。

【注释】

〔1〕野鸡：即雉。参见本书3-3-7野鸡。
〔2〕臛（huò）：肉羹。

【译文】

野鸡羹治疗消渴口干，小便频数。

野鸡一只，㧐净鸡毛[，去掉内脏]，清洗干净。

以上原料，加入五味调料调和好味道，按平常烹制野鸡的方法，做成野鸡羹食用。

2-6-41　鹁鸽羹

治消渴，饮水无度。

白鹁鸽[1]一只，切作大片。

右件，用土苏[2]一同煮熟。空腹食之。

【注释】

〔1〕鹁鸽：为鸠鸽科动物原鸽、家鸽或岩鸽的肉或全体。参见本书3-3-12 鹁鸽。

〔2〕土苏：一说为中药名，但不详是何种药物。一说即"土酥（萝卜）"。

【译文】

鹁鸽羹治疗消渴，大量饮水没有限度。

白色的鹁鸽一只，［杀死后捇净羽毛，去掉肚杂，清洗干净，］切成大块。

以上原料，与土苏一同煮熟。空腹食用。

2-6-42　鸡子黄

治小便不通。

鸡子黄[1]一枚，生用。

右件，服之不过三服，熟亦可食。

【注释】

〔1〕鸡子黄：即雉科动物家鸡的蛋黄。

【译文】

鸡子黄治疗小便不通。

鸡蛋黄一个，生用。

让患小便不通的人服食生鸡蛋黄，不超过三次［，就可以见效］。熟蛋黄也可以食用。

2-6-43　葵菜羹

治小便癃闭[1]不通。

葵菜叶不以多少，洗择净。

右件，煮作羹，入五味，空腹食之。

【注释】
〔1〕癃闭：病症名。出《素问·五常政大论》。又名癃、闭癃。指排尿困难，点滴而下，甚则闭塞不通的病症，可见于各种原因引起的尿潴留。实症多因肺气壅滞、气机郁结或水道瘀浊阻塞；虚症多因脾肾阳虚、津液不得输化所致。

【译文】
葵菜羹治疗小便癃闭不通。
葵菜叶数量不限，选择质量好的清洗干净。
将葵菜煮成菜羹，调入五味调料，空腹食用。

2-6-44　鲤鱼汤

治消渴，水肿，黄疸，脚气。
大鲤鱼一头；赤小豆一合；陈皮二钱，去白；小椒二钱；草果二钱。

右件，入五味，调和匀，煮熟，空腹食之。

【译文】
鲫鱼汤治疗消渴，水肿，黄疸，脚气。
大鲤鱼一尾；赤小豆一合；陈皮二钱，去掉内层的白皮；小椒二钱；草果二钱。
以上原料，［将大鲤鱼除去鳞、鳃、肚杂等，清洗干净；］将赤小豆、陈皮、小椒、草果、五味调料拌和均匀，与大鲤鱼一同下锅煮熟。空腹食用。

2-6-45　马齿菜粥

治脚气，头面水肿，心腹胀满，小便淋涩。

马齿菜[1]洗净，取汁。

右件，和粳米同煮粥，空腹食之。

【注释】

〔1〕马齿菜：为马齿苋科植物马齿苋的全草。参见本书 3-6-34 马齿菜。

【译文】

马齿粥治疗脚气，头面水肿，心腹胀满，小便淋沥排出不畅。

马齿菜[适量]清洗干净[，捣碎]，绞出汁液。

用绞取的马齿菜汁液与粳米一同煮熬成粥。空腹食用。

2-6-46　小麦粥

治消渴，口干。

小麦淘净，不以多少。

右以煮粥，或炊作饭，空腹食之。

【译文】

小麦粥治疗消渴，口干。

小麦数量不限，淘洗干净。

用小麦煮成粥或者做成饭。空腹食用。

2-6-47　驴头羹[1]

治中风[2]头眩，手足无力，筋骨烦痛，言语蹇涩[3]。

黑驴头一枚,捋洗净;胡椒二钱;草果二钱。

右件,煮令烂熟,入豆豉汁中,五味调和,空腹食之。

【注释】

〔1〕驴头羹:该条与《食医心镜》所记用料制法极为相似。《食医心镜》:治中风头眩,心肺浮热,手足无力,筋骨烦疼,言语似涩,一身动摇:乌驴头一枚,捋洗如法,蒸令极熟,细切,更于豉汁内煮,着五味,调点少酥食。

〔2〕中风:病名。见《内经·邪气藏府病形》等篇。亦称卒中。指猝然昏仆,不省人事,或突然口眼㖞斜,半身不遂,言语不利的病症。

〔3〕言语塞涩:此处指中风造成的言语困难说话不利落。

【译文】

驴头羹治疗中风头眩,手足没有力气,筋骨烦痛,言语困难说话不利落。

黑驴头一个,把驴毛捋净,清洗干净;胡椒二钱;草果二钱。

以上原料,一同下锅加水煮至烂熟;[剔下驴头肉,]放入豆豉汁中,加入五味调料调和好味道。空腹食用。

2-6-48　驴肉汤

治风狂、忧愁不乐,安心气。

乌驴肉不以多少,切。

右件,入豆豉汁中,烂煮熟,入五味,空心食之。

【译文】

驴肉汤治疗风狂、忧愁不乐,使心脏功能正常。

黑毛驴肉数量不限,细细切碎。

以上原料,放入到豆豉汁中煮至烂熟,加入五味调料调和好味道。空腹食用。

2-6-49　狐肉羹[1]

治惊风，癫痫，神情恍惚，言语错谬，歌笑无度。

狐肉不以多少，及五藏。

右件，如常法入五味，煮令烂熟，空心食之。

【注释】

〔1〕狐肉羹：该条与《食医心镜》狐肉羹的用料，制法极相似。狐肉，为犬科动物狐的肉。参见本书3-2-27狐肉。

【译文】

狐肉羹治惊风癫痫，神情恍惚，言语错乱，时歌时笑不能自持。

狐肉数量不限，狐的五脏也可以用。

以上原料，按照平时烹饪的方法进行烹制，加入五味调料调和好味道，煮至烂熟，空腹食用。

2-6-50　熊肉羹

治诸风，脚气，痹痛不仁，五缓筋急[1]。

熊肉一斤。

右件，于豆豉中，入五味、葱、酱，煮熟，空腹食之。

【注释】

〔1〕五缓筋急：指筋脉弛缓或筋急拘挛，不能随意运动。

【译文】

熊肉羹治疗各种风，脚气，痹痛不仁，五缓筋急。

熊肉一斤。

［将熊肉细细切碎］放入到豆豉汁中，加入五味调料、葱、酱一同煮熟。空腹食用。

2-6-51　乌鸡酒

治中风，背强，舌直不得语，目眼不转，烦热。

乌雌鸡一只，择洗净，去肠肚。

右件，以酒五升，煮取酒二升，去滓，分作三服，相继服之。汁尽无时，熬葱白、生姜粥投之，盖覆取汁。

【译文】

乌鸡酒治疗中风、脊背强直舌头发硬不能言语、眼睛不能转动、烦热。

雌性乌鸡一只，宰杀后择净鸡毛，去掉内脏、杂物，清洗干净。

以上原料，加入五升酒，一同煮熬至酒只剩下二升的时候，取出过滤，滤渣备用，滤液分成三份，分三次相隔一定的时间，相继饮用。滤液饮完之后，用葱白、生姜等熬成的粥浇覆到用酒煮过的乌鸡身上，继续煮熬，绞取汁液继续饮用。

2-6-52　羊肚羹

治诸中风。

羊肚一枚，洗净；粳米二合；葱白数茎；豉半合；蜀椒去目，闭口者，炒出汗，三十粒；生姜二钱半，细切。

右六味拌匀，入羊肚内烂煮熟，五味调和，空心食之。

【译文】

羊肚羹治疗各种中风。

羊肚一个，清洗干净；粳米二合；葱白数根；豆豉半合；蜀椒，将内皮不开口的去掉不用，放入锅中炒掉湿气，取三十粒用；生姜二钱半，细细切成碎末。

以上六种原料［除羊肚外］拌和均匀，塞入洗净的羊肚内，下锅煮至烂熟，取出切成细丝，用五味调料调和好味道。空腹食用。

2-6-53　葛粉羹

治中风，心脾风热，言语蹇涩，精神昏愦[1]，手足不遂。

葛粉[2]半斤，捣，取粉四两；荆芥穗[3]一两；豉三合。

右三味，先以水煮荆芥、豉，六七沸，去滓，取汁，次将葛粉作索面，于汁中煮熟，空腹食之。

【注释】

〔1〕愦（kuì）：原作"愤"，诸本同，现据《太平圣惠方·食治中风》改。昏乱，糊涂。《说文》："愦，乱也。从心，贵声。"

〔2〕葛粉：为豆科植物葛的块根。其中淀粉含量占大部，还有少量的蛋白质、纤维素、灰分和水分。性味甘，大寒，无毒。能生津止渴，清热除烦。治烦热，口渴，热疮，喉痹。

〔3〕荆芥穗：为唇形科植物裂叶和多裂叶荆芥的茎叶和花穗荆芥。辛，微温。归肺、肝经。具解表散风、透疹、消疮、止血之功效。

【译文】

葛粉羹治疗中风，心脾风热，言语困难说话不利落，精神昏乱，手足不能随意运动。

葛粉半斤，捣成细末后筛取细葛粉四两；荆芥穗一两；豆豉三合。

以上三种原料，先把荆芥穗与豆豉一同下锅加水煮沸六七次，滤去渣滓，留下滤液备用。然后将葛粉制成细面条，下到滤过的汤液中煮熟。空腹食用。

2-6-54　荆芥粥

治中风，言语蹇涩，精神昏愦，口面喝[1]斜。

荆芥穗一两，薄荷[2]叶一两，豉三合，白粟米三合。

右件，以水四升，煮取三升，去滓，下米煮粥，空腹食之。

【注释】

〔1〕喝(wāi)：嘴歪。

〔2〕薄荷：异名蕃荷菜、南薄荷、猫儿薄荷、升阳菜等。为唇形科植物薄荷或家薄荷的全草或叶。多年生草本，高10—80厘米，全国各地多有栽培。性味辛，凉。入肺、肝经。能疏风，散热，辟秽，解毒。治外感风热、头痛、目赤、咽喉肿痛、食滞气胀、口疮、牙痛、疮疥、瘾疹。

【译文】

荆芥粥治疗中风，言语困难说话不利落，精神昏乱，口面歪斜。

荆芥穗一两，薄荷叶一两，豆豉三合，白粟米三合。

将荆芥穗、薄荷叶、豆豉与四升水一同下锅，煮熬至只剩下三升水的时候，将渣滓过滤掉，在滤液中下入三合白粟米熬成粥。空腹食用。

2-6-55　麻子粥

治中风，五藏风热，语言蹇涩，手足不遂，大肠滞涩。

冬麻子[1]二两,炒,去皮,研；白粟米三合；薄荷叶一两；荆芥穗一两。

右件，水三升，煮薄荷、荆芥，去滓，取汁，入麻子仁同煮粥，空腹食之。

【注释】

〔1〕冬麻子：即中药火麻仁。异名麻子、麻子仁、大麻子、大麻仁、白麻子、冬麻子、火麻子。为桑科植物大麻的种仁。性味甘，平。能润燥，滑肠，通淋，活血。治肠燥便秘、消渴、热淋、风痹、痢疾、月经不调、疥疮、癣癞。

【译文】

治疗中风，五脏风热，言语困难说话不利落，手足不能随意运动，大肠滞涩。

冬麻子二两，放入锅中炒一下，去掉外皮，研成细末；白粟米三合；薄荷叶一两；荆芥穗一两。

以上原料，先将薄荷叶、荆芥穗与三升水一同下锅熬成汤汁，将渣滓过滤掉，取滤汁备用。在滤汁中下入研细的麻子仁、白粟米一同熬成粥。空腹食用。

2-6-56　恶实菜即牛蒡子，又名鼠粘子

治中风，燥热，口干，手足不遂及皮肤热疮。

恶实菜叶[1]肥嫩者，酥油。

右件，以汤煮恶实叶三五升，取出，以新水淘过，布绞取汁，入五味，酥点食之。

【注释】

〔1〕恶实菜叶：为菊科植物牛蒡 *Arctium lappa* L. 的茎叶。味苦，微甘，性凉。《药性论》："牛蒡单用，主面目烦闷，四肢不健，通十二经脉，治五脏恶气，可常作菜食之，令人身轻。又茎叶取汁，夏月多浴，去皮间习习如虫行风。洗了，慎风少时。"

【译文】

恶实菜治疗中风，燥热口干，手足不能随意运动以及皮肤上生有热疮。

肥嫩的恶实菜叶，酥油。

用开水煮肥嫩的恶实菜叶三至五升，然后取出菜叶，用新鲜的水淘洗一下，装入布袋绞出菜汁，在菜汁中加入五味调料调和好味道，用热酥油冲调后食用。

2-6-57　乌驴皮羹[1]

治中风，手足不遂，骨节烦疼，心燥，口眼面目喎斜。

乌驴皮一张，挦洗净。

右件，蒸熟，细切如条，于豉汁中，入五味，调和匀，煮过，空心食之。

【注释】

〔1〕乌驴皮羹：原文作"乌驴皮汤"，据目录改。

【译文】

乌驴皮羹治疗中风，手足不能随意运动，骨节烦疼，心燥，口眼面目歪斜。

黑驴皮一张，挦净驴毛，刮洗干净。

以上原料，放入到蒸笼中蒸熟，［趁热］切成细条状，放入豆豉汁中。加入五味调料拌和均匀，煮成乌驴皮羹。空腹食用。

2-6-58　羊头脍

治中风，头眩，羸瘦，手足无力。

白羊头一枚,捋洗净。

右件,蒸令烂熟,细切,以五味汁调和脍,空腹食之。

【译文】

羊头脍治疗中风,头眩,身体消瘦,手足没有力气。

白羊头一个,捋净羊毛,刮洗干净。

以上原料,放入蒸笼中蒸至烂熟,取出剔下羊头肉,切成细丝,加入用五味调料制作的调味汁,拌和均匀调好味道,羊头脍就制好了。空腹食用。

2-6-59 野猪臛

治久痔[1],野鸡病[2],下血不止,肛门肿满。

野猪肉二斤,细切。

右件,煮食烂熟,入五味,空心食之。

【注释】

〔1〕痔:病名。泛指多种肛门疾病。

〔2〕野鸡病:古病名。肛门红肿,下血,类似外痔的一类病。

【译文】

野猪臛治疗陈年旧痔,野鸡病,流血不止,肛门肿满。

野猪肉二斤,细细切碎。

以上原料,下入锅中加水煮至烂熟,加入五味调料调和好味道。空腹食用。

2-6-60 獭肝羹

治久痔下血不止。

獭肝[1]一副。

右件,煮熟,入五味,空腹食之。

【注释】

〔1〕獭肝:为鼬科动物水獭的肝脏。参见本书 3-2-21 獭肉·獭肝。

【译文】

獭肝羹治疗陈年旧痔,流血不止。

水獭的肝脏一副。

将獭肝煮熟后,加入五味调料调和好味道,空腹食用。

2-6-61　鲫鱼羹

治久痔,肠风[1],大便常有血。

大鲫鱼一头,新鲜者,洗净,切作片;小椒二钱,为末;草果一钱,为末。

右件,用葱三茎,煮熟,入五味,空腹食之。

【注释】

〔1〕肠风:病名。出《素问·风论》。① 指痔出血(见《世医得效方·失血》)。② 泛指因脏腑劳损,气血不调及风冷热毒搏于大肠所致的便血(见《太平圣惠方》卷六十)。③ 即风痢(见《三因极一病证方论》)。④ 指大便下血,血在粪前,色多鲜红(见《寿世保元·便血》)。多因外风入客或内风下乘所致。

【译文】

鲫鱼羹治疗陈年旧痔,肠风,大便时经常流血。

新鲜的大鲫鱼一条,[去净鳞、鳃、肚杂,清洗干净]切成小片;小椒二钱,研成细末;草果一钱,研成细末。

以上原料,加入三根葱一同煮熟,加入五味调料调和好味道。空腹时食用。

2-7　服药食忌[1]（图 2-9）

　　但服药，不可多食生芫荽及蒜，杂生茶、诸滑物、肥猪肉、犬肉、肥腻物、鱼脍腥膻等物。及忌见丧尸、产妇、腌[2]秽之事。又不可食陈臭之物。

　　有术[3]，勿食桃、李、雀肉、胡荽、蒜、青鱼[4]等物。

　　有黎芦[5]，勿食猩肉[6]。

　　有巴豆[7]，勿食芦笋[8]及野猪肉。

　　有黄连、桔梗[9]，勿食猪肉。

　　有地黄，勿食芜荑[10]。

　　有半夏[11]、菖蒲，勿食饴糖及羊肉。

　　有细辛[12]，勿食生菜。

　　有甘草，勿食菘菜[13]、海藻[14]。

　　有牡丹[15]，勿食生胡荽。

　　有商陆[16]，勿食犬肉。

　　有常山[17]，勿食生葱、生菜。

　　有空青[18]、朱砂，勿食血。凡服药通忌食血。

　　有茯苓，勿食醋。

　　有鳖甲，勿食苋菜。

　　有天门冬，勿食鲤鱼。

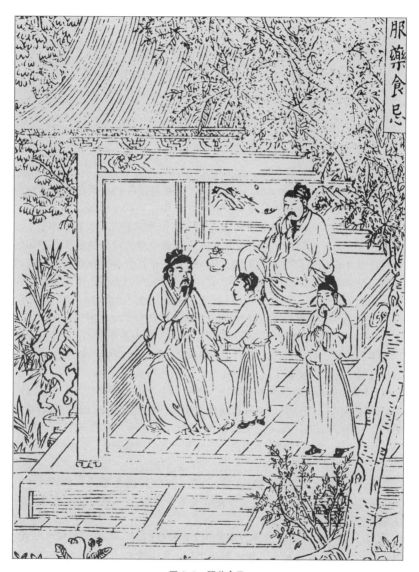

图 2-9　服药食忌

凡久服药通忌：

未[19]不服药，又忌满日[20]。

正、五、九月忌巳日[21]。

二、六、十月忌寅日。

三、七、十一月忌亥日。

四、八、十二月忌申日。

【注释】

〔1〕服药食忌：原文无"服药食忌"，据目录补。本章专谈服药时应当禁忌的食物、事物及禁忌服药的日子。此中禁忌的食物多来自于前人的医药文献，基本上是符合中医药理论的；其中要求服药者禁忌的事物，如丧事、肮脏污秽的事，是为了减少不良环境对患者的精神刺激和对身体的感染；其中对于服药时间的限制，有人以为是把古代讲究择取吉凶时日的迷信说法和治病吃药无关联地联系在一起，其实择时食药与中国古代中医学中的时间医学有一定的关系，是属于还须深入研究的内容。

〔2〕腌：原文作"淹"，疑为"腌"之误。腌臜(ā zɑ)，脏的，不干净的。

〔3〕术：在此译为"苍术、白术"，因为古代中药学中的"术"并无苍术、白术之分。自唐以后才有白术、苍术之分。此处仅用"术"难以区别，所以译为"苍术、白术"。

〔4〕青鱼：鱼名。为鲤科动物。参见本书 3-4-6 青鱼。

〔5〕黎芦：中药名。为百合科植物黑藜芦的根及根茎。此外尚有毛穗藜芦、毛叶藜芦、兴安藜芦、天目藜芦、蒜藜芦、小藜芦亦供药用。性味苦、辛，寒，有毒。能吐风痰，杀虫毒。治中风痰涌、风痫癫疾、黄疸、久疟、泻痢、头痛、喉痹、鼻瘜、疥瘙、恶疮。《本草经集注》："黄连为之使；反细辛、芍药、五参（人参、沙参、紫参、丹参、苦参），恶大黄。"《本草纲目》："畏葱白。服之吐不止，饮葱汤即止。"《本草从新》："服之令人烦闷吐逆，大损津液，虚者慎之。"

〔6〕猩肉：即哺乳动物猩猩的肉。《本草纲目·兽部·猩猩》："肉，甘、咸，温。无毒。主治：食之不昧不饥，令人善走，可以辟谷。"古人视为珍品。

〔7〕巴豆：为大戟科植物巴豆的种子。性味辛，热，有毒。能泻寒积，通关窍，逐痰，行水，杀虫。治冷积凝滞、胸腹胀满急痛、血瘕、痰癖、泻

痢、水肿；外用治喉风、喉痹、恶疮疥癣。

〔8〕芦笋：为禾本科植物芦苇的嫩苗。春、夏挖取。《本草图经》："味小苦。"《日用本草》："味甘，寒，无毒。"治热病口渴、淋病、小便不利。宁原《食鉴本草》："忌巴豆。"

〔9〕桔梗：为桔梗科植物桔梗的根。性味苦辛，平。能开宣肺气，祛痰排脓。治外感咳嗽、咽喉肿痛、肺痈吐脓、胸满胁痛、痢疾腹痛。《本草经集注》："畏白芨、龙眼、龙胆。"《药对》："忌猪肉。"

〔10〕芜荑：为榆科植物大果榆果实的加工品。制法：夏季当大果榆的果实成熟时采下，晒干，搓去膜翅，取出种子。将种子55斤浸入水中，待发酵后，加入家榆树皮面10斤、红土30斤、菊花末5斤，加适量的温开水混合均匀，如糊状，放板上摊平约四分厚，切约2寸方块晒干，即为成品。亦可在农历4—5月采实取仁。用种子60%、异叶败酱20%、家榆树皮10%、灶心土10%，混合制成扁方形，置于日光下晒干即成。性味苦辛，温。能杀虫，消积。治虫积腹痛、小儿疳泻、冷痢、疥癣、恶疮。

〔11〕半夏：为天南星科植物半夏的块茎。性味辛，温，有毒。能燥湿化痰，降逆止呕，消痞散结。治湿痰冷饮、呕吐、反胃、咳喘痰多、胸膈胀满、痰厥头痛、头晕不眠。《本草经集注》："射干为之使。恶皂荚。畏雄黄、生姜、秦皮、龟甲。反乌头。"《药性论》："忌羊血、海藻、饴糖。柴胡为之使。"

〔12〕细辛：为马兜铃科植物辽细辛或华细辛的带根全草。性味辛，温。能祛风，散寒，行水，开窍。治风冷头痛、鼻渊、齿痛、痰饮咳逆、风湿痹痛。《本草经集注》："曾青、枣根为使。恶狼毒、山茱萸、黄芪。畏滑石、消石。反藜芦。"《药性论》："忌生菜。"

〔13〕莙菜：为十字花科青菜的幼株。《随食居饮食谱》："鲜者滑肠，不可冷食。"参见本书3-6-25白菜。

〔14〕海藻：为马尾藻科植物羊栖菜或海蒿子的藻体。味咸，性寒。归肝、胃、肾经。能软坚，消痰，利水，泄热。治瘰疬、瘿瘤、积聚、水肿、脚气。

〔15〕牡丹：实为牡丹皮，异名牡丹根皮，丹皮，丹根。为芍药科植物牡丹的根皮。性味苦、辛凉。入心、肝、肾经。能清热，凉血，和血，消瘀。治热入血分，发斑、惊痫、吐、衄、便血、骨蒸劳热、经闭、症瘕、痈疡、扑损。《本草经集注》："畏菟丝子。"《古今录验方》："有忌胡荽。"《唐本草》："畏贝母、大黄。"《日华子本草》："忌蒜。"

〔16〕商陆：为商陆科植物商陆的根。性味苦，寒，有毒。入脾、膀胱经。能通二便，泻水，散结。治水肿、胀满、脚气、喉痹、痈肿、恶疮。《本

草经集注》:"有商陆勿食犬肉。"本品有毒,如服用不当,可引起中毒。一般在药后 30 分钟至 3 小时发病,有轻度至中度的体温升高,心动较速,呼吸频数,恶心呕吐,腹痛腹泻;继则眩晕,头痛,言语不清,胡说,躁动,站立不稳,抽搐,神志恍惚,甚至昏迷,瞳孔放大,对光反射消失,膝反射亢进,大小便失禁。从神志昏迷到清醒短者 11 小时,长达 31 小时。大剂量可使中枢神经麻痹,呼吸运动障碍,血压下降,心肌麻痹而死亡。孕妇多服有流产的危险。轻度的肠胃道反应,经 3—5 天可自行消失。一般可用支持及对症疗法。民间解救方法用生甘草、生绿豆 1—2 两,捣烂,开水泡服或煎服。

〔17〕常山:为虎耳草科植物黄常山的根。其有效成分为黄常山碱,简称常山碱,根含生物碱量约 0.1%,主要为黄常山碱甲、乙及丙(α-、β-、γ-Dichroines),三者为互变异构体。还含有黄常山定等。性味苦、辛,寒,有毒。入肝、脾经。能除痰、截疟。治疟疾、瘰疬。《本草经集注》:"畏玉札。"《药性论》:"忌葱。"《本草蒙荃》:"忌鸡肉。"

〔18〕空青:为碳酸盐类矿物蓝铜矿 Azurite 的矿石,成球形或中空者。性味甘酸,寒,有小毒。能明目,去翳,利窍。治青盲、雀目、翳膜内障、赤眼肿痛、中风口喝、手臂不仁、头风、耳聋。《药性论》:"畏菟丝子。"

〔19〕未:指农历中按天干地支计日时,地支为未的那一天。

〔20〕满日:指农历中月圆的日子。

〔21〕巳日:指农历中按天干地支计日时,地支为巳的那一天。其后的寅日、亥日、申日与此相同。

【译文】

只要是在服用药物的时候,不可以多吃生芫荽、生蒜、各种生蔬菜、各种可以使肠道滑利的食物、肥猪肉、狗肉、油腻的食物,鱼脍、腥臊等物品。忌讳看见丧事死人、产妇、各种污秽肮脏的事物,另外不可以吃存放时间过长或已经腐败发出不正常气味的食物。

在服食的药品中含有苍术、白术的,不可以吃桃子、李子、麻雀肉、芫荽、蒜、青鱼等物品。

在服食的药品中含有藜芦的,不可以吃猩猩的肉。

在服食的药品中含有巴豆的,不可以吃芦笋以及野猪肉。

在服食有药品中含有黄连、桔梗的,不可以吃猪肉。

在服食的药品中含有地黄的,不可以吃芫荽。

在服食的药品中含的半夏、菖蒲的,不可以吃饴糖以及羊肉。

在服食的药品中含有细辛的，不可以吃生菜。

在服食的药品中含有甘草的，不可以吃菘菜、海藻。

在服食的药品中含有牡丹皮的，不可以吃生芫荽。

在服食的药品中含有商陆的，不可以吃狗肉。

在服食有药品中含有常山的，不可以吃生葱、生菜。

在服食的药品中含有空青、朱砂的，不可以吃用动物的血液制成的食品。无论服食什么样的药物，全都忌讳服食用动物血制成的食品。

在服食的药品中含有茯苓的，不可以吃醋。

在服食的药品中含有鳖甲的，不可以吃苋菜。

在服食的药品中含有天门冬的，不可以吃鲤鱼。

凡是长期服药的通常要忌讳的是：

在未日和满日里都不可以服药；

在一月、五月和九月里，忌讳巳日；

在二月、六月和十月里，忌讳寅日；

在三月、七月、十一月里，忌讳亥日；

在四月、八月、十二月里，忌讳申日。

2-8　食物利害[1]（图2-10）

盖食物有利害者，可知而避之。

面有魌[2]气，不可食。

生料色臭，不可食[3]。

浆老而饭溲[4]，不可食。

煮肉不变色，不可食。

诸肉非宰杀者，勿食。

诸肉臭败者，不可食。

诸脑，不可食。

凡祭肉自动者[5]，不可食。

猪羊疫死者，不可食。

曝肉不干者，不可食。

马肝、牛肝，皆不可食。

兔合眼，不可食。

烧肉，不可用桑柴火。

獐、鹿、麋，四月至七月勿食。

二月内勿食兔肉。

诸肉脯，忌米中贮之，有毒。

鱼馁[6]者，不可食。

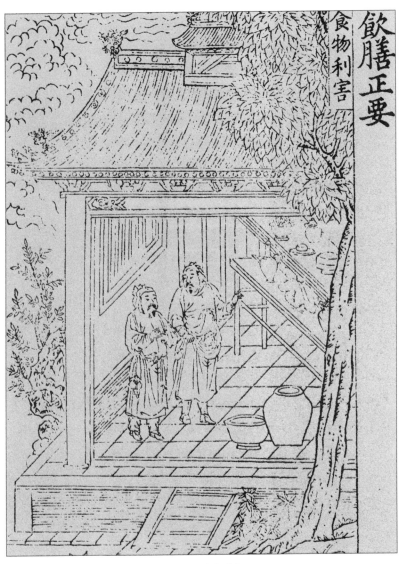

图 2-10 食物利害

羊肝有孔者，不可食。

诸鸟自闭口者，勿食。

蟹八月后可食，余月勿食。

虾不可多食，无须及腹下丹，煮之白者，皆不可食。

腊月脯腊之属，或经雨漏所渍、虫鼠啮残者，勿食。

海味糟藏之属，或经湿热变损，日月过久者，勿食。

六月七月，勿食雁。

鲤鱼头，不可食。毒在脑中。

诸肝青者，不可食。

五月勿食鹿，伤神。

九月勿食犬肉，伤神。

十月勿食熊肉，伤神。

不时者，不可食。

诸果核未成者，不可食。

诸果落地者，不可食。

诸果虫伤者，不可食。

桃杏双仁者，不可食。

莲子不去心，食之成霍乱。

甜瓜双蒂者，不可食。

诸瓜沉水者，不可食。

蘑菇勿多食，发病。

榆仁不可多食，令人瞑。

菜着霜者，不可食。

樱桃勿多食，令人发风。

葱不可多食，令人虚。

芜菁勿多食，令人多忘。

竹笋勿多食，发病。

木耳色赤者，不可食。

三月勿食蒜，昏人目。

二月勿食蓼，发病。

九月勿食着霜瓜。

四月勿食胡荽，生狐臭^{〔7〕}。

十月勿食椒，伤人心。

五月勿食韭，昏人五藏。

【注释】

〔1〕食物利害：大致可以分成以下几类：① 属于饮食卫生方面的。如"面有魇气，不可食"，"生料色臭，不可用"等，是有科学道理的。② 属于生态环境保护方面的。如"不时者不食"，"诸果核未成者，不可食"此外在某月份不食某种动物的内容中，也有一部分是属于保护生物繁衍后代的。③ 属于不可吃得过量的。如"榆仁不可多食"，"葱，不可多食"等。④ 属于难以置信或牵强附会的。如"四月勿食胡荽，生狐臭"。总之全篇大部分内容是比较合乎科学道理的，有参考与借鉴价值。

〔2〕魇(yàn)：即臭。

〔3〕食：原本作"用"，据上下文改。

〔4〕溲：用"馊"。

〔5〕关于祭祀用的肉会自己动起来的说法，很难理解，有待进一步研究。

〔6〕馁：指鱼腐烂。《尔雅·释器》："肉谓之败，鱼谓之馁。"

〔7〕狐臭：病名。出《肘后方》。又名胡臭，体气，腋气。为湿热内郁或遗传所致。腋下汗腺有特殊臭味，其他如乳晕、脐部、外阴、肛周亦可发生。大部分患者同时伴有油耳朵症状。与吃芜荽（胡荽）没有关系。

【译文】

所有的食物总是有利又有害的，了解食物的这种利害关系，就可以避免因为对这些事物的无知而带来的伤害。

食物的表面发出不正常气味的，不可以吃。

尚未经过加工的生原料表面出现败坏的颜色，不可以吃。

汤汁放置的时间过长、饭菜已经变馊，不可以吃。

肉类虽然经过煮制加工，但是颜色仍然像生的一样，不可以吃。

不是经过人工宰杀而是因为患病或其他原因死亡的牲畜的肉，不可以吃。

各种已经腐败了的肉类，不可以吃。

各种动物的脑子都不可以吃。

各种放在祭祀的桌子或台子上作为祭品的肉，如果会自己动起来，不可以吃。

因患传染病死亡的猪、羊的肉，不可以吃。

放在太阳下曝晒［准备制成肉干］的肉，如果没有晒干，不可以吃。

马肝、牛肝都不可以吃。

眼睛闭合的兔子，不可以吃。

烧肉的时候，不可以用桑树的枝干作为燃料。

四月至七月，不可以吃獐子、鹿和麋［的肉］。

二月份不可以吃兔子的肉。

各种肉脯，切忌直接与米放在一起贮藏，［否则］会使肉脯产生有毒的物质。

已经腐烂的鱼不可以吃。

羊肝上有孔的，不可以吃。

各种自己将嘴巴闭合的鸟肉，不可以吃。

蟹类，八月份以后可以吃，其他的月份不可以吃。

虾，不可以吃得过多，凡是没有长须芒的、腹部的颜色是红的、煮熟后颜色是白色的虾子，都不可以吃。

腊月里的各种肉脯、腌腊制品，如果被雨水、屋漏水淋湿或浸渍，或者被虫子、老鼠咬残的，都不可以吃。

各种海产品、用糟制方法贮藏的食品，凡是经过潮湿和高温而变质的或者贮藏的时间太长的，都不可以吃。

六月、七月不要吃雁的肉。

鲤鱼的头不可以吃，因毒素在鲤鱼的脑中。

各种颜色发青的肝脏都不可以吃。

五月份不要吃鹿肉，否则损伤人的精神。

九月份不要吃狗肉，否则损伤人的精神。

十月份不要吃熊肉，否则损伤人的精神。

各种食物，凡是不按生长规律、成熟季节而获取的，不可以吃。

各种果实的种核还没有长成的，不可以吃。

各种果实不是经过人工采摘而是因为其他原因落到地面上的，不可以吃。

各种被虫子咬啮受到伤害的果实，不可以吃。

生有两个果仁的桃和杏，不可以吃。

莲子不去掉莲子芯，吃过以后会生霍乱病。

甜瓜生有两个瓜蒂的，不可以吃。

放到水里会沉到水底的各种瓜类，不可以吃。

蘑菇不可以吃得太多，否则容易使人生病。

榆仁不可以多吃，否则会使人睁眼费劲或者睁不开眼睛。

叶片上粘附有霜的蔬菜，不可以吃。

樱桃不可以吃得太多，否则使人发风。

葱不可以吃得太多，否则使人的身体变虚。

芫荽不可以吃得太多，否则会使人健忘。

竹笋不可以吃得太多，否则会引发疾病。

红颜色的木耳，不可以吃。

三月份不要吃大蒜，否则会使人看东西昏花。

二月份不要吃蓼[芽]，否则会引发疾病。

九月份不要吃被霜打过的瓜。

四月份不要吃芫荽，否则会使人生狐臭。

十月份不要吃椒，否则会伤害人和心脏。

五月份不要吃韭菜，否则会使人的五脏功能紊乱。

2-9　食物相反[1]（图 2-11）

盖食不欲杂，杂则可有所犯，知者分而避之。

马肉不可与仓米同食。

马肉不可与苍耳[2]、姜同食。

猪肉不可与牛肉同食。

羊肝不可与椒同食，伤心。

兔肉不可与姜同食，成霍乱。

羊肝不可与猪肉同食。

牛肉不可与栗子同食。

羊肚不可与小豆[3]、梅子同食，伤人。

羊肉不可与鱼脍、酪同食。

猪肉不可与芫荽同食，烂人肠。

马奶子不可与鱼脍同食，生症瘕。

鹿肉不可与鲍[4]鱼同食。

麋鹿不可与虾同食。

麋肉、脂不可与梅、李同食。

牛肝不可与鲇鱼同食，生风。

牛肠不可与狗肉同食。

鸡肉不可与鱼汁同食，生症瘕。

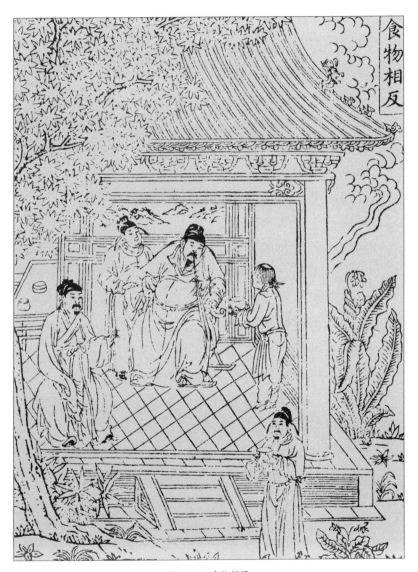

图 2-11 食物相反

鹌鹑肉不可与猪肉同食，面生黑。

鹌鹑肉不可与菌子同食，发痔。

野鸡不可与荞面[5]同食，生虫。

野鸡不可与胡桃、蘑菇同食。

野鸡卵不可与葱同食，生虫。

雀肉不可与李同食。

鸡子不可与鳖肉同食。

鸡子不可与生葱、蒜同食，损气。

鸡肉不可与兔肉同食，令人泄泻。

野鸡不可与鲫鱼同食

鸭肉不可与鳖肉同食。

野鸡不可与猪肝同食。

鲤鱼不可与犬肉同食。

野鸡不可与鲇鱼同食，食之令人生癞疾。

鲫鱼不可与糖同食。

鲫鱼不可与猪肉同食。

黄鱼[6]不可与荞面同食。

虾不可与猪肉同食，损精。

虾不可与糖同食。

虾不可与鸡肉同食。

大豆黄不可与猪肉同食。

黍米不可与葵菜同食，发病。

小豆不可与鲤鱼同食。

杨梅不可与生葱同食。

柿[7]、梨不可与蟹同食。

李子不可与鸡子同食。

枣子不可与蜜同食。

李子、菱角[8]不可与蜜同食。

葵菜不可与糖同食。

生葱不可与蜜同食。

蒿苣[9]不可与酪同食。

竹笋不可与糖同食。

蓼不可与鱼脍同食。

苋菜[10]不可与鳖肉同食。

韭不可与酒同食。

苦苣[11]不可与蜜同食。

薤不可与牛肉同食，生症瘕。

芥末不可与兔肉同食，生疮。

【注释】

〔1〕食物相反：主要谈论饮食不要过于庞杂，否则会使食物之间相反相畏，对人体不利。其中有一部分是有一定科学道理的，一部分是牵强附会的，一部分是照抄前人的，一部分是还需要进一步作研究的。

〔2〕苍耳：为菊科植物苍耳的茎叶。性味苦、辛，寒，有小毒。能祛风散热，解毒杀虫。治头风、头晕、湿痹拘挛、目赤、目翳、风癫、疔肿、热毒疮疡、皮肤瘙痒。《千金·食治》："不可共猪肉食。"《唐本草》："忌米泔。"

〔3〕小豆：即赤小豆。为豆科植物赤小豆或赤豆的种子。性味甘酸，平。入心、小肠。能利水除湿，和血排脓，消肿解毒。治水肿，脚气，黄疸，泻痢，便血，痈肿。《食性本草》："久食瘦人。"《随食居食谱》："蛇咬者百日内忌之。"

〔4〕鮠鱼：即长吻鮠。属鲇形目鮠科鮠属。是我国特有的名贵淡水鱼类，主要分布于长江流域的部分江段和各大支流的下游水域，其中又以湖北石首一带长江流域所产的最为出名。长吻鮠肉嫩味美，营养丰富，肌肉

蛋白质含量达 16.88%，所含 18 种氨基酸中有 13 种远远高于普通鱼类，含肉率高，无肌间刺，胃、肠、肝均宜食用，且味道鲜美。《本草拾遗》："下膀胱水，开胃。"《本经逢原》："能开胃进食，下膀胱水气，病人食之，无发毒之虑，食品中有益者也。"

〔5〕荞面：即荞麦面，为蓼科植物荞麦的种子磨成的面。性味甘，凉。入脾、胃、大肠经。能开胃宽肠，下气消积。治绞肠痧、肠胃积滞、慢性泄泻、噤口痢疾、赤游丹毒、痈疽发背、瘰疬、汤火灼伤。《千金·食治》："荞麦食之难消，动大热风。"《品汇精要》："不可与平胃散及矾同食。"

〔6〕黄鱼：历史上称为黄鱼的有黄颡鱼、鱣鱼、石首鱼。因鱣鱼在《饮膳正要》中称为阿八儿忽鱼，所以此处的黄鱼只能是黄颡鱼或石首鱼。

〔7〕柿：为柿科植物柿的果实。参见本书 3-5-3 柿。《本草图经》："凡食柿不可与蟹同，令人腹痛大泻。"

〔8〕菱角：为菱科植物菱的果肉。参见本书 3-5-22 芰实。

〔9〕莴苣：为菊科植物莴苣的茎叶。参见本书 3-6-24 莴苣。

〔10〕苋菜：为苋科植物苋的茎叶。关于苋菜不能与鳖同吃的说法，远在元代之前。如唐代孟诜的《食疗本草》上就有："（苋）不可与鳖同食，生鳖瘕。又，以鳖甲如豆粒片大者，以苋菜封裹之，置于土内，上以土盖之，一宿尽变成鳖也。"其实这是不可信的。

〔11〕苦苣：为菊科植物兔仔菜的全草。《千金·食治》："味苦，平，无毒。"治黄疸、疔疮、痈肿。

【译文】

饮食时每次取用的食物不要过于庞杂，因为食物相互之间会有相反相克的可能，所以应该了解食物之间相反相克的关系，避免对人体造成伤害。

马肉不可以与在仓库中贮藏时间过长的米一同吃。

马肉不可以与苍耳、生姜一同吃。

猪肉不可以与牛肉一同吃。

羊肝不可以与椒一同吃，〔否则〕会对人的心脏有损害。

兔肉不可以与生姜一同吃，〔否则〕会使人患霍乱病。

羊肝不可以与猪肉一同吃。

牛肉不可以与栗子一同吃。

羊肚不可以与小豆、杨梅一同吃，〔否则〕会对人有伤害。

羊肉不可以与鱼脍、奶酪一同吃。

猪肉不可以与芫荽一同吃，［否则］会使人的肠道受到损害。

马奶不可以与鱼脍一同吃，［否则］会使人生症瘕。

鹿肉不可以与鲶鱼一同吃。

麋鹿不可以与虾一同吃。

麋肉、麋脂不可以与杨梅、李子一同吃。

牛肝不可以与鲇鱼一同吃，［否则］会使人生风。

牛肠不可以与狗肉一同吃。

鸡肉不可以与鱼汁一同吃，［否则］会合使人生症瘕。

鹌鹑肉不可以与猪肉一同吃，［否则］会使人脸面生出黑色的斑痕。

鹌鹑肉不可以与食用菌一同吃，［否则］会使人生痔疮。

野鸡不可以与荞麦面一同吃，［否则］会使人患寄生虫病。

野鸡不可以与核桃、蘑菇一同吃。

野鸡的卵不可以与葱一同吃，［否则］会使人患寄生虫病。

麻雀的肉不可以与李子一同吃。

鸡蛋不可以与鳖肉一同吃。

鸡蛋不可以与生葱、生蒜一同吃，［否则］会损伤人体的元气。

鸡肉不可以与兔肉一同吃，［否则］会使人腹泻。

野鸡不可以与鲫鱼一同吃

鸭肉不可以与鳖肉一同吃。

野鸡不可以与猪肝一同吃。

鲤鱼不可以与狗肉一同吃。

野鸡不可以与鲇鱼一同吃，如果吃了会使人患癫病。

鲫鱼不可以与糖一同吃。

鲫鱼不可以与猪肉一同吃

黄鱼不可以与荞麦面一同吃。

虾不可以与猪肉一同吃，［否则］会损伤人的精气。

虾不可以与糖一同吃。

虾不可以与鸡肉一同吃。

黄豆芽不可以与猪肉一同吃。

黍米不可以与葵菜一同吃，［否则］会使人生病。

小豆不可以与鲤鱼一同吃。

杨梅不可以与生葱一同吃。

柿子、梨子不可以与蟹一同吃。

李子不可以与鸡蛋一同吃。

枣子不可以与蜜一同吃。

李子、菱角不可以与蜜一同吃。

葵菜不可以与糖一同吃。

生葱不可以与蜜一同吃。

蒿苣不可以与奶酪一同吃。

竹笋不可以与糖一同吃。

蓼不可以与鱼脍一同吃。

苋菜不可以与鳖肉一同吃。

韭菜不可以与酒一同吃。

苦苣不可以与蜜一同吃。

薤不可以与牛肉一同吃，[否则]会使人生症瘕。

芥末不可以与兔肉一同吃，[否则]会使人生疮。

2-10　食物中毒[1]（图 2-12）

诸物品类，有根性毒者，有无毒而食物成毒者，有杂合相畏、相恶、相反成毒者，人不戒慎而食之，致伤腑脏和乱肠胃之气，或轻或重，各随其毒而为害，随毒而解之。

如饮食后不记何物毒，心烦满闷者，急煎苦参[2]汁饮，令吐出。或煮犀角[3]汁饮之，或苦酒、好酒煮饮，皆良。

食菜中毒，取鸡粪[4]烧灰，水调服之。或甘草汁，或煮葛根汁饮之。胡粉[5]水调服亦可。

食瓜过多，腹胀，食盐即消。

食蘑菇、菌子毒，地浆[6]解之。

食菱角过多，腹胀满闷，可暖酒和姜饮之即消。

食野山芋[7]毒，土浆[8]解之。

食瓠中毒，煮黍穰汁饮之即解。

食诸杂肉毒及马肝漏脯中毒者，烧猪骨灰调服，或芜荑汁饮之，或生韭汁亦可。

食牛、羊肉中毒，煎甘草汁饮之。

食马肉中毒，嚼杏仁即消，或芦根汁及好酒皆可。

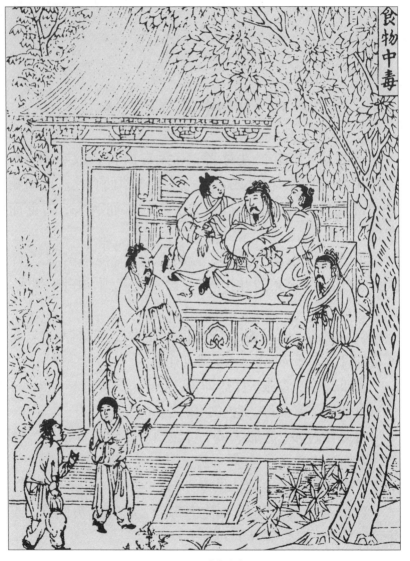

图 2-12 食物中毒

食犬肉不消成腫胀，口干，杏仁去皮、尖，水煮饮之。

食鱼脍过多成虫瘕[9]，大黄[10]汁、陈皮末，同盐汤服之。

食蟹中毒，饮紫苏[11]汁，或冬瓜[12]汁，或生藕汁解之。干蒜汁、芦根[13]汁亦可。

食鱼中毒，陈皮汁、芦根及大黄、大豆、朴消[14]汁皆可。

食鸭子中毒，煮秫米汁解之。

食鸡子中毒，可饮醇酒、醋解之。

饮酒大醉不解，大豆汁、葛花、椹子[15]、柑子皮汁皆可。

食牛肉中毒，猪脂炼油一两，每服一匙头，温水调下即解。

食猪肉中毒，饮大黄汁，或杏仁汁、朴消汁，皆可解。

【注释】

〔1〕食物中毒：这些解救方法一部分采自历代本草，一部分可能是忽思慧的新创，但是否真有作用，尚需作进一步研究。

〔2〕苦参：为豆科植物苦参的根。我国各地均有分布。根含多种生物碱与黄酮类等。性味苦，寒。入肝、肾、大肠、小肠经。能清热，杀虫，燥湿。治热毒血痢、肠风下血、黄疸、赤白带下、小儿肺炎、疳积、急性扁桃体炎、痔漏、脱肛、皮肤瘙痒、疥癞恶疮、阴疮湿痒、瘰疬、烫伤。

〔3〕犀角：为犀科动物印度犀、爪哇犀、苏门犀等的角。参见本书3-2-28 犀牛肉·犀角。

〔4〕鸡粪：即中药屎白。异名鸡矢、鸡子粪、鸡粪。为雉科动物家鸡粪便上的白色部分。性味苦咸，凉。入膀胱经。能利水，泄热，祛风，解毒。治臌胀、积聚、黄疸、淋病、风痹、破伤中风、筋脉挛急。

〔5〕胡粉：即中药铅粉。异名粉锡、解锡、水粉、胡粉、定粉、锡粉、流丹、鹊粉、白膏、铅白、光粉、白粉、瓦粉、铅华、官粉、宫粉。为用铅加

工制成的碱式碳酸铅。外观为白色粉末，或凝聚成不规则块状，手捻之立即成粉，有细而滑腻感。质重。以色白细腻，无杂质者为佳。不溶于水及酒精，能溶于碳酸水及稀硝酸。遇硫离子则变黑色。在闭管中燃烧则生水，在木炭上燃烧则生铅粒。性味甘辛，寒，有毒。入足少阴经气分。能消积，杀虫，解毒，生肌。治疳积、下痢、虫积腹胀、症瘕、疟疾、疥癣、痈疽、溃疡、口疮、丹毒、烫伤。

〔6〕地浆：异名地浆、地浆水。制法：掘黄土地作坎，深约二尺许，灌水，搅浑，俟其沉淀，取上面清液，即为地浆水。性味甘，寒。《本草再新》："入肝、肺二经。"能清热，解毒，和中。治中暑烦渴、伤食吐渔、脘腹胀痛、痢疾、食物中毒。《本草纲目》："解一切鱼肉果菜药物诸菌毒，疗霍乱及中卒死者，饮一升妙。"

〔7〕野山芋：即中药野芋。为天南星科植物海芋的根茎。主产于广东、广西、四川等地。性味辛，温，有毒。治瘰疬、急剧吐泻肠伤寒、风湿痛、疝气、赤白带下、痈疽肿毒、萎缩性鼻炎、瘰疬、疔疮、疥癣、蛇犬咬伤。《南方主要有毒植物》："海芋全株有毒，以茎干最毒。中毒症状：皮肤接触汁液发生瘙痒；眼与汁液接触引致失明；误食茎叶引起舌、喉发痒、肿胀，流涎；肠胃烧痛，恶心，呕吐，腹泻出汗，惊厥，严重者窒息，心脏麻痹而死。解救方法：皮肤中毒可用醋酸或醋洗涤。误食中毒服蛋清、面糊，大量饮糖水，可静脉滴注葡萄糖盐水。腹痛可注吗啡。惊厥注射镇静剂，继服溴化钾或吸入乙醚。民间用醋加生姜汁少许共煮，内服或含漱。"

〔8〕土浆：即地浆水。《濒湖集简方》："中野芋毒，土浆饮之。"

〔9〕虫瘕：因腹内生寄生虫而起硬块的病。疑即"虫积"的一种。病因为：饮食不洁，生虫成积所。症见面黄肌瘦，时吐苦水清水，腹部膨大，脘腹剧痛，痛处或在脐周，时痛时止，或有积块可以触及。

〔10〕大黄：用大黄驱虫的方法，很有实用价值。临床报道：治疗小儿蛔虫性肠梗阻，用大黄粉蜜合剂（生大黄粉5钱，炒至微黄的米粉3钱，蜂蜜2两，加适量温开水调匀），每小时服一次，每一次约一汤匙，全剂分12次服完，至排出蛔虫为止。经治6例均排出蛔虫，症状解除而愈。排虫最多者达50多条。排虫后无持续腹泻现象。

〔11〕紫苏：《金匮要略》："（治）食蟹中毒：紫苏子捣汁饮之。"

〔12〕冬瓜：为葫芦科植物冬瓜的果实。参见本书3-6-8冬瓜。《随食居饮食谱》："（冬瓜）解鱼、酒等毒。"

〔13〕芦根：为禾本科植物芦苇的根茎。性味甘，寒。入脾、胃经。能清热，生津，除烦，止呕。治热病烦渴、胃热呕吐、噎膈、肺痿、肺痈。并解河豚鱼毒。《千金方》："治食鱼中毒，面肿，烦乱，及食鲈鱼中毒欲死者：

芦根汁，多饮良，并治蟹毒。"

〔14〕朴消：为矿物芒硝经加工而得到的粗制结晶。性味辛苦咸，寒。入胃、大肠经。能泻热，润燥，软坚。治实热积滞、腹胀便秘、停痰积聚、目赤肿痛、喉痹、痈肿。消，今多作"硝"。

〔15〕椹子：桑椹，异名桑实，桑果等。为桑科植物桑的果穗。4月至6月，当桑椹呈红紫色时采收，晒干或蒸后晒干。全国大部分地区均产。主产江苏、浙江、湖南、四川、河北等地。性味甘，寒。入肝、肾经。主补肝，益肾，熄风，滋液。治肝肾阴亏、消渴、便秘、目暗、耳鸣、瘰疬、关节不利。《本草纲目》："捣汁饮，解酒中毒。酿酒服，利水气，消肿。"

【译文】

世上的各种物品，有的本身就是具有毒性的，有的本身并不具有毒性但是做成食物之后反而具有了毒性。〔产生的原因是：不懂物品的性味、反忌，〕将物品杂合在一起就会使彼此间因为相畏、相恶、相反而生成有毒的物质。如果人们未加戒备、不小心吃了这些食物，就会使腑脏受到伤害，使肠胃功能紊乱。人们受到伤害程度的轻与重，与生成物的毒性大小，以及与这种毒物的毒性是否已被〔其他药物〕解除有很大的关系。

如果饮食之后已记不清所吃的是哪种有毒的物质，而感觉到心烦、腹部胀满、胸中发闷，应该立即取苦参煎成汁液喝下去，将吃下的有毒物质呕吐出来；也可以取犀牛角煎汁让中毒者服下；也可以取醋或好酒煎煮之后让中毒者服下；这些都是解毒的好办法。

如果是吃蔬菜一类的食物中了毒，可以取鸡粪烧成灰，用水冲调后让中毒者服下；也可以用甘草汁或者取葛根煎熬成汁让中毒者服下；也可以取适量的胡粉用水冲调好之后让中毒者服下。

如果因为瓜吃得太多，腹部臌胀得很厉害，这时可以让患者吃一些食盐，立即就可消除臌胀。

如果因为吃蘑菇或其他的真菌类中了毒，让中毒者饮地浆，就可以解毒。

如果因为菱角吃得太多，腹部胀满，胸口发闷，可以取适量的白酒加热以后，兑入一些生姜汁让患者喝下，立刻就可以消解上述症状。

如果因为吃野山芋中了毒，让患者喝土浆，就可以解毒。

如果因为吃瓠子中了毒，可以取一些黍的秸秆煮成汁让中毒的人喝下，立即就可以解毒。

如果因为吃各种肉类中了毒，以及因为吃了马肝、被屋漏水浸渍过的腊肉而中了毒，可以将猪骨头烧成灰［用水］冲调后让中毒者服下；或者让中毒者喝芜荑汁；用生韭菜绞出的汁也可以解毒。

如果因为吃牛、羊肉中了毒，可以取甘草煎汁让中毒者喝下。

如果因为吃马肉中了毒，让中毒者嚼食生杏仁，立刻就可以消解。

如果因为吃狗肉不消化，以至于肠胃胀满不适、口干舌燥。可以将杏仁去掉种皮和杏仁尖，加水煎煮后服下［，就可以消除上述的症状］。

如果因为鱼脍吃得过多，以至于体内寄生虫过多而成虫瘕。可以取大黄汁和陈皮末与盐开水一同服食。

如果因为吃蟹中了毒，可以让中毒者喝用紫苏的果实捣取的汁液，或者冬瓜汁，或者生藕汁加以消解；用干大蒜、芦根制取的汁液也可以解因吃蟹所中的毒。

如果因为吃鱼中了毒，陈皮、芦根、大黄、大豆、朴硝的汁液都可以解毒。

如果因为吃鸭蛋中了毒，取秫米煮汁让中毒者喝下就可以解毒。

如果因为吃鸡蛋中了毒，让中毒者喝适量的醇酒、醋就可以解毒。

如果因为酒喝得太多，酩酊大醉难以消解，［让患者喝］大豆汁、葛花汁、桑椹汁、柑子皮汁就可以使醉酒得到消解。

如果因为吃牛肉中了毒，可以取一两用猪脂肪煎炼而成猪油，每次取一汤匙，加适量温水冲调后服食，就可以解毒。

如果因为吃猪肉中了毒，喝大黄汁、杏仁汁、朴硝汁都可以解毒。

2-11 禽兽变异[1]（图 2-13）

　　禽兽形类，依本体生者，犹分其性质有毒无毒者，况异像变生，岂无毒乎？倘不慎口，致生疾病，是不察矣。

　　兽岐尾，马无夜目[2]，羊心有孔，肝有青黑，

　　鹿豹文，羊肝有孔，黑鸡白首，白马青蹄，

　　羊独角，白羊黑头，黑羊白头，白鸟黄首，

　　羊六角，白马黑头，鸡有四距[3]，曝肉不燥[4]，

　　马生角，牛肝叶孤，蟹有独螯[5]，鱼有眼睫，

　　虾无须，肉入水动[6]，肉经宿暖[7]，鱼无肠、胆、腮，

　　肉落地不沾土，鱼目开合及腹下丹。

【注释】

　　〔1〕禽兽变异：有关禽类和兽类体态的异常变化后的肉是否有毒，还需作进一步的研究。另外，本章中的"曝肉不燥"、"肉经宿暖"，是与饮食卫生有关的内容，虽然与禽兽变异没有关系，但在日常生活中应有所注意。

　　〔2〕马无夜目：原文作"马蹄夜目"，应为"马无夜目"。夜目，又称夜眼。即生长在马前肢腕骨上方和肢腑骨下方，有一部分无毛而有坚固的灰色胼胝体，称为"附蝉"，俗称"夜眼"。为马属动物四肢的皮肤角质块。驴后肢没有附蝉。本书认为不生附蝉的马为变异，其肉不可吃。《本草纲目》卷五十兽部马条有："（鼎曰）马生角，马无夜眼，白马青蹄，白马黑头者并不要食。令人癫。"

　　〔3〕鸡有四距：一般雄鸡每腿只生一距，共有两距。本条认为鸡生有四距，是变异，其肉有毒，不可吃。距，指雄鸡、雉等的腿后面突出像脚趾

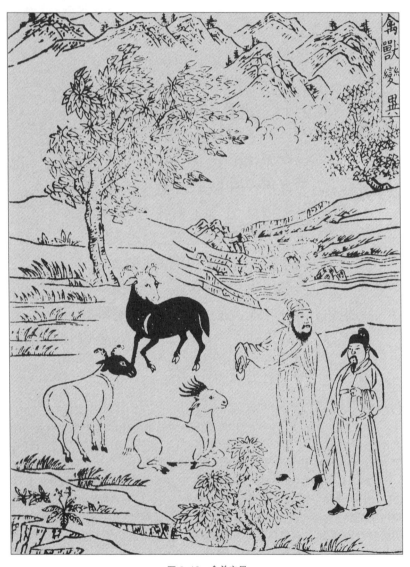

图 2-13　禽兽变异

的部分。《说文·足部》:"距,鸡距也。"

〔4〕曝肉不燥:该条属于饮食卫生范畴,曝肉不干,水分过大,极易受微生物污染而腐败,生成有毒物质,如果误吃了这种肉就有可能中毒。

〔5〕螯:螃蟹等节肢动物变形的第一对脚,形状像钳子,能开合,用来取食或自卫。

〔6〕此条与《食物利害》"凡祭肉自动者,不可食",都谈到肉自动的问题。按理经宰杀加工后的肉是不可能动的,究竟应作何种解释,尚待进一步研究。

〔7〕此条应属于饮食卫生范畴,肉在温暖的地方放置一晚,经微生物或其他生物污染后,极易产生有毒物质。

【译文】

禽类以及兽类的形态,符合其种属固有特征的还可以区分为有毒和无毒,何况那些形态已经发生了变异的禽与兽,又怎么会没有毒呢?如果不慎重吃下了这些已经变异的禽或兽的肉,以至于因此而发生疾病,这是因为对变异所产生的毒害没有加以明察啊。

尾巴分岔的各种兽类。

没有长"夜目"的马。

有孔洞的羊心。

青黑色的肝脏。

身体上长有像豹子一样斑纹的鹿。

有孔洞的羊肝。

浑身长满黑色的羽毛,唯有头是白色的鸡。

浑身长满白色的毛,唯有四只蹄子是青色的马。

只长一只角的羊。

浑身长满白色的毛,唯有头是黑色的羊。

浑身长满黑色的毛,唯有头是白色的羊。

浑身长满白色的羽毛,唯有头是黄色的鸟。

生有六只角的羊。

浑身长满白色的毛,唯有头是黑色的马。

腿上生有四个距的雄鸡。

利用阳光曝晒进行干燥,但是未曾晒干的肉脯。

头上长有角的马。

牛肝没有分叶,孤独一块的。

只有一只螯的蟹。

生有眼睫毛的鱼。

没有长胡须的虾。

放在水里会自己动起来的肉。

在温暖的地方放置了一夜的肉。

没有长肠子、胆、腮的鱼。

落在地上不沾土的肉。

眼睛可以开合自如[即生有眼睑]以及腹部下面是丹红色的鱼。

饮膳正要卷第三

3-1　米谷品

3-1-1　稻米（图3-1）

味甘、苦，平，无毒。主温中，令人多热，大便坚，不可多食。即糯米[1]也。苏门[2]者为上，酿酒者多用。

【注释】

〔1〕糯米：又名江米、元米。为禾本科植物糯稻 *Oryza sativa* L.var. glutinosa Matsum 的种仁。为我国栽培稻的一个变种。米粒乳白色，胚乳多含支链淀粉，易糊化，黏性强，胀性小，籼、粳稻两亚种的水、陆稻类型中都有糯稻。性味甘，温。入脾、胃、肺经。实中益气。治消渴溲多、自汗、便泄。

〔2〕苏门：即印度尼西亚的苏门答腊岛。此处代指印度尼西亚。

【译文】

稻米味甘、苦，性平，没有毒。主要的功效是温暖中

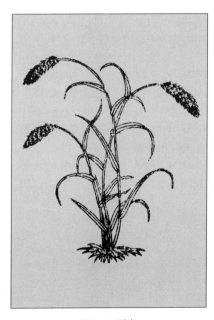

图3-1　稻米

焦脾胃，增加人体的内热，使人大便干燥、坚硬，不可以吃得过多。［稻米］就是糯米。以苏门出产的稻米品质最好，酿酒一般多采用稻米。

3-1-2 粳米[1]

味甘、苦，平，无毒。主益气，止烦，止泄，和胃气，长肌肉。即今有数种：香粳米[2]、匾子米、雪里白、香子米。香味尤胜。诸粳米捣碎，取其圆净者，为圆米[3]，亦作渴米。

【注释】

〔1〕粳米：异名大米、硬米。为禾本科植物稻（粳稻）*Oryza sativa* L. 的种仁。约含有 75％ 以上的淀粉、8％ 左右的蛋白质、0.5％—1％ 的脂肪。尚含有少量的 B 族维生素。味甘，微寒。北粳：凉。南粳：温。赤粳：热。白粳：凉。晚白粳：寒。新粳：热。陈粳：凉。入脾、胃经。能补中益气，健脾和胃，除烦热，止泻痢。《本草经疏》："粳米即人所常食米，为五谷之长，人相赖以为命者也。其味甘而淡，其性平而无毒，虽专主脾胃，而五脏生气，血脉精髓，因之以充溢，周身筋骨肌肉皮肤，因之而强健。《本经》益气止烦止泄，特其余事耳。"

〔2〕香粳米：天然具有香味的粳米。《随食居饮食谱》："又有一种香粳米，自然有香，亦名香珠米，煮粥时加入之，香美异常，尤能醒胃。"现仍有栽培和出售。

〔3〕圆米：把质量上等的大米经粗捣后，取其中颗粒圆净者即为"圆米"，也称"渴米"。

【译文】

粳米味甘、苦，性平，没有毒。主要的功效是补气，治疗心烦，泻痢，调和胃气，增长肌肉。现在的品种比较多，如香粳米、匾子米、雪里白、香子米。［这些米中］香粳米的香味特别好。将各种粳米进行舂捣，将其中颗粒圆整、干净的筛取出来，就是"圆米"，也叫做"渴米"。

3-1-3　粟米[1]

味咸，微寒，无毒。主养肾气，去脾胃中热，益气。陈者良[2]，治胃中热，消渴，利小便，止痢。《唐本草》[3]注云："粟类多种，颗粒细如粱米，捣细，取匀净者为浙米[4]。"

【注释】

〔1〕粟米（图3-2）：异名白粱粟、粢米、粟谷、小米、硬粟、籼粟、谷子、寒粟、黄粟、稞子。为禾本科植物粟 Setaia italiea（L.）Beauv. 的种仁。我国北方广为栽培。脱壳种子和带壳种子的干品分别含脂肪 1.41%、1.68%，总氮 2.48%、2.79%，蛋白氮 2.41%、2.72%，灰分 3.15%、1.85%，淀粉 63.27%、77.58%，还原糖 2.03%、1.98%，另有谓种子含油 3%；油中含不皂化物 2.39%，固体脂肪酸 15.05%，液体脂肪酸 70.03%。蛋白质有谷蛋白、醇溶蛋白、球蛋白等多类。种子蛋白质含多量谷氨酸、脯氨酸、丙氨酸和蛋氨酸。性味甘咸，凉。陈粟米：苦，寒。《本草图经》："专入肾，兼入脾、胃。能和

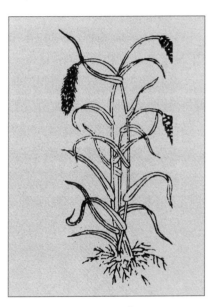

图 3-2　粟米

中，益肾，除热，解毒。治脾胃虚热，反胃呕吐，消渴，泄泻，利小便。"

〔2〕陈者良：指粟米储存时间长达三五年的"陈粟米"的功效更好。陈粟米性味苦，寒。能止痢，解烦闷。

〔3〕《唐本草》：亦称《唐新修本草》，有时简称《新修本草》，是唐高宗显庆四年（659）编修成功的，由唐朝政府颁行，这是国家颁定药典的创始。此句在《唐本草》中的原文为："粟类多种，而并细于诸粱。北土常食，

与粱有别。"

〔4〕淅米：淅，应为"折"，即取几成好米的意思，所以又称"折米"。

【译文】

粟米味咸，性微寒，没有毒。主要的功效是补养肾气，消除脾胃中的热邪、益气。贮存时间长的陈粟米最好，可以治疗胃中所积的热邪，消渴，利小便，止痢。《唐本草》说，粟米有许多种类，颗粒的大小粗细与粱米差不多。将粟米舂捣后将其中颗粒匀整、干净的筛取出来，这就是所谓的"淅米"。

3-1-4　青粱米[1]

味甘，微寒，无毒。主胃痹[2]，热中消渴[3]，止泻痢，益气补中，轻身延年。

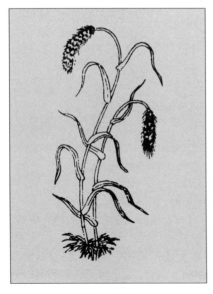

图 3-3　粱米

【注释】

〔1〕青粱米（图 3-3）：原目无"青粱米"，现依据本书体例补。青粱米，为禾本科植物粟的一种。《别录》："性味甘，微寒，无毒。"能补中益气。治烦热，消渴，泻痢。《唐本草》："青粱，壳穗有毛，粒青，米亦微青而细于黄、白粱也。谷粒似青稞而少粗。夏月食之，极为清凉。但以味短色恶，不如黄、白粱，故人少种之。此谷早就而收少也。作饧清白胜馀米。"

〔2〕胃痹：邪气闭阻于胃部而引起的胃功能失常。

〔3〕热中消渴：指胃脘燥热、渴而思饮的病症。原文作"中热

消渴"。唐《千金方》《别录》等书均作"热中消渴",故改之。

【译文】

青粱米味甘,性微寒,没有毒。主要的功效是治疗胃痹,热中消渴,止泻痢,益气补中,使身体轻健,延年益寿。

3-1-5　白粱米[1]

味甘,平,无毒。主除热,益气。

【注释】

〔1〕白粱米:原目无"白粱米",现依据本书体例补。白粱米,为植物白粱的种仁。粱为禾本科植物粟的一种。《别录》:"甘,微寒,无毒。"能和中,益气,除热。治胃虚呕吐,烦渴。《唐本草》:"白粱,穗大多毛且长。诸粱都相似,而白粱谷粗扁长,不似粟圆也,米亦白且大,食之香美,黄粱之亚也。陶(弘景)云竹根,竹根乃黄粱也。然粱虽粟类,细论则别,谓作粟餐,殊乖的称。"

【译文】

白粱米味甘,性平,没有毒。主要的功效是清除人体内的热邪、益气。

3-1-6　黄粱米[1]

味甘,平,无毒。主益气和中,止泄。《唐本草》注云:"穗大毛长,谷米俱粗于白粱。"

【注释】

〔1〕黄粱米:原目无"米"字,现据本书体例补。黄粱米,异名竹根米、竹根黄。为植物粱的种仁。粱为禾本科植物粟的一种。《别录》:"甘,平,无毒。"《本草再新》:"味甘,性微凉,无毒。"能和中,益气,利尿。

治呕吐、泄泻。《唐本草》："黄粱，出蜀、汉，商、浙间亦种之。穗大毛长，谷米俱粗于白粱而收子少，不耐水旱。食之香美，逾于诸粱。人号为竹根黄。而陶（弘景）注白粱云，襄阳竹根黄者是。此乃黄粱，非白粱也。"

【译文】

黄粱米味甘，性平，没有毒。主要的功效是益气、和中、止泻痢。《唐本草》说，黄粱米的谷穗大、穗毛长，谷粒和米粒都比白粱米粗。

3-1-7　黍米[1]

味甘，平，无毒。主益气补中，多热，令人烦。久食昏人五藏，令人好睡。肺病宜食[2]。

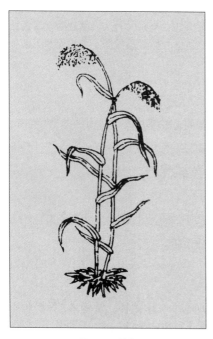

图 3-4　黍米

【注释】

〔1〕黍米（图 3-4）：为禾本科植物黍 Panicum miliaceum L. 的种子。我国华北、西北多有栽培。一般分两种类型，以秆上有毛、偏穗、种子黏者为"黍"；秆上无毛、散穗、种子不黏者为"稷"。黍米含蛋白质、脂肪、碳水化合物、钙、磷、铁、维生素 B_1、B_2、尼克酸、粗纤维、黍素等多种营养成分。可以制作糕、粽子，酿酒，制饴糖。性味甘，平。《本草撮要》："入手足阳明、太阴经。"能益气补中。治泻痢、烦渴、吐逆、咳嗽、胃痛、小儿鹅口疮、烫伤。

〔2〕肺病宜食：古代医家认为黍者，"暑"也。以其象火，为南方之谷，因为黍最黏滞，与糯米同性，其气温暖，故功能补肺，主

益气,为肺之谷也。

【译文】

　　黍米味甘,性平,没有毒。主要的功效是益气补中,增加人体的内热,使人烦躁不安。长期吃黍米会使人五脏昏迷不能振奋精神,令人嗜睡。肺部患有疾病的人适宜吃黍米。

3-1-8　丹黍米[1]

　　味苦,微温,无毒。主咳逆,霍乱,止烦渴,除热。

【注释】

　　〔1〕丹黍米:为黍中之一种。《本草衍义》:"丹黍米,黍皮赤,其米黄,惟可为糜,不堪为饭。粘着难解,然亦动风。"《日用本草》:"丹黍米浙人呼为红莲米;江南多白黍,间有红者,呼为赤虾米。"《别录》:"丹黍米,主咳逆,霍乱,止泄,除热,止烦渴。"

【译文】

　　丹黍米味苦,性微温,没有毒。主要用于治疗咳嗽气喘、霍乱,消除烦渴,去除热邪。

3-1-9　稷米[1]

　　味甘,无毒。主益气,补不足。关西[2]谓之"糜子米",亦谓"穄米"。古者取其香可爱,故以供祭祀。

【注释】

　　〔1〕稷米:异名粢米、糜子米等。为禾本科植物黍的种子不黏者。5—6月采收,碾去壳用。性味甘,平。入脾、胃经。能和中益气,凉血解暑。《别录》:"主益气,补不足。"《千金·食治》:"益气安中,补虚和胃,宜

脾。"北方习惯把它磨成面，掺入适量的黄豆粉等做糕吃，香甜软美。

〔2〕关西：古代地区名。汉、唐等时代泛指函谷关或潼关以西的地区。

【译文】

稷米味甘，性平，没有毒。主要的功效是益气，补充人体的不足。稷米在关西地区叫做"穈子米"，又叫做"穄米"。古时候的人因为稷米具有使人喜爱的香气，所以就把稷米作为祭祀用的祭品。

3-1-10　河西米

味甘，无毒。补中益气。颗粒硬于诸米。出本地。

【译文】

河西米味甘，没有毒。主要的功效是补中益气。河西米的颗粒比其他米的硬度都要高，出产在本地〔即河西地区〕。

3-1-11　绿豆[1]

味甘，寒，无毒。主丹毒[2]，风疹[3]，烦热，和五藏，行经脉。

【注释】

〔1〕绿豆（图3-5）：异名青小豆。为豆科植物绿豆 *Vigna radiatus* (L.) R.Wilczak L. 的种子。立秋后种子成熟时采收，拔取全株，晒干，将种子打落，簸净杂质。干燥的种子呈短矩圆形，长4—6毫米。表面绿黄色或暗绿色，光泽。种脐位于一侧的上端，长约为种子的1/3，呈白色纵向线形。种皮薄而坚韧，剥离后露出淡黄色或黄绿色的种仁，子叶2枚，肥厚。质坚硬。种子含蛋白质、脂肪、碳水化合物、钙、磷、铁、胡萝卜素、硫胺素、核黄素、尼克酸。性味甘，凉。能清热解毒，消暑，利水。治暑热烦渴、水肿、泻痢、丹毒、痈肿；解热药毒。

〔2〕丹毒：病名。出《素问·至真要大论》。又名火丹，天火。因患部皮肤红如涂丹，热如火灼，故名。初起患部鲜红一片，边缘清楚，灼热，痒痛间作。迅速蔓延扩大，发热恶寒，头痛，口渴，甚至可见壮热烦躁、神昏谵语、恶心呕吐等毒邪内攻之症。

〔3〕风疹：又名风痧。为一种较轻的出疹性传染病。多见于五岁以下的婴幼儿，流行于冬春之际。疹点细小淡红，出没很快，退后无落屑及疹痕，因其症状如痧子而名。

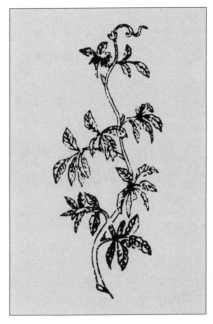

图 3-5　绿豆

【译文】

绿豆味甘，性寒，没有毒。主要治疗丹毒，风疹，烦热，调和五脏功能，通畅全身的经脉。

3-1-12　白豆[1]

味甘，平，无毒。调中，暖肠胃，助经脉。肾病宜食。

【注释】

〔1〕白豆：为豆科植物饭豇豆 Vigna unguiculata（L.）Walp. 的种子。全国各省都有栽培。入脾、肾经。能调中益气，健脾益肾。《本草求真》："白豆，即饭豆中小豆之白者也。气味甘平无毒。按据书载，肾病宜食，并补五脏，暖肠胃，益气和中，兼调经脉。盖缘凡物质大则气浮，质小则气沉。味甘则中守，味咸则肾入。白豆质小味甘，故即能入肾……入血调经，复入大肠与胃，而使中和气益也。然必假以炒熟，则服始见有益，若使仅以生投，保无呕吐泄泻伤中之候乎？须细详之可耳。"

【译文】
　　白豆味甘，性平，没有毒。主要的功效是调和脾胃的功能，温暖肠胃，有助于人体经脉的畅通。患有肾病的人适宜吃。

3-1-13　大豆[1]

　　味甘，平，无毒。杀鬼气[2]，止痛，逐水[3]，除胃中热，下瘀血，解诸药毒。作豆腐则性寒而动气。

【注释】
　　〔1〕大豆：为黄豆、青豆、黑豆的统称。全国各地均有栽培。含有较丰富的蛋白质、脂肪和碳水化合物，以及胡萝卜素、维生素 B_1、B_2、烟酸等。性味甘，平。入脾、肾经。能活血，利水，祛风，解毒。治水肿胀满、风毒脚气、黄疸浮肿、风痹痉挛、产后风痉、口噤、痈肿疮毒；解药毒。《本草纲目》："大豆，有黑、白、黄、褐、青、斑九色。黑者可入药及充食作豉，黄者可作腐、榨油、造酱，余但可作腐及炒食而已。"
　　〔2〕杀鬼气：治疗鬼气。鬼气，同"鬼邪"或"邪鬼"，均为古代中医学名词，指造成病状很独特的一类病因，多表现为痛无定处，或类似神经性的病态。
　　〔3〕逐水：下法之一。用峻烈泻水药攻逐水饮的方法。适用于腹水、胸胁积水等实症。

【译文】
　　大豆味甘，性平，没有毒。主要的功效是杀鬼气，止疼痛，逐水，清除胃中的热邪，消解各种药物的毒性。做成豆腐以后则性寒而且容易引发气病。

3-1-14　赤小豆[1]

　　味甘、酸，平，无毒。主下水[2]，排脓血，去热肿，止泻痢，通小便，解小麦毒[3]。

【注释】

〔1〕赤小豆：异名赤豆、红豆、红小豆。为豆科植物赤小豆 *Vigna umbellata* (Thunb.) 或赤豆的种子。全国大部分地区都有栽培。药材以赤小豆品质为好。性味甘酸，平。入心、小肠经。能利水除湿，和血排脓，消肿解毒。治水肿、脚气、黄疸、泻痢、便血、痈肿。《本草纲目》："赤小豆以紧小而赤黯色者入药，其稍大而鲜红淡色者，并不治病。""此药治一切痈疽疮疥及赤肿，不拘善恶，但水调敷之，无不愈者。但其性粘，干则难揭，若入苎根末即不黏，此法尤佳。"

〔2〕下水：即水肿。病症名。出《素问·水热穴论》。又名水、水气或水病。指体内水湿停留，面目、四肢、胸腹甚至全身浮肿的一种疾患。

〔3〕解小麦毒：古代有人认为小麦性寒，磨成面后则性温而有毒。如《本草图经》："小麦性寒，作面则温而有毒，作曲则平胃止利。其皮为麸，调中去热，亦犹大豆作酱豉，性便不同也。"而赤豆可以解面毒。

【译文】

赤小豆味甘、酸，性平，没有毒。主要的功效是治疗水肿，排除脓血，消去热肿，止泻痢，通利小便，可以解小麦的毒性。

3-1-15　回回豆子[1]

味甘，无毒。主消渴，勿与盐煮食之。出在回回地面，苗似豆，今田野中处处有之。

【注释】

〔1〕回回豆子（图 3-6）：因其籽粒形似鹰嘴或鸡头又称为鹰嘴豆、鸡豆。为豆科植物鹰嘴豆 *Cicer arietinum* L. 的种子。原植物为一年生草本，茎直立，有分枝，具白色腺毛，高 25—50 厘米。托叶有几个长牙齿；羽状复叶，小叶 9—15 枚，对生或互生，阔卵形或矩形，有时倒卵形，长10—15 毫米，先端钝，边缘有密锯齿，叶脉显著。花单生，有长花梗；花

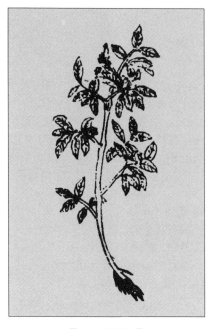

图 3-6 回回豆子

冠白色，或有彩色，长 8—10 毫米；荚果矩形，膨胀，长 18—25 毫米，阔约 12 毫米，有很细的短柔毛。种子 1—2 粒，有皱纹，在其一端有细尖，形似羚羊头，白色、红色或黑色。我国甘肃、青海、陕西、山西、河北等地有栽培，种子可供食用。《本草拾遗》："味甘，无毒。""主消渴。勿与盐煮食之。"《饮膳正要》之中的回回豆子与《本草拾遗》中的胡豆之功用相似，或可视为一物。《本草纲目》认为回回豆为豌豆则错。

【译文】

　　回回豆子味甘，没有毒。主要的功效是治疗消渴，不要和盐一同煮着吃。原产于回族人居住的地区，回回豆子的苗长得很像一般的豆类，现在的田野里到处都有。

3-1-16 青小豆[1]

　　味甘，寒，无毒。主热中，消渴，止下痢，去腹胀。产妇无乳汁，烂煮三、五升食之，即乳多。

【注释】

　　〔1〕青小豆：有的本草书认为是绿豆或豌豆。但从本书另列一条来看，应为豆皮青绿色体形较大的稙豆。例《开宝本草》："绿豆，肉平，圆小绿者为佳。又有稙豆，苗子相似。"李时珍《本草纲目》："大者名稙豆，苗、子相似，亦能下气治霍乱也。"

【译文】

青小豆味甘,性寒,没有毒。主要的功效是治疗热中消渴,制止下痢,消除腹胀。产妇没有乳汁时,可以取青小豆三五升煮烂后吃下,乳汁很快就会增多。

3-1-17　豌豆[1]

味甘,平,无毒。调顺荣卫,和中,益气。

【注释】

〔1〕豌豆:为豆科植物豌豆 Pisum sativum L. 的种子。豌豆为一年生攀援草本,秃净而有粉霜,高1—2米。羽状复叶,互生,叶轴末端有羽状分枝的卷须;托叶卵形,叶状,常大于小叶,基部耳状,包围叶柄;小叶2—6枚,阔椭圆形或矩形,长25—50毫米,全缘。花柄自叶腋抽出,较叶柄为短;花1—3朵,白色或紫色;萼钟形,5裂,裂片披针形;花冠蝶形,旗瓣圆形,翼瓣与龙骨瓣贴生;雄蕊10,成9与1两束;花柱扁平,顶端扩大,内侧具髯毛。荚果长椭圆形,长5—10厘米。种子2—10粒,球形。花期4—5月。主要产区有四川、河南、湖北、江苏、青海等十多个省区。豌豆种子的形状因品种不同而有所不同,大多为圆球形,还有椭圆、扁圆、凹圆、皱缩等形状。颜色有黄白、绿、红、玫瑰、褐、黑等。性味甘、平。能主和中下气,利小便,解疮毒。治霍乱转筋、脚气、痈肿。李时珍认为回鹘豆、回回豆、胡豆、豌豆是"一物四名",误。

【译文】

豌豆味甘,性平,没有毒。主要的功效是调顺人体中的营气和卫气,和中,益气。

3-1-18　扁豆[1]

味甘,微温。主和中。叶主霍乱吐下不止。

【注释】

〔1〕扁豆：为豆科植物扁豆 *Lablab purpureus*（Linn.）Sweet 的种子。全国各地普遍栽培。干燥的种子为扁椭圆形或卵圆形，长约 8—12 毫米，宽约 6—9 毫米，厚 4—7 毫米。表面黄白色，平滑而光泽，一侧边缘有半月形隆起的种阜，约占周径的 1/3—1/2，剥去后可见凹陷的种脐，紧按种阜的一端有 1 珠孔，另端有短的种脊。质坚硬，种皮薄而脆，内有子叶 2 枚，肥厚，黄白色，角质。嚼之有豆腥气。以饱满、色白者佳。扁豆的种子有白色、黑色、红褐色等数种，入药主要用白扁豆；黑色者古名"鹊豆"，不供药用；红褐色者在广西民间称"红雪豆"，用作清肝、消炎药，治眼生翳膜。性味甘、平。入脾、胃经。能健脾和中，消暑化湿。治暑湿吐泻、脾虚呕逆、食少久泄、水停消渴、赤白带下、小儿疳积。

【译文】

扁豆味甘，性微温。主要的功效是和中。扁豆的叶子主要治疗霍乱上吐下泻不止。

3-1-19　小麦[1]

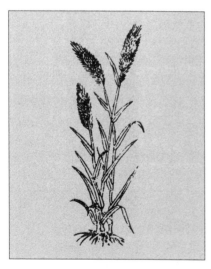

图 3-7　小麦

味甘，微寒，无毒。主除热，止烦躁，消渴，咽干，利小便，养肝气，止痛，唾血。

【注释】

〔1〕小麦（图 3-7）：为禾本科植物小麦 *Triticum aestivum* L. 的种子或其面粉。小麦富含淀粉、蛋白质、脂肪、矿物质、钙、铁、硫胺素、核黄素、烟酸及维生素 A 等。因品种和环境条件不同，营养成分的差别较大。性味甘，凉。入心、

脾、肾经。能养心，益肾，除热，止渴。治脏燥、烦热、消渴、泻痢、痈肿、外伤出血、烫伤。《本草图经》："小麦性寒，作面则温而有毒，作曲则平胃止利。其皮为麸，性复寒，调中去热，亦犹大豆作酱豉，性便不同也。"

【译文】

小麦味甘，性微寒，没有毒。主要的功效是消除体内的热邪，治疗烦躁，消渴，咽喉发干，通利小便，调养肝脏的功能，止疼痛，治疗吐血。

3-1-20　大麦[1]

味咸，温、微寒，无毒。主消渴，除热，益气，调中，令人多热，为五谷长。《药性论》云："能消化宿食，破冷气。"

【注释】

〔1〕大麦：是禾本科植物大麦 *Hordeum vulgare* L. 的果实。性味甘，凉。入脾、胃经。能和胃，宽肠，利水。治食滞泄泻、小便淋痛、水肿、汤火伤。《本草经疏》："大麦，功用与小麦相似，而其性更平凉滑腻，故人以之佐粳米同食，或歉岁全食之，而益气补中，实五脏，厚肠胃之功，不亚于粳米矣。"

【译文】

大麦味咸，性温、微寒，没有毒。主要的功效是治疗消渴，清除体内的热邪、益气，调和脾胃功能，增加人体的内热。大麦在五谷中排列在首位，《药性论》说："大麦能消化滞留在胃中的食物，破除冷气。"

3-1-21　荞麦[1]

味甘，平、寒，无毒。实肠胃，益气力。久食动风气，令人头眩。和猪肉食之，患热风，脱人须眉。[2]

【注释】

〔1〕荞麦：异名乌麦、花荞、甜荞、荞子等。为蓼科植物荞麦 *Fagopyrum esculentum* Moench 的种子，我国各地都有栽培，有时为野生。种子含丰富的淀粉，可供食用，又供药用。性味甘，凉。入脾、胃、大肠经。能开胃宽肠，下气消积。治绞肠痧、肠胃积滞、慢性泄泻、噤口痢疾、赤游丹毒、痈疽发背、瘰疬、汤火灼伤。

〔2〕和猪肉食之，患热风，脱人须眉：存疑待考。

【译文】

荞麦味甘，性平、寒，没有毒。能充实肠胃，益气力。长期吃荞麦，会引动风气，使人头晕目眩。和猪肉一起吃会使人患热风，令人的头发、胡须脱落。

3-1-22　白芝麻[1]

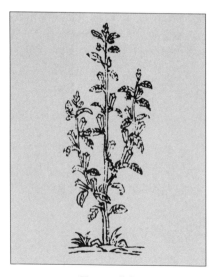

图 3-8　芝麻

味甘，大寒，无毒。治虚劳，滑肠胃，行风气，通血脉，去头风[2]，润肌肤。食后生啖一合。与乳母食之，令子不生病。

【注释】

〔1〕白芝麻（图3-8）：异名白油麻、白胡麻。为胡麻科植物脂麻 *Sesamum indicum* L. 的白色的种子。白芝麻具有含油量高、色泽洁白、籽粒饱满、种皮薄、口感好、后味香醇等优良品质。白

芝麻油的主要成分为油酸和亚麻酸，其他成分为硬脂酸和软脂酸，富含维生素 E 和芝麻酚。性味甘，平。能润燥，滑肠。治脾约便燥、小儿头疮。《神农本草经》说，芝麻主治"伤中虚羸，补五内、益气力、长肌肉、填精益髓"。《抱朴子》："耐风湿，补衰老。孟诜：'治虚劳，滑肠胃，行风气，通血脉，去头上浮风，润肌肉，食后生啖一合，终身勿缀。客热可作饮汁服之。生研敷小儿头上诸疮。'"

　　〔2〕去头风：此处去头风应为除去头上所生的浮皮屑而非治疗头风病。

【译文】

　　白芝麻味甘，性大寒，没有毒。治疗虚劳，滑利肠胃，散风行气，通利血脉，去除头上的浮风，润泽肌肤。饭后吃一合生的白芝麻［，对身体非常有益］。让给小孩哺乳的乳母吃白芝麻，可以使吃这个乳母奶的小孩不生病。

3-1-23　胡麻〔1〕

　　味甘，微寒。除一切痼疾。久服长肌肉，健人。油，利大便，治胞衣〔2〕不下。《修真秘旨》〔3〕云神仙服胡麻法：久服面光泽，不饥，三年水火不能害，行及奔马。〔4〕

【注释】

　　〔1〕胡麻：为脂麻科（胡麻科）植物脂麻 *Sesamum indicum* L. 的干燥成熟种子，我国各地都有栽培。种子扁卵形，一端钝圆，一端尖，长 2—4 毫米，宽 1—2 毫米，厚约 1 毫米，表面黑色，有网状皱纹或无，放大镜下可见细小疣状突起，边缘光滑或呈棱状，尖端有圆点状棕色的种脐。种皮薄纸质，纵切面可见薄膜状的胚乳。胚直立，有 2 片大形类白色的子叶，富油性。气微弱，味淡，嚼之有清香味。以个大、色黑、饱满、无杂质者为佳。种子含脂肪油可达 60%。油中含油酸、亚油酸、棕榈酸、花生酸、廿四酸、廿二酸等的甘油酯，甾醇，芝麻素，芝麻林素，芝麻酚，维生素 E 等。种子尚含叶酸、烟酸、蔗糖、卵磷脂、戊聚糖、蛋白质和多量的钙等。性味甘，平。入肝、肾经。补肝肾，润五脏。治肝肾不足、虚风眩晕、风痹、瘫

瘕、大便燥结、病后虚羸、须发早白、妇人乳少。

〔2〕胞衣：中医把胎盘和胎膜称为胞衣，也称做衣胞或胎衣，入中药时称为"紫河车"。

〔3〕《修真秘旨》：唐·司马承祯著，原书已佚。司马承祯（647—735），唐代道士、道教学者、书画家。字子微，法号道隐，又号白云子。河内温（今河南温县）人。自少笃学好道，无心仕宦之途。师事嵩山道士潘师正，得受上清经法及符箓、导引、服饵诸术。后来遍游天下名山，隐居在天台山玉霄峰，自号"天台白云子"。与陈子昂、卢藏用、宋之问、王适、毕构、李白、孟浩然、王维、贺知章为"仙宗十友"。

〔4〕《修真秘旨》对胡麻作用过于夸大。如前所述，人体对营养的需求的多方面的，长期服食一种食物必定会造成营养缺乏；此外，并不是任何人都可以连续服食胡麻，《本草从新》说："胡麻服之令人肠滑。精气不固者亦勿宜食。"另外《本草求真》也说："下元不固而便溏、阳痿、精滑、白带，皆所忌用。"

【译文】

胡麻味甘，性微寒。可以消除一切长期难以治好的疾病。长期吃胡麻可以增长人的肌肉，使人强健。胡麻油可以通利大便，治疗产妇胎盘胎膜不下。《修真秘旨》中说到神仙服食胡麻的方法："长期吃胡麻可以使面部滋润光泽，感觉不饥饿。[连续]吃三年，水火都不能伤害，行走可以追赶上奔驰的骏马。"

3-1-24　饧^[1]

味甘，微温，无毒。补虚乏，止渴，去血^[2]，健脾，治嗽。小儿误吞钱，取一斤，渐渐尽食之即出。

【注释】

〔1〕饧（xíng）：为米、大麦、小麦、粟或玉粟黍等粮食经发酵糖化而制成的饴糖。饴糖有软硬之分，软者为黄褐色浓稠液体，黏性很大；硬者系软饴糖经搅拌，混合空气后凝固而成，为多孔的黄白色糖饼。药用以软饴糖为佳。性味甘，温。入脾、胃、肺经。能缓中，补虚，生津，润燥。治

劳倦伤脾、里急腹痛、肺燥咳嗽、吐血、口渴、咽痛、便秘。《本草经疏》："饴糖，甘，入脾，而米麦皆养脾胃之物，故主补虚乏，仲景建中汤用之是也。肺胃有火则发渴，火上炎，迫血妄行则吐血，甘能缓火之标，则火下降而渴自去也。"

〔2〕去血：去留血。即血当行不行而造成的腹痛。《本经疏证》："是故饴糖非能去瘀血也，能治血当行不行为腹痛者耳。"

【译文】

饴味甘，性微温，没有毒。能补人体虚乏，治疗口渴，去血，健脾，治疗咳嗽。小孩子误吞吃了钱币，可以取一斤饴，让小孩子慢慢地吃完，就可以使误吞下的钱币随大便一同排出体外。

3-1-25　蜜[1]

味甘，平、微温，无毒。主心腹邪气，诸惊痫；补五藏不足，益中气[2]，止痛，解毒，明耳目，和百药，除众病。

【注释】

〔1〕蜜：即蜂蜜。为蜜蜂科昆虫中华蜜蜂等所酿的蜜糖。为稠厚的液体，白色至淡黄色（白蜜），或橘黄色至琥珀色（黄蜜）。夏季如清油状，半透明，有光泽；冬季则易变成不透明，并有葡萄糖的结晶析出，状如鱼子。气芳香，味极甜。以水分小，有油性，稠如凝脂，用木棒挑起时蜜汁下流如丝状不断，且盘曲如折叠状，味甜不酸，气芳香，洁净无杂质者为佳。蜜因蜂种、蜜源、环境等的不同，其化学组成差异很大。最重要的成分是果糖和葡萄糖，两者含量合计约70％。尚含少量的蔗糖、麦芽糖、糊精、树胶，以及含氮化合物、有机酸、挥发油、色素、蜡、植物残片（特别是花粉粒）、酵母、酶类、无机盐等。含微量维生素等。性味甘，平。入肺、脾、大肠经。能补中，润燥，止痛，解毒。治肺燥咳嗽、肠燥便秘、胃脘疼痛、鼻渊、口疮、汤火烫伤；解乌头毒。在临床上蜂蜜常用于治疗胃十二指肠溃疡、烧伤、冻伤、冻疮、溃疡与外伤、皮炎、角膜溃疡及睑缘炎、鼻炎、鼻窦炎、急性细菌性痢疾、便秘、贫血、阴道滴虫等。对心脏病、肝脏病、高血压、肺

病、糖尿病等也有不同程度的疗效。

〔2〕中气：① 泛指中焦脾胃之气和脾胃等腑脏对饮食的消化运输、升清降浊等生理功能。② 指脾气。脾气主升，脾虚下陷可发生脱肛、子宫脱垂等病症，用补益中气的方法治疗，补益中气就是补脾和升提下陷的脾气。③ 运气术语。指中见之气。在本条中应指①②。

【译文】

蜜味甘，性微温，没有毒。主要的功效是治疗心腹间受到邪气侵袭而引起的病症、各种惊痫病，补五脏不足，补益中气，止痛，解毒，使耳目聪明，调和各种药物，治疗多种疾病。

3-1-26　曲[1]

味甘，大暖。疗藏腑中风气，调中益气，开胃消食，补益去冷。陈久者良。

【注释】

〔1〕曲：含有大量能发酵的活微生物或其酶类的发酵剂或酶制剂。一般用粮食或粮食副产品培养微生物制成。各种曲中微生物的种类随酿造用途而不同。如酿造绍兴酒所用的曲（俗称酒药），主要含有根霉、毛霉和酵母；酿造白酒所用的大曲或小曲，前者主要含有曲霉和酵母等，后者主要含有根霉、毛霉和酵母。本条似指神曲，又称六神曲。为辣蓼、青蒿、杏仁等药加入面粉或麸皮混合后，经发酵而成的曲剂。其制法可用鲜青蒿、鲜苍耳、鲜辣蓼各12斤，切碎；赤小豆碾末，杏仁去皮各6斤，混合拌匀，入麦麸100斤，白面60斤，加水适量，揉成团块，压平后用稻草或麻袋覆盖，使之发酵，至外表长出黄色菌丝时取出，切成约3厘米见方的小块，晒干即成。性味甘辛，温。入脾、胃经。能健脾和胃，消食调中。治饮食停滞、胸痞腹胀、呕吐泻痢、产后瘀血腹痛、小儿腹大坚积。

【译文】

曲味甘，性大暖。治疗五脏六腑中的风邪之气，调养补益脾胃之气，开胃口助消化，补益人体因虚劳而引起的寒冷。贮存时间很长的曲质量最好。

3-1-27　醋[1]

味酸，温，无毒。消痈肿，散水气，杀邪毒，破血运，除症块[2]。醋有数种：酒醋、桃醋、麦醋、葡萄醋、枣醋。米醋为上，入药用[3]。

【注释】

〔1〕醋：异名苦酒、淳酢、米醋。为用米、麦、高粱、酒、酒糟等酿成的含有乙酸的液体。醋的一般组成为浸膏质、灰分、挥发酸、不挥发酸、还元糖。具体物质有高级醇类、3-羟基丁酮、二羟基丙酮、酪醇、乙醛、甲醛、乙缩醛、乙酸、琥珀酸、草酸及山梨糖等糖类。醋的制法有多种，《齐民要术》中记有作大酢法、秫米神酢法、粟米曲作酢法等十数种。性味苦，温。入肝、胃经。能散瘀，止血，解毒，杀虫。治产后血晕、疢癖症瘕、黄疸、黄汗、吐血、衄血、大便下血、阴部瘙痒、痈疽疮肿；解鱼肉菜毒。

〔2〕症块：指腹腔内的症瘕和积聚。

〔3〕入药用：古人认为米醋可以入药，其他的醋可以作为食用。如《唐本草》："酢有数种，此言米酢，若蜜酢、麦酢、曲酢、桃酢、葡萄、大枣等诸杂果及糠糟等酢，会意者亦极酸烈，止可啖之，不可入药用也。"《本草衍义》："醋，酒糟为之，有米醋、麦醋、枣醋。米醋比诸醋最酽，入药多用之，谷气全也，故胜糟醋。产妇房中常得醋气为佳，醋益血也。"

【译文】

醋味酸，性温，没有毒。消痈肿，散除水气，杀灭各种邪毒之气，治疗血晕，消除体内的症块和坚积。醋有好几种：酒醋、桃醋、麦醋、葡萄醋、枣醋，以米醋的质量最好，可以作为药。

3-1-28　酱[1]

味咸、酸，冷，无毒。除热止烦，杀百药、热汤火毒；

杀一切鱼、肉、菜蔬毒。豆酱主治胜面酱。陈久者良[2]。

【注释】

〔1〕酱：系用面粉或豆类，经蒸罨（yǎn）发酵，加盐、水制成的糊状物。豆酱选用黄豆、面粉、食盐等为原料，经制曲、发酵、晒制等多道工序精制而成，色泽金黄，质醇味香，营养丰富。面酱是以面粉为主要原料，经制曲、发酵、晒制等多道工序制作而成的一种调味品，其味甜中带咸，同时有酱香和酯香。酱中含有蛋白质、多肽、氨基酸、糊精、葡萄糖、脂肪、乙醇、甘油、维生素、有机色素与硫酸盐、磷酸盐、钙、镁、钾、铁等。性味咸，寒。入胃、脾、肾经。能除热，解毒。治蜂虿虫伤、汤火伤。

〔2〕陈久者良：《本草经疏》："按酱之品不一，惟豆酱陈久者入药，其味咸酸冷利，故主除热、止烦满及汤火伤毒也。能杀一切鱼、肉、菜蔬、蕈毒，《本经》云杀百药毒者误也。又有榆仁酱，味辛美，杀诸虫，利大小便，心腹恶气；芜荑酱主疗相同。"

【译文】

酱味咸、酸，性冷，没有毒。除热邪，止烦躁，消杀各种药物和热汤的火毒；消除一切鱼、肉、蔬菜的毒性。豆酱的药用价值超过面酱，贮存时间很长的酱质量更好。

3-1-29　豉[1]

味苦，寒，无毒。主伤寒，头痛，烦燥，满闷。

【注释】

〔1〕豉：即中药淡豆豉。异名香豉、淡豉。为豆科植物大豆的种子经蒸罨加工而成。《本草纲目》："造淡豆豉法：用黑大豆二三斗，六月内淘净，水浸一宿，沥干蒸熟，取出摊席上，候微温，蒿覆。每三日一看，候黄衣上遍，不可太过。取晒簸，以水拌湿得所，以汁出指间为准，安瓮中，筑实。桑叶盖，厚三寸，密封泥，于日中晒七日，取出，曝一时，又以水拌入瓮。如此七次，再蒸过，摊去水气，瓮收筑封即成。"豆豉在汉代已能制造，汉代刘熙《释名》："豉，嗜也。调和五味，可甘嗜也。"淡豆豉入药用其干

燥品。性味苦，寒。入肺二经。能解表，除烦，宣郁，解毒。治伤寒热病、寒热、头痛、烦躁、胸闷。另有咸豆豉，主要作调味品，能增加菜肴的特殊风味。我国制作豆豉的方法很早以前就流传到东南亚、日本和欧洲。豆豉在有的国家被视为能增强体质的一种食品。

【译文】

　　豉味苦，性寒，没有毒。主要治疗伤寒，头痛，心中烦躁，胸膈满闷。

3-1-30　盐[1]

味咸，温，无毒。主杀鬼蛊邪疰毒[2]，伤寒，吐胸中痰癖，止心腹卒痛。多食伤肺，令人咳嗽，失颜色。[3]

【注释】

　　〔1〕盐：即食盐。异名盐、咸鹾等。为海水或盐井、盐池、盐泉中的盐水经煎晒而成的结晶。主要成分为氯化钠；因来源、制法等的不同，夹杂物质的质与量，都有所差异。普通常见的杂质有氯化镁、硫酸镁、硫酸钠、硫酸钙及不溶物质。盐中的钠离子对维持细胞的渗透压与体内的酸碱平衡、水分分布有重要的作用。中药所用食盐一般需要经过炮制。《本草纲目》："凡盐入药，须以水化，澄去脚滓，煎炼白色乃良。"盐性味咸、寒。入胃、肾、大小肠经。能涌吐，清火，凉血，解毒。治食停上脘、心腹胀痛、胸中痰癖、二便不通、齿龈出血、喉痛、牙痛、目翳、疮疡、毒虫螫伤。《本草纲目》："盐为百病之主，百病无不用之，故服补肾药用盐汤者，咸归肾，引药气入本脏也；补心药用盐炒者，心苦虚以咸补之也；补脾药用盐炒者，虚则补其母，脾乃心之子也；治积聚结核用之者，盐能软坚也；诸痈疽眼目及血病用之者，咸走血也；诸风热病用之者，寒胜热也；大小便病用之者，咸能润下也；骨病齿病用之者，肾主骨，咸入骨也；虫伤用之者，取其解毒也。"

　　〔2〕鬼蛊邪疰毒：泛指具有传染性的病程长的病症古怪的一类传染病。

　　〔3〕多食伤肺，令人咳嗽，失颜色：《别录》："多食伤肺喜咳。"《素

问》：“血病无多食咸，多食则脉凝泣而变色。”《蜀本草》：“多食令人失色肤黑，损筋力。”

【译文】

盐味咸，性温，没有毒。主要的功效是杀灭具有传染性的鬼蛊邪疰毒，伤寒，能使人吐出胸中的痰液，可以制止心腹部突然发作的疼痛。吃盐过多容易损伤肺脏，使人咳嗽，脸上的容颜会因此而失去健康的色泽。

3-1-31 酒[1]

味苦、甘、辣，大热，有毒。主行药势，杀百邪[2]，通血脉[3]，厚肠胃，润皮肤，消忧愁。多饮损寿伤神，易人本性[4]。酒有数般，唯酝酿以随其性。

【注释】

〔1〕酒：为米、麦、黍、高粱等和曲酿制成的一种饮料。因原料、酿造、加工、贮藏等等条件的不同，酒的品类非常多，其成分的差异也很大。在制法上酒可分为蒸馏酒（例如高粱酒、烧酒）与非蒸馏酒（例如绍兴酒、葡萄酒）两大类。凡酒类都含乙醇。蒸馏酒除含量高于非蒸馏酒外，尚含有高级醇类、脂肪酸类、酯类、醛类等；又含少量挥发酸和不挥发酸；糖类常不存在，或只存少量。中医认为酒性温，味甘、苦、辛，有毒。入心、肝、肺、胃经。能通血脉，御寒气，行药势。治风寒痹痛、筋脉挛急、胸痹、心腹冷痛。

〔2〕杀百邪：杀灭各种致病菌。

〔3〕通血脉：使血脉通畅。现代医学认为：中等量的乙醇可扩张皮肤血管，故常致皮肤发红而有温暖感。

〔4〕易人本性：改变人的本性。由于乙醇对神经中枢有类似麻醉药样作用，使大脑抑制功能减弱，此时饮者丧失了其由经验和教育而来的谦虚和自制，同时辨别力、记忆力、集中力及理解力亦减弱或消失；视力（中枢性）也常出现障碍。

【译文】

　　酒味苦、甘、辣，性大热，有毒。主要的功效是有助于药物发挥药效，杀灭各种病邪，使血脉通畅，有利肠胃，润泽肌肤，消解忧愁。酒喝得过多则会减少人的寿命，伤害人的精神，改变人的本性。酒有许多种类，可以根据各种酒的质量要求采用不同的方法进行酿造。

3-1-31-1　虎骨酒[1]

　　以酥炙虎骨捣碎，酿酒。治骨节疼痛，风疰[2]，冷痹痛。

【注释】

　　〔1〕虎骨酒：用老虎的骨骼与白酒［或加入其他中药］一同制成的一种药酒。此条记载过于简略，实际上虎骨酒的制作组方相当讲究。如配方①：虎骨，淫羊藿，薏苡仁，牛膝，当归，羌活，乌药，五加皮，苍术，防风，青皮，独活，牡丹皮，川芎，白芷，木瓜，白芍药，紫草，枸杞子，红花，川乌，补骨脂，草乌，佛手，蕲蛇，木香，丁香，檀香，紫豆蔻，砂仁，鹿茸，乳香，没药，麝香，熟地黄，陈皮，玉竹，红糖，红曲，蜂蜜。制成药酒，每服9—15克。配方②：虎胫骨、萆薢、淫羊藿、薏苡仁各125克，牛膝90克，木瓜、龟板各155克。制成药酒，每服9—15克。治风寒湿痹而成的筋骨疼痛，四肢麻木，腰背疼痛。此外还有虎骨木瓜酒：虎骨、川芎、续断、白茄根各30克，玉竹60克，秦艽、防风各15克，桑枝1120克，木瓜90克。制成药酒，每服15—30克，日二次。治风寒湿气流入经络而致的筋脉拘挛、四肢麻木、关节酸痛等症。

　　〔2〕风疰(zhù)：中医古病名。指风邪注入［住留］在人体关节中而作痛，使动作受阻的一种病症。类于现代西医所指的"风湿性关节炎"。风，指致病的风邪。疰，在此通"注"或"住"，有灌注于人体久住不去的意思。多指具有传染性和病程长的慢性疾病。

【译文】

　　把虎骨用火烤炙变酥后捣碎酿制成酒。可以治疗骨节疼痛，风疰，冷痹痛。

3-1-31-2　枸杞酒[1]

以甘州[2]枸杞依法酿酒。补虚弱，长肌肉，益精气，去冷风，壮阳道。

【注释】

〔1〕枸杞酒：用枸杞作为主要原料酿制而成的酒。古代酿制枸杞酒的方法和所用的物料也有简繁和粗细之分。一种方法是把甘州枸杞子煮烂捣汁，和酒曲、米一同酿酒。或者是把枸杞子和生地黄一起装在新白布缝成的袋子内，浸入酒中一同煮。唐代的《千金翼方》则在酿成的枸杞酒中放入用绢袋装盛的干地黄末、干姜末、商陆根末、泽泻末、花椒末，一同装在瓮中将瓮口密封好埋入地下三尺，上面覆盖坚实，二十天后取出打开，酒发出金红色，每天早上空腹饮半升。

〔2〕甘州：古代的行政区域名。西魏废帝三年(554)改西凉州为甘州，因甘峻山为名。治所在永平(隋改名张掖，今甘肃张掖)。辖境相当今甘肃高台以东弱水上游。其后屡有伸缩。唐永泰后地入吐蕃，大中后入回鹘，宋天圣中又入西夏，改为宣化府(《宋史》仍称甘州)。蒙古复改甘州，至元后改甘州路。明改置为甘州左、右、中、前、后五卫。清雍正初改为府。1913年废。唐为河西节度使、元为甘肃行省、明为陕西行都指挥使司治所。

【译文】

用甘州出产的枸杞按照一定的方法酿制成酒。主要的功效是能够补益虚弱，增长肌肉，补益人体的精气，去除侵入人体的冷风邪气，增强男子的性功能。

3-1-31-3　地黄酒[1]

以地黄绞汁酿酒。治虚弱，壮筋骨，通血脉，治腹内痛。

【注释】

〔1〕地黄酒：用新鲜的地黄绞出汁液同曲、米等制成的药酒。其用料

及具体做法《本草纲目》有载："地黄酒,补虚弱,壮筋骨,治痿痹,通血脉,治腹痛,变白发,用生地黄绞汁,同曲米封密器中五、七日启之,中有绿汁,真精英也,宜先饮之。乃滤汁藏贮,加牛膝汁效更速。亦有加群药者。"《药酒配方800例》,根据《千金方》,地黄酿酒:"配方:地黄1公斤,秫米12升,曲适量。制法:地黄,加水煮取清汁,浸米炊饭,拌曲适量。如常酿酒,至熟,封七日,取清酒,即成。功能:治产后百病,滋补阴血。用法:随量饮,不拘时,常令酒气相续。忌生冷,未产先一月酿成,夏月不可造。"

【译文】

用[新鲜]地黄的根绞出的汁液酿成酒。主要的功效是治疗虚弱,通利血脉,治疗腹内疼痛。

3-1-31-4　松节酒[1]

"仙方"以五月五日采松节,剉碎,煮水酿酒。治冷风虚[2],骨弱,脚不能履地。

【注释】

〔1〕松节酒:是用松树的节或者松树的叶煮成汁,再和曲、米一同按照一定的方法酿制成的酒。《外台秘要》记载的处方为:松节四十斤,处理成碎末后加水四石煮熬后取一石。猪椒叶四十斤,处理成碎末后加水四石煮熬后取一石。将以上两种汁液澄清,与五斗面粉拌和。发酵之后,取四石五斗糯米根据发酵情况分成四次投料,保持适宜的温度。第一次投料时,取柏子仁五两、磁石(末)十二两、独活十五两、(炮制过的)天雄五两、(炙)菌芋四两、防风十两、秦艽六两、芎䓖五两、人参四两、义薢五两,细细切碎,放入糯米中一同煮熟,下入到酿酒的容器中。等四次料全部投完后,将容器的口密封四十天,取清液适量饮用。

〔2〕冷风虚:《本草纲目》作"冷内虚弱"。指因风寒湿邪所侵而身虚体弱。

【译文】

"仙方"中用五月五日采集来的松树节,处理成碎末,煮成汤液，酿制成松节酒。可以治疗冷风虚，骨弱，脚不能着地。

3-1-31-5　茯苓酒[1]

"仙方"依法茯苓酿酒。治虚劳，壮筋骨，延年益寿。

【注释】

〔1〕茯苓酒：用中药茯苓为主要原料与曲、米一同酿制成的酒。《本草纲目》有茯苓酒："治诸风眩，暖腰膝，主五劳七伤。用茯苓粉同曲米酿酒饮之。"

【译文】

"仙方"中按照一定的方法将茯苓酿制成酒。能治疗虚劳，强壮筋骨，延年益寿。

3-1-31-6　松根酒[1]

以松树下撅坑置瓮，取松根津液酿酒。治风，壮筋骨。

【注释】

〔1〕松根酒：用松树根中流出的汁液与曲、米一同酿制而成的酒。松根酒在《本草纲目》中作"松液酒"。其制造方法是："于大松下掘坑，置瓮，承取其津液。一斤酿糯米五斗，取酒饮之。"

【译文】

在松树的下面挖坑，放入大瓮，〔将靠近大瓮的松树根截断一部分〕让截断处的松树根的汁液流入到大瓮中，然后用这种松根的汁液酿制成酒。可以治疗风痹，强壮筋骨。

3-1-31-7　羊羔酒[1]

依法作酒，大补益人。

【注释】

〔1〕羊羔酒：为古代汾州（今天的山西省）出产的一种名酒，又称羊羔儿酒、羊羔美酒。《本草纲目》中记有两种制造方法。一种方法是取自于《宣和化成殿真方》：糯米一石，按照平时酿酒一样浸泡蒸熟，肥嫩的羊肉七斤，杏仁一斤，一同煮烂，连同汁液一起与糯米饭拌和，下入一两木香，待温度适宜时下入十四两曲末，像平时酿酒一样进行发酵，十天就可以成熟，酒味极其甘滑。另一种方法是：取羊肉五斤，蒸烂，放入好酒中浸一宿，放入消梨（又名香子梨，为梨子中的一个品种）七个，一同捣烂取出汁液，与米、曲一同发酵制成酒。

【译文】

按照一定的方法将羊羔肉制作成酒，这种酒对人非常有益。

3-1-31-8　五加皮酒[1]

五加皮浸酒，或依法酿酒。治骨弱不能行走。久服壮筋骨，延年不老。

【注释】

〔1〕五加皮酒：用中药五加皮作为主要原料制作的一种药酒。《本草纲目》上记有制作的方法。① 将刮洗干净的五加皮切碎装入干净的布袋里，再将布袋放入酒中煮成五加皮酒；或者再加入当归、牛膝、地榆等各种药物，（制成五加皮酒）。② 取五加皮刮洗干净，除去皮内的茎秆，煎煮成汁，加入适量和酒曲和（蒸熟的糯米）一同发酵酿制成五加皮酒。

【译文】

可以把五加皮浸泡在酒中，或者按照一定的方法酿制成五加皮酒。主要治疗骨骼软弱不能行走。经常服用可以强筋壮骨,延年不老。

3-1-31-9　膃肭脐酒[1]

治肾虚弱,壮腰膝,大补益人。

【注释】

　　〔1〕膃肭(wà nà)脐酒：是将膃肭脐(即雄性海狗或海豹的阴茎、睾丸)放入酒中浸泡后捶烂如泥,与适量和曲、米一同发酵制成的酒。可以助阳气,益精髓,破症结冷气,大补益人。

【译文】

　　膃肭脐酒治疗肾气虚弱,可以强壮腰膝,对人体大有补益。

3-1-31-10　小黄米酒[1]

性热,不宜多饮,昏人五藏[2],烦热,多睡。

【注释】

　　〔1〕小黄米酒：用小黄米作为主要原料按一定的方法酿制而成的一种酒。也有人认为小黄米酒即乙醇含量低于白酒的黄酒。
　　〔2〕昏人五藏：可理解为饮用过量的小黄米酒,可使人昏昏沉沉。

【译文】

　　小黄米酒性热,不宜喝得过多,使人昏昏沉沉,心中烦躁发热,令人嗜睡。

3-1-31-11　葡萄酒[1]

益气,调中,耐饥,强志。酒有数等：有西番者,有哈剌火[2]者，有平阳[3]、太原[4]者，其味都不及哈剌火者[5]。田地酒最佳。

【注释】

　　〔1〕葡萄酒：用葡萄汁、葡萄藤中滴出的汁、葡萄干按照一定的方法酿制成的一种酒。古代多用葡萄汁加曲发酵制成。如《本草纲目》上有："取（葡萄）汁同曲，如常酿糯米饭法。无汁用干葡萄末亦可。"我国葡萄酒的酿造历史悠久。司马迁的《史记》中就有关于我国西北地区许多地方生产葡萄并酿酒的记述。唐代是我国葡萄酒酿造发展的强盛时期。

　　〔2〕哈剌火：维吾尔语，地名。即今吐鲁番，元时是维吾尔人居住的地方，以特产无核白葡萄而著名。

　　〔3〕平阳：府、路名。宋政和六年（1116）升晋州置府。治所在临汾（今临汾市），辖境相当今山西临汾、洪洞、浮山、霍县、汾西、安泽等市县地。元初改为路，大德时改为晋宁。明初复为平阳府。辖境略有扩大。1912年废。产铁、矾，宋置有矾务。金时产白麻纸，为雕版印刷业中心。

　　〔4〕太原：府、路名。唐开元十一年（723）升并州置府。治所在太原（今市西南晋源镇）。辖境相当于今山西阳贡以南、文水以北的汾水中游，和旭泉市、平定、寿阳、昔阳、盂县等地。宋太平兴国时改为并州，移治阳曲（今太原市）。嘉祐时复为太原府。元时改为路，大德时改名冀宁。明复改太原府。

　　〔5〕李时珍在《本草纲目》中解释此条时认为：葡萄酒以出产在吐鲁番的酒性最烈。

【译文】

　　葡萄酒益气，调中，能使人忍耐饥饿，增强心志。葡萄酒可以分成好几个等级：有产于西番的，有产于哈剌火的，有产于平阳地区的，有产于太原地区的；它们的滋味都比不上出产于吐鲁番的葡萄酒，用生长于吐鲁番田地里的葡萄酿制而成的酒品质最好。

3-1-31-12　阿剌吉酒[1]

味甘、辣，大热，有大毒。主消冷坚积，去寒气。用好酒蒸熬〔2〕，取露成阿刺吉。

【注释】

〔1〕阿刺吉酒：是用好酒复烧而取得的蒸馏酒。由于其中酒精的含量大大超过未经蒸馏过的酒，点火即可燃烧，所以又称为"火酒"、"烧酒"。李时珍《本草纲目·穀四·烧酒》〔释名〕："火酒，阿刺吉酒。"清代郝懿行《证俗文·酒》："火酒，秫酒也……火酒自元时始创其法，一名阿刺吉酒，见《饮膳正要》，李时珍《本草》详之。"

〔2〕用好酒蒸熬：复烧蒸馏是酿酒工艺的一大进步，该段文献是我国目前可以见到的关于蒸馏酒的最早、最详细的史料。

【译文】

阿刺吉酒味甘、辣，性大热，有大毒。主要的功效是消散人体内因冷邪侵入而形成坚积，驱除寒气。将好酒再次进行蒸馏，得到的蒸馏液就是阿刺吉酒。

3-1-31-13　速儿麻酒〔1〕

又名"拨糟"〔2〕。味甘、辣。主益气，止渴。多饮令人膨胀、生痰。

【注释】

〔1〕速儿麻酒：元时维吾尔族的一种饮料，类似现代含醇量较低的露酒。汉语称为"拨糟"。

〔2〕拨糟：未详，待考。

【译文】

速儿麻酒又叫"拨糟"。味甘、辣。主要的功效是益气，止口渴。但是如果喝得太多反而使人胸腹膨胀，生痰。

3-2 兽品

3-2-1 牛肉[1]

味甘，平，无毒。主消渴，止泄，安中益气，补脾胃。

牛髓[2]：补中，填精髓。

牛酥[3]：凉，益心肺，止渴、嗽，润毛发，除肺痿，心热吐血。

牛酪[4]：味甘、酸，寒，无毒。主热毒[5]，止消渴，除胸中虚热，身面热疮。

牛乳腐[6]：性微寒，润五藏，利大小便，益十二经脉。微动气。

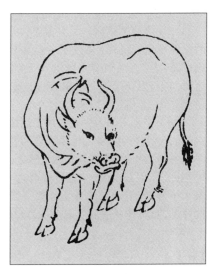

图3-9 牛

【注释】

〔1〕牛肉：为牛科动物黄牛 *Bos taurus domesticus* Gmelin 或水牛 *Bubalus bubalis* Linnaeus（图3-9）的肉。牛肉的化学组成因牛的种类、性别、年龄，生长地区，饲养方法、营养情况、体躯部位等而不同，其成分含率差距可以很大。牛肉蛋白质所含必需氨基酸

甚多，故其营养价值甚高。性味甘，平。入脾、胃经。能补脾胃，益气力，强筋骨。治虚劳羸瘦、消渴、脾弱不运、痞积、水肿、腰膝酸软。

〔2〕牛髓：《别录》："甘，温，无毒。"能润肺，补肾，填髓。治虚劳羸瘦、精血亏损、泄利、消渴、跌扑损伤、手足皲裂。

〔3〕牛酥：为牛乳经提炼而成的酥油。土法加工者，系将鲜牛乳装在牛皮口袋内或其他容器内，不断地摇动，使油和乳分开后，取其油脂即成。现代一般用碟片式离心分离机从鲜奶中分离出稀奶油，经再加工即制成产品。其加工工艺流程为：

$$
\begin{array}{c}
稀奶油 \rightarrow 中和 \rightarrow 杀菌 \rightarrow 冷却 \rightarrow 发酵 \rightarrow 熟化 \\
\downarrow \\
奶油 \leftarrow 压炼 \leftarrow 加盐 \leftarrow 水洗 \leftarrow 乳脂 \leftarrow 搅拌 \leftarrow 酪乳 \\
\downarrow \underline{\quad\quad} 混合搅拌 \underline{\quad\quad} \uparrow
\end{array}
$$

〔4〕牛酪：用牛乳炼制而成。《饮膳正要》："造法用乳半杓，锅内炒过，入余乳熬数十沸，常以杓纵横搅之，乃倾出，罐盛待冷，掠取浮皮，以为酥，入旧酪少许，纸封放之，即成矣。又干酪法，以酪晒结，掠去浮皮再晒，至皮尽，却入釜中，炒少时，器盛，曝令作块，收用。"由此可见，此处的酪实际上是一种将稀奶油加工成奶油的一种方法。此法已与现代奶油的加工技术十分接近。牛酪性味甘、酸，平。能补肺，润肠，养阴，止渴。治虚热、烦渴、肠燥便秘、肌肤枯涩、瘾疹瘙痒。

〔5〕热毒：病名。又名温毒，出《肘后方》。是感受温邪热毒而引起的急性热病的统称，多发于冬春季节。症见突然寒热高热，头痛恶心，烦躁口渴，苔黄，舌红绛。脉洪数，继而出现头面红肿，或颐肿，或咽喉肿痛白腐，或身发斑疹等。本病可见于流行性腮腺炎、头面丹毒、猩红热、斑疹伤寒等。

〔6〕牛腐乳：为牛乳的加工制成品。异名乳饼、乳腐。《本草纲目》："乳腐，诸乳皆可造之，惟牛服者为胜。《臞仙神隐书》云："造乳饼法，以牛乳一瓯，绢滤入釜，煎五沸水解之，用醋点入，如豆腐法，渐结成，滤出，以帛裹之，用石压成，入盐瓮底收之。又造乳团法：用酪五升，煎滚，入冷浆水半升，必自成块未成更入浆一盏，至成，以帛包搦如乳饼样收之。"由此可见，此处的牛腐乳实际上就是现代意义上的干酪。

【译文】

牛肉味甘，性平，没有毒。主要治疗消渴，上吐下泻，能安中益气，补养脾胃。

牛髓：补中，填精补髓。

牛酥：性凉，补益心肺，止口渴、咳嗽，滋润毛发，治疗肺痿以及因心经燥热吐血。

牛酪：味甘、酸，性寒，没有毒。主要治疗热毒、消渴，去除胸中的虚热，治疗体表和颜面上所生的热疮。

牛乳腐：性微寒，滋润五脏，通利大小便，补益十二经脉。稍微有点引动体内风气的作用。

3-2-2　羊肉[1]

味甘，大热，无毒。主暖中，头风、大风[2]，汗出，虚劳，寒冷，补中益气。

羊头：凉。治骨蒸，脑热，头眩，瘦病。

羊心[3]：主治忧恚膈气[4]。

羊肝[5]：冷。疗肝气虚热，目赤暗。

羊血[6]：主治女人中风，血虚[7]，产后血晕[8]，闷欲绝者，生饮一升。

羊五藏：补人五藏。

羊肾[9]：补肾虚，益精髓。

羊骨[10]：热。治虚劳，寒中[11]，羸瘦。

羊髓[12]：味甘，温。主治男女伤中，阴气不足，利血脉，益经气。

羊脑[13]：不可多食。

羊酪[14]：治消渴，补虚乏。

【注释】

〔1〕羊肉：为牛科动物山羊 *Capra hircus L.* 或绵羊 *Ovis aries* L.（图

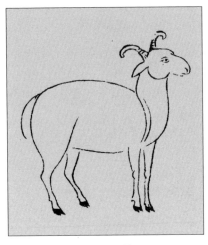

图 3-10 羊

3-10）的肉。其营养成分与药用价值因羊的种类、年龄、营养状况、体躯部位等等而有差异。性味甘、温。入脾、肾经。能益气补虚，温中暖下。治虚劳羸瘦、腰膝酸软、产后虚冷、腹痛、寒疝、中虚反胃。

〔2〕大风：即疠风。病名。出《素问·风论》。又名大风、癞病、大风恶病、大麻风、麻风。因体虚感受暴疠风毒，或接触传染，内侵血脉而成。

〔3〕羊心：为牛科动物山羊或绵羊的心脏。性味甘，温。能解郁，补心。治膈气、惊悸。

〔4〕忧恚（huì）膈气：指因心有忧虑、怨恨之情而产生的胸膈气阻之逆、闷塞不通的病症。膈在此指有的"胸膈膜"，又同"隔"，有隔塞不通之意。

〔5〕羊肝：为牛科动物山羊或绵羊的肝脏。性味甘苦，凉。《原机启微》："入肝经"。能益血，补肝，明目。治血虚萎黄羸瘦、肝虚目暗昏花、雀目、青盲、障翳。

〔6〕羊血：为牛科动物山羊或绵羊的血液。性味咸平，能止血，祛痰。治吐血，衄血，肠风痔血，妇女崩漏，产后血晕，外伤出血，跌打损伤。

〔7〕血虚：《唐本草》作"血虚闷"。《本草经疏》："女人以血为主，血热则生风，血虚则闷绝。羊血咸平，能补血、凉血，故主女人血虚中风，及产后血闷欲绝也。"

〔8〕血晕：此处指因失血过多而引起的昏厥重症。多见于血崩、吐血等大失血病症，症见突然昏厥、面色㿠白、四肢厥冷、脉细欲绝等。

〔9〕羊肾：为牛科动物山羊或绵羊的肾脏。性味甘，温。可补肾气，益精髓。治肾虚劳损、腰脊疼痛、足膝痿弱、耳聋、消渴、阳痿、尿频、遗尿。

〔10〕羊骨：为牛科动物山羊或绵羊的骨骼。因部位、年龄等不同，骨的化学组成亦有较大的差异。其中变动最大的是水分和脂类。骨质中含有大量的无机物，其中一半以上是磷酸钙。此外，又含有少量的碳酸钙、磷酸镁，微量的氟、氯、钠、钾、铁、铝等。骨的有机物有骨胶原、骨类粘蛋白、

弹性硬蛋白样物质，脂肪，磷脂和少量糖原等。性味甘，温。能补肾、强筋骨。治虚劳羸瘦、腰膝无力、筋骨挛痛、白浊、淋痛、久泻久痢。

　　〔11〕寒中：① 类中风类型之一（见《医宗必读·类中风》）。由于暴中寒邪所致。症见身体强直、口噤不语、四肢战摇、猝然眩晕、身无汗等。治宜温里散寒。用干姜附子汤或附子理中汤加减。重症先用苏合香丸以开其闭。② 指邪在脾胃而为里寒的病症（见《灵枢·五邪》及《内外伤辨惑论》等）。多因脾胃虚寒、邪从寒化，或由劳倦内伤传变而成。症见脘腹疼痛、肠鸣泄泻等。治以温中散寒为主。用沉香温胃丸加减。

　　〔12〕羊髓：为牛科动物山羊或绵羊的骨髓或脊髓。性味甘，温，无毒。能益阴补肾，润肺泽肌。治虚劳羸弱、肺痿、骨蒸、咳嗽、消渴、皮毛憔悴、痈疽、疮疡、目赤、目翳。

　　〔13〕羊脑：为牛科动物山羊或绵羊的脑。新鲜羊脑含有丰富的抗坏血酸。脂肪中包括多种物质，如卵磷脂、脑甙等。《随食居饮食谱》：“甘，温。”《本草纲目》：“气味：有毒。主治：入面脂手膏，润皮肤，去䵟黯、涂损伤、丹瘤、肉刺。”

　　〔14〕羊酪：用羊奶制成的奶酪。参见 3-2-1 牛肉·牛酪。

【译文】

　　羊肉味甘，性大热，没有毒。主要的功效是温暖中焦脾胃，医治头风、大风、汗出得过多、虚劳、寒冷，补中益气。

　　羊头：性凉。治疗骨蒸、脑热、头目晕眩、身体瘦弱。

　　羊心：主要的功效是治疗忧恚膈气。

　　羊肝：性冷。治疗肝气不足而引起的虚热、眼睛发红、视物昏暗。

　　羊血：主要治疗妇女中风、血虚、产后因为失血过多而造成的血晕。凡因为血晕而几乎昏死过去的，可以让她饮一升生羊血［进行抢救］。

　　羊五脏：可以滋补人的五脏。

　　羊肾：补肾虚，填精益髓。

　　羊骨：性热。主要治疗虚劳、寒中、身体瘦弱。

　　羊髓：味甘，性温。主要治疗男女中焦脾胃受伤、阴气不足、通利血脉、补益妇女的经气。

　　羊脑：不可以多吃。

羊酪：治疗消渴，补人体虚乏。

3-2-3　黄羊[1]

味甘，温，无毒。补中益气，治劳伤，虚寒[2]。其种类数等，成群至千数。

白黄羊，生于野草内。

黑尾黄羊，生于沙漠中，能走善卧，行走不成群。其脑不可食，髓骨可食，能补益人。煮汤无味。

【注释】

〔1〕黄羊（图 3-11）：为牛科动物黄羊 *Procapra gutturosa* Pallas。体形

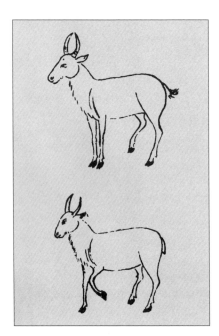

图 3-11　黄羊

纤瘦，大小中等。体长 1.1—1.3 米，尾长 8—10 厘米；体重 30 公斤左右。四肢细，蹄窄。有眶下腺和腕腺，鼠蹊腺发达。雄兽有角，角短而直，先平行，然后略向后弯并逐渐分开，角上有等距的椭圆形环脊，角尖端平滑，无纹节。夏毛浅棕黄色，四肢内侧白色。尾棕色，比背部深。冬毛较淡，略带浅红棕色，且有白色长毛伸出。臀部具显著白斑。腰部毛色呈灰白，略带粉红色调。栖于草原和半荒漠地区。好群栖，常数十成群，有随季节而迁移的现象。奔跑迅速。分布内蒙古、甘肃、吉林、河北等地。《本草纲目》："黄羊出关西及桂林诸处。有四种。状与羊同，但低小细肋，腹下带黄色，角似殺羊，喜卧沙地，生沙漠，能走善卧，独居而尾黑者，名黑尾黄羊；生野草内，

成群至数十者，名白黄羊；生临洮诸处，甚大而尾似獐鹿者，名洮羊。其皮皆可裘褥。出南方桂林者，则深褐色，黑脊白斑，与鹿相近也。"

〔2〕虚寒：正气虚兼内寒的症候。主要表现为面黄少华、食欲不振、口泛清涎、形寒怕冷、脘腹胀痛、得热则舒、妇女带下清稀、腰背酸重、小便清长、大便稀薄、舌淡苔白、脉沉迟缓弱。

【译文】

黄羊味甘，性温，没有毒。主要的功效是补中益气，治疗劳伤、虚寒病症。黄羊有好几个种类，成群的黄羊有时达到上千只。白黄羊生长在野草丛生的地区；黑尾黄羊生长在沙漠里，善于奔跑，喜欢卧伏，爱好单独行动，不喜欢成群结队。黄羊的脑子不可以吃，黄羊的骨和骨髓可以吃，对人有补益作用，煮成汤食用没有杂味。

3-2-4　山羊[1]

味甘，平，无毒。补益人。生山谷中。

【注释】

〔1〕山羊：即牛科动物青羊 *Naemorhedus goral* Hardwicke。又名野羊、山羊、斑羚。体长 90—110 厘米，尾长 13—17 厘米，雌者较小。四肢短。眶下腺退化。雌雄均有角，角短而直，长 10—14 厘米，色黑，斜向后方，二角基部很靠近，除尖端外，其余部分都有横棱。通体毛色灰棕褐色，底绒灰色。喉后部有一块白色大斑。尾基部近乎灰棕色，尾端棕黑色。分布东北、河北、陕西、山西、湖北、浙江、广东、广西、西藏、四川、云南等地，多栖于高山森林，也常在山顶裸岩一带。夏日居于岩洞，冬季下到森林。善爬悬崖，早晚觅食。冬季以树枝、地衣、苔藓等为食，春、夏、秋食草类及果实。冬季交配，怀孕期 6 个月，每胎产 1—2 仔。山羊的肉、肝、血、角、油均可供药用。山羊肉性味甘，热，无毒。能补虚助阳。治虚劳内伤、筋骨痹弱、腰脊酸软、阳痿、带下、不孕。山羊血，性味咸，热。能活血、散瘀、通络、解毒。治跌打损伤、筋骨疼痛、吐血、便血、尿血、痈肿。山羊肝主治夜盲。山羊角功用近羚羊角。能镇静，退热，明目，止血。治小儿惊痫、头痛、产后腹痛、经痛。《秘方集验》认为山羊油可治心疝与诸疝。

【译文】

山羊味甘，性平，没有毒。能滋补人的身体。山羊生活在山谷之中。

3-2-5　羖䍽[1]

味甘，平，无毒。补五劳七伤，温中益气。其肉稍腥。

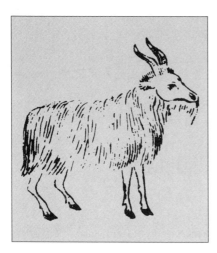

图 3-12　羖䍽

【注释】

〔1〕羖䍽（gǔ lì）：应作“羖䍽”（gǔ lì）。羖䍽（图 3-12）应为一种体形较大、健壮、性情凶狠、毛褐黑色长尺余的雄羊，北方牧区常用作头羊。寇宗奭在《本草衍义》中说：“羖䍽羊出陕西、河东，尤狠健，毛最长而厚，入药最佳，如供食则不如北地无角白大羊。”明卢之颐《本草乘雅半偈》卷四：“羖䍽亦有褐色黑色白色者，毛长尺余，亦谓之羖䍽羊，北人驱引大羊则以此羊为首，名曰羊头。河东亦有羖䍽羊，性尤狠健，毛长而厚，入药亦佳。如羖䍽驱至南方，则筋力自劳损，安能补益于人？”

【译文】

羖䍽味甘，性平，没有毒。补益人体因为五劳七伤而造成的虚弱，温中益气。它的肉稍微带有一点腥膻味。

3-2-6　马肉[1]

味辛、苦，冷，有小毒。主除热下气[2]，长筋骨，强腰膝，壮健轻身。

马头骨[3]：作枕令人少睡。

马肝[4]：不可食。

马蹄[5]：白者治妇人漏下[6]白崩[7]；赤者治妇人赤崩[8]。

白马茎[9]：味咸、甘，无毒。主伤中，脉绝[10]，强志，长肌肉，令人有子，能壮盛阴气。

马心[11]：主喜忘。

马肉内有生黑墨汁者，有毒，不可食。白马多有之。

马乳[12]：性冷，味甘。止渴，治热。有三等：一名"升坚"，一名"晃禾儿"，一名"窗元"[13]。以"升坚"为上。

【注释】

〔1〕马肉：为马科动物马 *Equus cuballus orientalis* Noack（图3-13）的肉。性味甘酸，寒。《别录》："主除热下气，长筋，强腰脊。脯疗寒热痿痹。"《食疗本草》："主肠中热。"

〔2〕主除热下气：原文作"主热下气"，据《唐本草》《别录》等改。除热下气，即除去人体内的热邪，治疗气上逆。下气，即降气，为中医理气法之一。是治疗气上逆的方法。适用于喘咳、呃逆等症。

〔3〕马头骨：为马科动物马的头骨。性味甘，凉。治头疮、耳疮、阴疮、瘰疬。《别录》："头骨，主喜眠，令人不睡。"

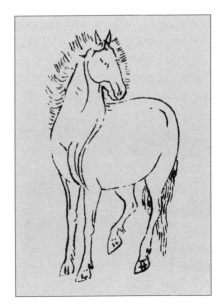

图3-13 马

〔4〕马肝：为马科动物马的肝脏。《圣惠方》："治妇人月水不通，心腹滞闷，四肢疼痛。赤马肝一片，炙令干（燥），捣细罗为面散，每于食前，以热酒调下一钱。"

〔5〕马蹄：即中药"马蹄甲"。性味甘，平。治崩漏带下，牙疳，秃疮，疥癣，脓胞疮。《千金方》治白漏不绝：白马蹄、禹余粮各四两，龙骨三两，乌贼骨、白僵蚕、赤石脂各二两。上六味为末，蜜梧桐丸子大。酒服十丸，不知，加至三十丸。

〔6〕漏下：病症名。《诸病源候论》卷三十八："漏下者，由劳伤血气，冲任之脉虚损故也。冲脉任脉为十二经脉之海，皆起于胞内，而手太阳小肠之经也，手少阴心之经也，此二经主上为乳水，下为月水。妇人经脉调适，则月下以时；若劳伤者，以冲任之气虚损，不能制其脉经，故血非时而下，淋沥不断，谓之漏下也。"

〔7〕白崩：病症名。出《诸病源候论》。多因忧思过度，劳伤心脾，或因虚冷劳极伤于胞脉所致。症见突然阴道流出大量白色液体，质稀如水，或如黏液等。

〔8〕赤崩：指不在行经期间，阴道内大量出血，或持续出血，淋沥不断的病症。如出血量多而来势急剧的，叫"血崩"或叫"崩中"；出血量较少，但持续不断的称为"漏下"（《金匮要略·妇人妊娠病脉并治》）。一说指月经刚停后，又续见下血，淋沥不断。

〔9〕白马茎：即白马的外生殖器，包括阴茎、睾丸。

〔10〕脉绝：病名。血脉枯涩败绝的疾患。《备急千金要方·心脏》："扁鹊云：脉绝不治三日死，何以知之？脉气空虚，则颜焦发落。脉应手少阴，手少阴气绝，则脉不通血先死矣。"

〔11〕马心：为马科动物马的心脏。《别录》："主喜忘。"《肘后方》治心昏多忘：马、牛、猪、鸡心，干燥后研成细末，每天三次用酒服方寸匕。

〔12〕马乳：为马科动物马的乳汁。味甘，凉。能补血润燥，清热止渴。治血虚烦热、虚劳骨蒸、消渴、牙疳。《随食居饮食谱》："功同牛乳而性凉不腻。补血润燥之外，善清胆、胃之热，疗咽喉口齿诸病，利头目，止消渴，专治青腿牙疳。"

〔13〕一名"升坚"，一名"晃禾儿"，一名"窗元"：未详，待考。

【译文】

马肉味辛、苦，性冷，有小毒。主要的功效是除热下气，长筋骨，使腰膝强健，使人身体结实、轻松健壮。

马头骨：用马的头骨作为枕头，可以使人减少睡眠时间。

马肝：马肝不可以吃。

马蹄：白色的马蹄可以治疗妇女的漏下白崩；红色的马蹄可以治疗妇女血崩。

白马茎：雄性白马的阴茎，味咸、甘，没有毒。主要治疗脾胃受伤，脉绝。可以增强心志，益气，增长肌肉，增强人的生殖能力，壮盛人体的阴气。

马心：主要治疗健忘症。

马肉里有黑墨汁一样的液体，有毒，不可以吃。白马的肉中这种黑墨状的液体较多。

马乳：味甘，性冷。可以止渴，治疗热症。马乳按照它们的品质高低可以分为三等。一种称之为"升坚"，一种称之为"晃禾儿"，一种称之为"窗元"。以"升坚"的品质最好。

3-2-7　野马肉[1]

味甘，平，无毒。壮筋骨。与家马肉颇相似，其肉落地不沾沙[2]。然不宜多食。

【注释】

〔1〕野马肉：为马科动物野马的肉。野马 Equus przewalskii（图 3-14），又名普氏野马，奇蹄目马科。栖草原、丘陵。冬季群大，夏季群小，由一母马率领。听觉和视觉敏锐，性情凶猛。白天活动，体壮善跑，无固定栖息地。吃植物，冬季挖取雪下枯草和苔藓充饥。孕期 11 个月，每胎 1 仔。3—5 岁性成熟，寿命 25—35 年。现为国家一级重点保护动物。《本草

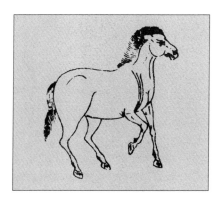

图 3-14　野马

纲目》:"肉：气味甘平,有小毒。主治人病马痫、筋脉不能自收、周痹肌肉不仁。"

〔2〕其肉落地不沾沙：此说不足以信。因为只要物体的表面有黏液或水分都可能黏附上沙子。

【译文】

马肉味甘,性平,没有毒。可以强壮人的筋骨。野马的肉与家马的肉非常相似,野马的肉掉到地上不沾沙子。然而野马的肉不可以多吃。

3-2-8　象肉[1]

味淡,不堪食,多食令人体重。胸前小横骨,令人能浮水[2]。身有百兽肉,皆有分段,惟鼻是本肉[3]。

象牙[4]：无毒。主诸铁及杂物入肉,刮取屑,细研,和水傅疮上即出。

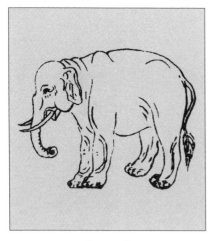

图 3-15　象

【注释】

〔1〕象肉：为象科动物亚洲象 Elephas maximus L.（图 3-15）的肉。主要含蛋白质外,尚有脂肪、碳水化合物（如糖原）、有机酸、非蛋白质性含氮物质和无机盐等。脂肪组织的三甘油酯含棕榈酸极高。蛋白质主要为肌球蛋白、肌动蛋白、原肌球蛋白、肌动球蛋白、白蛋白、肌红蛋白、血红蛋白。其含维生素比一般温带动物的肉丰富得多。性味甘淡平。主治秃疮、作灰和油涂之。

〔2〕胸前小横骨,令人能浮

水：古医书中说象的前胸有小横骨，把它烧成灰，和酒一起服下，可以使人浮于水面而不沉溺。此说不足为信。

〔3〕身有百兽肉，皆有分段，惟鼻是本肉：古人认为象身上有多种动物的肉，各在其所在的部位；另有人说象的身上有十二种肉，十二生肖的肉。此说不足为信。

〔4〕象牙：为象科动物亚洲象的牙。多以雕刻象牙时剩下的碎料供药用。非洲象的牙，亦可供入药。象牙含有机质较多是其特点。性味甘、寒。入心、肾二经。能清热镇惊，解毒生肌。治痫病惊悸、骨蒸痰热、痈肿疮毒、痔漏。

【译文】

象肉味淡，不好吃。吃多了会使人身体变得沉重，［据说］把象胸前的小横骨［烧成灰用酒冲调后服下］可以使人浮在水面上而不至于下沉。象身上有各种动物的肉，分布在象身上的一定部位，只有象鼻子的肉是象本身的肉。

象牙：没有毒。主要治疗各种铁器或者其他杂物刺入人体的肌肉内。取象牙刮成屑，细细研碎，用水调和，敷在创口上，刺入的铁器或者其他杂物立刻就会出来。

3-2-9　驼肉[1]

治诸风，下气，壮筋骨，润皮肤，疗一切顽麻风痹，肌肤紧急，恶疮肿毒。

驼脂[2]：在两峰内，有积聚者，酒服之良。

驼乳[3]系爱剌[4]：性温，味甘。补中益气，壮筋骨，令人不饥。

【注释】

〔1〕驼肉：为驼科动物双峰驼 Camelus bactrianus ferus Przewalski 的肉。骆驼（图3-16）属哺乳纲，骆驼科。反刍家畜。头小，颈长，体躯大，

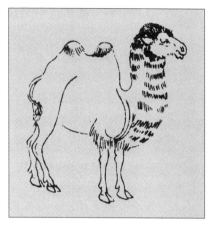

图 3-16 驼

毛褐色。眼为重睑,鼻孔能开闭,四肢细长,二趾,足迹有厚皮,适于沙地行走。尾细长,尾端有丛毛。背有一或两个驼峰,内蓄脂肪,胃分三室,第一胃附生 20—30 个水脬,作贮水用,故善耐饥渴,性温驯而执拗,食粗草及灌木。能负重致远,号称"沙漠之舟"。性味甘,温。《日华子本草》:"治风,下气,壮筋力,润皮肤。"《医林纂要》:"益气血,壮筋力。"

〔2〕驼脂:为驼科动物双峰驼肉峰内的胶汁脂肪。性味甘、温。能润燥,祛风,活血,消肿。治风疾、顽痹不仁、筋肉挛急;疮疡、肿毒;折伤。《日华子本草》:"疗一切风疾,顽痹,皮肤急,及恶疮肿毒漏烂。并和药敷之。野者弥良。"

〔3〕驼乳:为驼科动物双峰驼的乳汁。元代蒙古人饲养骆驼,又吃驼乳。驼乳的营养极丰富,常被用于制作各种各样的奶制品。用骆驼乳作出来的奶制品,呈琥珀色,营养丰富,并且不易变硬,长期保存鲜嫩。《本草纲目》认为其性味"甘,冷,无毒",炖热后饮用。

〔4〕爱剌:即驼乳,又称"爱兰"或"爱亦剌黑",为 airan 或 airag 的音译。元代蒙古人称驼乳为 airan 或 airag,而突厥语诸语族中 airan 是指羊、牛、骆驼乳作的饮料,鲁不鲁乞在钦察汗国突厥人中接触到这种饮料,所以他称牛奶作的饮料为 airan。

【译文】

驼肉可治疗各种风症,下气,强壮筋骨,滋润皮肤。治疗一切顽固性的肌肉麻痹症、风痹、肌肉和表皮的拘缩,还可以治疗恶疮、肿毒。

驼脂:存在于骆驼的两个驼峰之内,取骆驼的脂肪用酒冲调后服用,可以治疗积聚。

驼乳:又称之为"爱剌",味甘,性温。补中益气,强壮筋骨,使人能够忍耐饥饿。

3-2-10　野驼[1]

味甘，温、平，无毒。治诸风，下气，壮筋骨，润皮肤。
驼峰：治诸劳风。有冷积者，用葡萄酒温调峰子
油[2]，服之良。好酒亦可。

【注释】

　　[1] 野驼（图 3-17）：真驼
属，骆驼科。野骆驼和家养双峰
驼十分相似，体躯高大，胸部较
宽，四肢细长，背具双驼峰，下圆
上尖。尾较短。全身被以细密而
柔软的绒毛，毛色多为淡棕黄色，
吻部毛色稍灰，肘关节处的毛尖
棕黑色，尾毛棕黄色。多生活在
西北地区。

　　[2] 峰子油：即驼峰内的脂
肪，在驼峰之内，又称作为峰子
油。性味甘，温，无毒。中医认为
野驼的峰子油入药效果比家驼好。

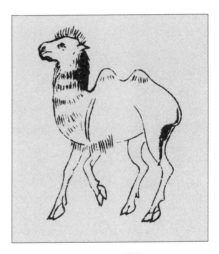

图 3-17　野驼

【译文】

　　野驼味甘，性温、平，没有毒。治疗各种风症，下气，强壮筋骨，
滋润皮肤。

　　驼峰：可以治疗虚劳风疾。服食用温热的葡萄酒冲调驼峰内脂
肪［熬炼成的］油，治疗因冷邪侵入人体而形成的积聚病很有疗效。
用其他品质好的酒冲调，亦可以达到疗效。

3-2-11　熊肉[1]

味甘，无毒。主风痹，筋骨不仁。若腹中有积聚，寒

热羸弱者不可食之,终身不除。

熊白[2]:凉,无毒。治风,补虚损,杀劳虫[3]。

熊掌[4]:食之可御风寒。此是八珍[5]之数,古人最重之。

十月勿食之,损神。

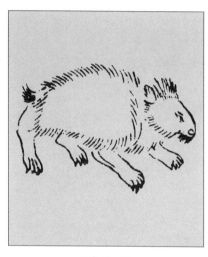

图 3-18 熊

【注释】

〔1〕熊肉:熊(图 3-18)的种类很多,如白熊、棕熊、黑熊等。此条所指为棕熊 *Ursus arctos* Linnaeus 或黑熊 *Selenarctos thibetanus* G. Cuvier 的肉。性味甘,温。能补虚损,强筋。治脚气、风痹、手足不随、筋脉挛急。《食疗本草》:"熊肉:平,味甘,无毒。主风痹盘骨不仁。"《千金·食治》:"主风痹不仁,筋急五缓。"《医林纂要》:"补中益气,润肌肤,壮筋力。"

〔2〕熊白:熊脂,熊油。为熊科动物棕熊或黑熊的脂肪。以秋末冬初猎取者脂肪最为肥满。取出脂肪,熬炼去滓即得。熊油色白微黄,略似猪油,寒冷时凝结成膏,热则化为液体。气微香。以纯净无滓、气香者为佳。性味甘,温。入足太阴,手阳明、少阴三经。能补虚损,强筋骨,润肌肤。治风痹不仁筋脉挛急、虚损羸瘦、头癣、白秃、臁疮。

〔3〕劳虫:泛指人体内导致人生病的病菌。也专指结核病病菌。

〔4〕熊掌:为熊科动物棕熊或黑熊的足掌。捕得熊后,将足掌解下,糊以泥土,挂起晾干或用微火烘干,干燥后,去净泥土。以宽大、厚实、身干、气腥而不臭者为佳。性味甘咸,温。入脾、胃二经。可御风寒,益气力。滋补气血,祛风去痹,续绝除伤。

〔5〕八珍:古代八种烹饪法。郑玄注《周礼·天官·膳夫》中的"珍

用八物"时说："珍,谓淳熬、淳母、炮豚、炮牂、捣珍、渍、熬、肝膋也。"后指八种珍贵的食品。陶宗仪《辍耕录》卷九"迤北八珍"："所谓八珍,则醍醐、麆沆、野驼蹄、鹿唇、驼乳糜、天鹅炙、紫玉浆、玄玉浆也。玄玉浆即马奶子。"俗以龙肝、凤髓、豹胎、鲤尾、鸮炙、猩唇、熊掌、酥酪蝉为八珍。

【译文】

熊肉味甘,没有毒。主要的功效是治疗风痹,筋骨麻木不仁。但是如果腹中有积聚,受寒热病邪侵袭而身体瘦弱的人不可以吃熊肉,否则这些病症将终身难以被治愈。

熊脂:性凉,没有毒。能够治疗各种风症,补益人的虚损,杀灭劳虫。

熊掌:吃熊掌可以抵御风寒。熊掌是古代八种珍贵食品之一,古时候的人对熊掌非常重视。

十月份不要吃熊肉,否则会损伤人的精神。

3-2-12　驴肉[1]

味甘,寒,无毒。治风狂,忧愁不乐,安心气,解心烦。

头肉[2]:治多年消渴,煮熟之良。乌驴者,尤佳。

脂[3]:和乌梅作丸,治久疟。

【注释】

〔1〕驴肉:为马科动物驴 *Equus asinus* L. 的肉。驴(图3-19)的生理、解剖和形态与马相似而较小,头大、眼圆、耳长,无鬃毛,鬣毛稀短。尾根部无长毛,尾端长毛稀短。四肢细长,仅前肢有附蝉,蹄小而直立,蹄质坚硬。毛色有灰、黑、青、棕4种,以灰色居多。颈背部有一条短的深色横纹,嘴部有明显的白色嘴圈。耳郭背面同身色,内面色较浅,尖端几呈黑色。腹部及四肢内侧均为白色。驴肉性味甘酸,平。能补血,益气。治劳损、风眩、心烦。

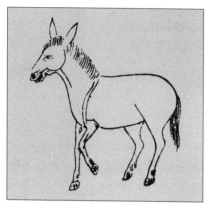

图 3-19　驴

〔2〕头肉：为马科动物驴的头肉。《千金·食治》："头烧却毛，煮取汁，以浸曲酿酒，甚治大风动摇不休者。"《食医心镜》：治中风头眩，心肺浮热，手足无力，筋骨烦痛，言语似涩，一身动摇：乌驴头一枚，挦洗如法，蒸令极熟，细切，更于豉汁内煮，着五味，调点小酥食。

〔3〕脂：为马科动物驴的脂肪。治咳嗽、疟疾、耳聋、疮疥。《食疗本草》："生脂和生椒熟捣绵裹塞耳中，治积年耳聋。狂癫不能语，不识人者，和酒服三升。和乌梅为丸，治多年疟，未发时服三十丸。"

【译文】

驴肉味甘，性寒，没有毒。可以治疗风狂，心情忧愁，闷闷不乐。能够安定心气，解除心中烦恼。

驴头肉：治疗多年未能治愈的消渴病，将驴头肉煮熟后吃疗效很好。黑驴的头肉治疗消渴的效果更好。

驴脂：用驴的脂肪与乌梅肉一同做成药丸，可以治疗长期未能治愈的疟疾。

3-2-13　野驴[1]

性味同，比家驴鬃尾长，骨骼大。食之能治风眩[2]。

【注释】

〔1〕野驴：学名 *Equus hemionus*，亦称蒙驴。哺乳纲，马科。外形似骡，体较驴大。吻部稍细长，耳长而尖，尾细长，尖端毛较长，棕黄色。四肢刚劲有力。颈背具短鬃，夏毛灰棕色，背中央有一条杂有褐色的细纹延

伸到尾的基部，颈下、胸部、体侧、腹部黄白色，与背侧毛色无明显的分界线。冬毛灰黄色。生活在荒漠和半荒漠地带，集群，日行性，营迁移生活。性机警，善持久奔跑，喜水浴、会游泳，耐干渴，性蛮悍，不易驯养。分布在蒙古、前苏联中亚细亚、土耳其以及我国内蒙古、青海等地。李时珍在《本草纲目》谈到驴肉时说："气味甘凉无毒，主治解心烦止风狂，酿酒治一切风。主风狂忧愁不乐，能安心气。同五味煮食或以汁作粥食补血益气，治远年劳损，煮汁空心饮疗痔引虫。野驴肉同功。"

〔2〕风眩：① 眩晕的一种。见《诸病源候论·风头眩候》。又称风头眩。由于体虚，风邪入脑所致。症见头晕眼花、呕逆；甚则厥逆，发作无常，伴有肢体疼痛。治宜扶正祛风。用川芎散。② 癫痫病的别称。

【译文】

野驴的性味与家驴相同，鬃毛和尾巴比家驴的长，骨骼也比家驴大。吃野驴肉可以治疗风眩。

3-2-14　麋肉[1]

味甘，温，无毒。益气补中，治腰脚无力。不可与野鸡肉及虾、生菜、梅、李果实同食，令人病。

麋脂[2]：味辛，温，无毒。主痈肿恶疮，风痹，四肢拘缓。通血脉，润泽皮肤。

麋皮：作靴能除脚气。

【注释】

〔1〕麋肉：为鹿科动物麋鹿 *Elaphurus davidianus* Milne-Edwards 的肉。麋鹿（图 3-20），又名麋，因其头似马，身似驴，蹄似牛，角似鹿，故称"四不象"。雄者体重约 200 公斤，长达 75 厘米，具角；雌者 100 公斤，长约 60 厘米，无角。尾生有长束毛，尾端超过后肢踝关节。四肢粗大，主蹄宽大能分开，侧蹄显著。鼻孔上方有一白色斜纹，下侧与耳壳内面均呈白色，额及顶部沙黄色，颊褐色，颈下长毛黑褐色，颈背有一黑褐纵纹延伸到前背部，体侧下部灰白色；四肢内侧及腹部黄白色。冬毛较长，毛色灰棕。

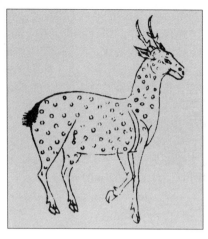

图3-20 麋

夏毛较短而稀,红棕色杂有灰色；幼兽红褐色,杂有黄色,体有白色斑点。每年两次换角,夏角在6—7月成长,11—12月脱落,此后生出1对冬角,翌年3月后脱落。麋肉能益气、强筋。治虚劳不足、腰脚软弱。

〔2〕麋脂:异名官脂、麋膏。为鹿科动物麋鹿的脂肪。《本经》认为其:"味辛,温。"能通血脉,润皮肤。治风寒湿痹、恶疮痈肿。

【译文】

麋肉味甘,性温,没有毒。益气补中,可以治疗腰和脚没有力气。麋肉不可以与野鸡肉以及虾子、生的蔬菜、梅和李的果实一同吃,否则会使人生病。

麋脂:味辛,性温,没有毒。主要的功效是治疗痈肿恶疮,风痹,四肢筋脉拘急,肌肉弛缓。能通利血脉,润泽皮肤。

麋皮:穿着用麋皮制作成皮靴,可以治疗脚气。

3-2-15　鹿肉[1]

味甘,温,无毒。补中,强五藏,补气。

鹿髓[2]:甘,温。主男女伤中,绝脉,筋急,咳逆[3],以酒服之。

鹿头[4]:主消渴,夜梦见物[5]。

鹿蹄[6]:主脚膝疼痛。

鹿肾[7]:主温中,补肾,安五藏,壮阳气。

鹿茸[8]:味甘,微温,无毒。主漏下恶血[9],寒热惊痫,益气强志,补虚羸,壮筋骨。

鹿角[10]：味咸，无毒。主恶疮痈肿，逐邪气，除小腹血急痛，腰脊痛及留血在阴中。

【注释】

〔1〕鹿肉：为鹿科动物梅花鹿 *Cervus nippon* Temminck 或马鹿 *Cervus elaphus* Linnaeus（图3-21）的肉。① 梅花鹿又名花鹿。是一种中型的鹿。体长约1.5 米，肩高约90 厘米。雄鹿有角，生长完全的共有四叉，眉叉斜向前伸；第二叉与眉叉相距较远，主干末端再分一叉。雌鹿无角。眶下线明显，呈裂缝状。耳大直立。颈细长，颈和胸部下方有长毛。尾短，臀部有明显白斑。四肢细长，后肢外侧踝关节下有褐色腺体，名为

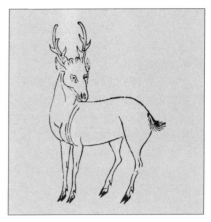

图3-21 鹿

跗腺；主蹄狭尖，侧蹄小。冬毛厚密，棕灰色或棕黄色，有白色斑点，夏季斑点更加明显。腹部毛白色，四肢毛色较淡，背部有深棕色的纵纹。② 马鹿，体型较大。体长可达 2 米余；肩高约 1.2 米以上；体重约 200 公斤。雄鹿有角，眉叉斜向前伸，与主干几成直角，主干长，稍向后倾斜，并略向内弯；第二叉起点紧靠眉叉；第三叉与第二叉的距离远，有时主干末端复有分叉；角基有一圈隆起，表面有粗糙有嵴突。鼻端裸露，有眶下腺，耳大而直立。下被毛较长。尾短，有软尾毛。蹄大成卵圆形，二侧蹄较长。毛色均匀，冬毛厚密，棕灰色。嘴和下颌毛色棕黑，两颊较浅，额上棕色，耳郭背黄褐色。颈上有棕黑色鬣毛，脊背平直，上有一条棕黑色背纹。体侧黄棕色，臀部有黄白色斑。夏毛较短，赤褐色，脸、嘴及四肢内侧苍灰色。性味甘，温。能补五脏，调血脉。治虚劳羸瘦、产后无乳。

〔2〕鹿髓：为鹿科动物梅花鹿或马鹿的脊髓或骨髓。《别录》："味甘，温。"能补阳益阴，生精润燥。治虚劳羸弱、肺痿咳嗽、阳痿、血枯。

〔3〕咳逆：症名。宋以前多称哕。金、元、明初多称咳逆。明末以后，多称呃逆。又称吃逆、俗称打呃忒。指胃气冲逆而上，呃呃有声，故名呃逆。其声短促，与嗳气不同。因脾胃虚寒所致者较多。据病因的不同，可

分为寒呃、热呃、气呃、痰呃、瘀呃、虚呃六种。

〔4〕鹿头：鹿科动物梅花鹿或马鹿的头。实际所用应为鹿头肉。其性平。能补气益精。治虚劳，消渴。《千金·食治》："主消渴，多梦妄见者。"

〔5〕夜梦见物：《唐本草》作"夜梦鬼物"；《千金·食治》作"多梦妄见者"。即夜间噩梦多，常梦见鬼怪等物。夜间噩梦过多实际上与人的精神状态正常与否有关，常见于神经衰弱者。

〔6〕鹿蹄：为鹿科动物梅花鹿或马鹿的四脚蹄。此处所用当为鹿蹄肉。《千金·食治》认为其性"平。主脚膝骨中疼痛，不能践地"。治风寒湿痹、腰脚疼痛。

〔7〕鹿肾：鹿科动物梅花鹿或马鹿的雄性外生殖器。宰鹿后，割取阴茎及睾丸，除净残肉及油脂，固定于木板上风干。药材呈长条状，以粗壮、条长、无残肉及油脂者为佳。性味甘咸，温。入肝、肾、膀胱三经。能补肾，壮阳，益精。治劳损、腰膝酸痛、肾虚耳聋、耳鸣、阳痿、宫冷不孕。

〔8〕鹿茸：鹿科动物梅花鹿或马鹿的尚未骨化的幼角。鹿茸除花茸（产于梅花鹿）及马鹿茸外，尚有同属动物水鹿、白唇鹿、白鹿等的幼角亦作鹿茸使用。鹿茸性味甘咸，温。入肝、肾经。能壮元阳，补气血，益精髓，强筋骨。治虚劳羸瘦、精神倦乏、眩晕、耳聋、目暗、腰膝酸痛、阳痿、滑精、子宫虚冷、崩漏、带下。

〔9〕主漏下恶血：《本经》：茸乃血肉之躯，对阳虚冲脉不固，血崩漏下的虚寒症。《千金方》：鹿茸散，治妇人漏下不止。《证治准绳》：鹿茸散，治崩漏不止、虚损羸瘦症。主漏下恶血，寒热惊痫，益气壮志，生齿不老。

〔10〕鹿角：鹿科动物梅花鹿或马鹿已骨化的角。分砍角和退角两种。砍角：在10月至翌年2月间，将鹿杀死后，连脑盖骨砍下，除去残肉，洗净风干。退角：又称解角、掉角或脱角，系雄鹿于换角期自然脱落者，故不带脑骨。多在3—4月间采收。性味咸，温。入肝、肾经。能行血，消肿，益肾。治疮疡肿毒、瘀血作痛、虚劳内伤、腰脊疼痛。阴虚阳亢者忌服。

【译文】

鹿肉味甘，性温，没有毒。补中，增强五脏功能，补气。

鹿髓：味甘，性温。主要治疗男女中焦脾胃受到伤害、脉象几乎断绝、筋脉拘急、咳逆、可以用酒冲调鹿髓让病人服下。

鹿头：主要治疗消渴，夜间噩梦多，经常梦到妖魔鬼怪等。

鹿蹄：主要治疗脚膝疼痛。

鹿肾：主要的功效是温暖人的中焦脾胃，补益人的肾气，使五脏功能正常，阳气壮盛。

鹿茸：味甘，性微温，没有毒。主要治疗妇女不在行经期间而大量排出恶血，因为受到寒热病邪的侵袭而感患的惊痫，能补气，增强心志，补益虚乏瘦弱，强壮筋骨。

鹿角：味咸，没有毒。主要治疗恶疮痈肿，驱逐邪气，治疗妇人因为子宫内有积存的瘀血而腹部剧烈地疼痛，腰和脊背疼痛以及瘀血滞留在子宫中。

3-2-16　麞肉[1]

温，主补益五藏。《日华子》云："肉无毒。八月至腊月食之，胜羊肉；十二月以后至七月食之，动气。道家多食，言无禁忌也。"

【注释】

〔1〕麞肉：为鹿科动物麞 *Hydropotes inermis* Swinhoe 的肉。麞（图3-22），体长1米，体量约15—20公斤。雌雄兽均无角，耳直立，基部有2条软骨的脊突，顶端较尖。鼻端裸露。眶下腺小。雄兽上大犬齿发达，向下延伸成獠牙，突出口外。四肢强壮发达，肩高略低于臀高，尾甚短，几乎被臀部的毛所遮盖。体毛粗而长，多棕黄色、灰黄色，体侧及腰部的冬毛长达30多毫米。背和体侧毛色沙黄，毛尖黑色，头顶灰褐至红褐色，颏、喉、嘴周围和腹毛白色。

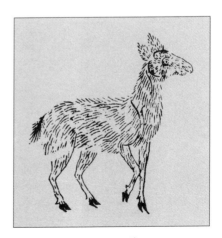

图3-22　麞

雌雄均有腹股沟腺（鼠鼷腺）。幼兽身上有纵列的白色斑点。栖息于有芦苇的河岸或湖边，亦有在山边、耕地或长草的旷野。善于隐藏。性喜水，能游泳。以青草为食。分布在长江流域各地。獐肉性味甘、温。《别录》："补益五脏。"同时獐肉也是珍贵的野味之一。

【译文】

獐肉性温，主要的功效是补养人的五脏。《日华子本草》说："[獐]肉没有毒。农历八月至十二月可以吃，味道比羊肉好；十二月以后至七月吃獐肉会引发气病。信奉道教的人经常吃獐肉，说吃獐肉在时间上并没有什么禁忌。"

3-2-17　犬肉[1]

味咸，温，无毒。安五藏，补绝伤，益阳道，补血脉，厚肠胃，实下焦，填精髓。黄色犬肉尤佳。不与蒜同食，必顿损人。九月不宜食之，令人损神[2]。

犬四蹄脚：煮饮之，下乳汁。

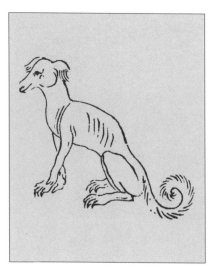

图 3-23　犬

【注释】

〔1〕犬肉：为犬科动物狗 *Canis familiaris* L. 的肉。狗又名犬（图 3-23）。小型家畜，体形大小和毛色，随品种而异，全国各地均有饲养。狗肉性味咸，温。入脾、胃、肾经。能补中益气，温肾助阳。治脾肾气虚、胸腹胀满、臌胀、浮肿、腰膝软弱、寒疟、败疮久不收敛。

〔2〕九月不宜食之，令人损神：存疑待考。

【译文】

犬肉味咸，性温，没有毒。

调和五脏功能正常，补绝伤，增强男子性功能，可补益血脉，使肠胃功能健旺，下焦充实，填补精髓。黄犬的肉品质特别好。犬肉不要与蒜一同吃，否则一定会立刻就使人受到伤害。农历九月不要吃犬肉，会损人的精神。

犬四蹄脚：煮成汤喝，能促进乳汁分泌。

3-2-18　猪肉[1]

味苦，无毒。主闭血脉[2]，弱筋骨，虚肥人。不可久食，动风。患金疮[3]者，尤甚。

猪肚[4]：主补中益气，止渴。

猪肾[5]：冷。和理肾气，通利膀胱。

猪四蹄[6]：小寒。主伤挞诸败疮，下乳。

【注释】

〔1〕猪肉：为猪科动物猪 *Sus scrofa domestica* Brisson（图3-24）的肉。性味甘咸，平。入脾、胃、肾经。能滋阴，润燥。治热病伤津、消渴羸瘦、燥咳、便秘。《本草备要》："猪肉，其味隽永，食之润肠胃，生精液，丰肌体，泽皮肤，固其所也，惟多食则助风热生痰，动风作湿，伤风寒及病初愈人为大忌耳。诸家（食忌）之说，稽之于古则无征，试之于人则不验，徒令食忌不足取信于后世。伤寒忌服者，以其补表固肌，油腻缠粘，风邪不能解散也。病初愈忌之者，以肠胃久枯，难受肥浓厚味也。又按猪肉生痰，惟风痰、湿痰、寒痰忌之，如老人燥痰干咳，更须肥浓以滋润之，不可泥于猪肉生痰之说也。"

〔2〕闭血脉：使血脉闭塞。

〔3〕金创：见《刘涓子鬼遗

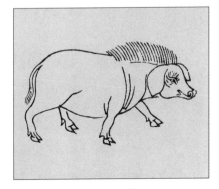

图3-24　猪

方》。又名金疮、金伤、金刃伤、金疡。指由金属器刃损伤肢体所致创伤。亦有将伤后夹感毒邪溃烂成疮称为多疮或金疡。

〔4〕猪肚：为猪科动物猪的胃。性味甘、温。能补虚损，健脾胃。治虚劳羸弱、泄泻下痢、消渴、小便频数、小儿疳积。《本草经疏》："猪肚，为补脾胃之要品，脾胃得补，则中气益，利自止矣。《日华子》主补虚损，苏颂主骨蒸劳热，血脉不行，皆取其补益脾胃，则精血自生，虚劳自愈，根本固而后五脏皆安也。"

〔5〕猪肾：为猪科动物猪的肾。又名猪腰子。性味咸，平。治肾虚腰痛、身在水肿、遗精、盗汗、老人耳聋。

〔6〕猪四蹄：为猪科动物猪的前后脚。性味甘咸，平。能补血，通乳，托疮。治妇人乳少、痈疽、疮毒。《随食居饮食谱》："填肾精而健腰脚，滋胃液以滑皮肤，长肌肉可愈漏疡，助血脉能充乳汁，较肉尤补。"

【译文】

猪肉味苦，没有毒。主要的缺陷是能闭塞人的血脉，使筋骨变弱，令人虚胖。不可以长期食用，否则会引发风病。患有金疮的人吃了猪肉病情将会加重。

猪肚：主要的功效是补中益气，治疗烦渴。

猪肾：性冷。主要的功效是调和肾气，通利膀胱。

猪四蹄：性小寒。主要治疗被鞭、棍挞打后形成的各种溃烂疮伤，能促进乳汁的分泌。

3-2-19　野猪肉[1]

味苦，无毒。主补肌肤，令人虚肥。雌者肉更美。冬天食橡子[2]，肉色赤，补人五藏，治肠风泻血。其肉味胜家猪。

【注释】

〔1〕野猪肉：为猪动物野猪 *Sus scrofa* L. 的肉。野猪（图 3-25），体长约 1—2 米，体重约 150 公斤，最大的雄猪可达 250 公斤，雄比雌大。外

形与家猪相似，体躯健壮，四肢粗
短，尾细短。头较长，耳小并直
立，吻部十分突出。雄猪的犬齿
特别发达并向上翻转，呈獠牙状；
雌猪獠牙不发达。躯体披有刚硬
而稀疏的针毛，背脊鬃毛较长而
硬。整个体色棕褐或灰黑色，因
地区而略有差异。幼猪躯体呈淡
黄褐色，背部有 6 条淡黄色纵纹，
俗称"花猪"。野猪一般多生活在
灌木丛，较潮湿的草地，或阔叶
及混交林中。夜间或晨、昏活动。
性极凶猛，一般结群活动。杂食

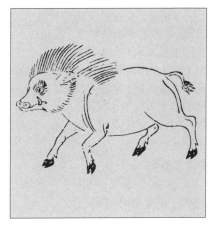

图 3-25　野猪

性，以幼嫩树枝、果实、草根、野
菜、腐肉等为食。亦盗食农作物。野猪分布很广，遍及全国。野猪肉性味
甘咸，平。治虚弱羸瘦、便血、痔疮出血。《食疗本草》："主癫痫，补肌肤，
令人虚肥。肉赤色者，补人五脏，不发风虚气也。"

〔2〕橡子：为壳斗科植物麻栎 *Quercus acutissima* Carr. 果实。含淀粉、
脂肪、鞣质。性温，能涩肠固脱。多食能引起便秘。其嫩叶可煎之代茶。

【译文】

　　野猪肉味苦，没有毒。主要的功效是补益人的肌肤，使人虚
胖。母野猪的肉味道更美。冬天里吃了橡子的野猪，肉的颜色发
红，能够补益人的五脏，治疗肠风造成的大便下血。野猪的肉比家
猪的味道更美。

3-2-20　江猪[1]

味甘，平，无毒。然不宜多食，动风气，令人体重。

【注释】

　　〔1〕江猪：即哺乳纲鼠海豚科动物江豚 *Neophocaena*。形似鱼，长

1.2—1.6 米。全身铅灰色或灰白色。头部钝圆，额部隆起稍向前凸起；牙齿短小，左右侧扁呈铲形。眼睛较小，很不明显。尾扁平，无背鳍。江豚通常栖于咸淡水交界的海域，也能在大小河川的下游地带等淡水中生活。分布于西太平洋、印度洋、日本海和我国沿海等热带至暖温带水域，在我国见于沿海一带，尤常见于长江口，有时溯江直达宜昌，洞庭湖亦曾发现。多独游或少数同栖，不集合成大群。食性较广，以鱼类为主，也取食非鱼类，如虾类和头足类动物。肉可食，骨和肉可提炼油脂和作肥料，皮可制革。

【译文】

　　江猪肉味甘，性平，没有毒。然而却不可以吃得过多，能引动风气，使人身体变得沉重。

3-2-21　獭肉[1]

　　味咸，平，无毒。治水气胀满[2]，疗瘟疫病，诸热毒风，咳嗽，劳损。不可与兔同食。

　　獭肝[3]：甘，有毒。治肠风下血及疰病相染[4]。

　　獭皮[5]：饰领袖则尘垢不著。如风沙瞖目，以袖拭之即出。又鱼刺鲠喉中不出者，取獭爪爬项下即出。

【注释】

　　〔1〕獭肉：为鼬科动物水獭 Lutra lutra L. 的肉。水獭（图3-26），体型细长，体重约为 3—8.5 公斤。头部宽，稍扁而短，吻端不突出。眼小。耳小而圆。四肢粗短，趾间有蹼。尾较长。半水栖兽，多栖息于江河、湖泊及溪流的岸旁，挖洞于水边的树根或苇草、灌丛下面。夜间活动，擅长游泳和潜水。以鱼类为食，亦食青蛙、螃蟹、水鸟、鼠类。分布几乎遍及全国各地。性味甘咸，寒。治虚劳骨蒸、水肿胀满、二便秘涩、妇女经闭。

　　〔2〕水气胀满：即因体内水气停留，造成的面目、四肢，甚至全身浮肿。水气，此处所指应为水肿。《素问·评热病论》"诸有水气者，微肿先见于目下也。"《金匮要略》论水气病，包括风水、皮水、正水、石水等。

　　〔3〕獭肝：为鼬科动物水獭的肝脏。捕得水獭后，剖腹取肝，连同心、

肺,去净油脂、肌肉,洗净血液,
悬通风处阴干。干燥的肝脏,呈
大小不等的团块,常连有心、肺及
气管部分,以紫红色、整个或片
状、无破碎残肉者为佳。主产吉
林、黑龙江、云南。此外、广西、
四川、甘肃等地亦产。以吉林产
量最大。性味甘咸,平。主养阴,
除热,宁嗽,止血。治虚劳、骨蒸
潮热、盗汗、气喘、咳血、夜盲、
痔疮下血。

〔4〕痋病相染:痋,有灌注
和久住之意,多指具有传染性和
病程长的慢性病,主要指劳瘵。

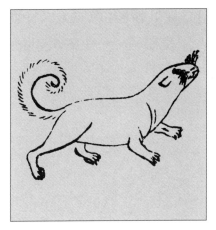

图 3-26　獭

痋,通"注"。《释名·释疾病》:"注病,一人死,一人复得,气相灌注也。"

〔5〕獭皮:为鼬科动物水獭的皮。为珍贵毛皮,常用于制作裘皮衣物,
说"风沙翳目,以袖拭之即出。又鱼刺鲠喉中不出者,取獭爪爬项下即出",
没有道理。

【译文】

獭肉味咸,性平,没有毒。能治疗因体内水气停留而造成的面
目、四肢,甚至全身浮肿。治瘟疫病,各种热毒风邪引发的疾病,咳
嗽,劳伤虚损的病。不可以与兔肉一同吃。

獭肝:味甘,有毒。治疗因肠风引起的大便流血以及传染性疾
病的相互传染。

獭皮:用獭皮来装饰衣服的领子和袖口则尘埃和污垢就不会沾
污这些部位。如果被风沙迷住了眼睛,用装饰有獭皮的袖子擦拭眼
睛,沙子立刻就会被拭出来。另外,如果被鱼刺鲠住了咽喉,用獭
的爪子抓被鲠者的脖子,鱼刺就会出来。

3-2-22　虎肉[1]

味咸、酸,平,无毒。主恶心欲呕,益气力。食之入

山，虎见则畏，辟三十六种魅[2]。

虎眼睛[3]：主疟疾，辟恶[4]，止小儿热惊。

虎骨[5]：主除邪恶气[6]，杀鬼疰毒[7]，止惊悸。主恶疮、鼠瘘[8]。头骨尤良。

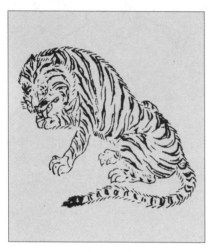

图 3-27 虎

【注释】

〔1〕虎肉：为猫科动物虎 *Panthera tigris* L.（图 3-27）的肉。我国东北地区的虎体型较大，毛长，纹窄而色浅，称"东北虎"或"北虎"；华南地区的虎体型较小，行短色深，纹多而宽，称"华南虎"或"南虎"。栖息于森林、灌丛、高山草莽处。独居，无固定巢穴，昼伏夜出，尤以晨昏时最为活跃，行动敏捷，善游泳，性凶猛。以其他兽类为食。虎肉性味甘酸，温。能补脾胃，益气力，壮筋骨。治脾胃虚弱、恶心呕吐、疟疾。

〔2〕三十六种魅：古人认为有三十六种或云共九十九种可以使人致病的山精鬼怪精魅。虽然将某些疾病的病因归结到鬼怪精魅身上显然是不科学的，但对于没有微生物概念的古人来说是不可强求的，另外，山精鬼魅还含有泛指山林间可以致病的各种因素之义。

〔3〕虎眼睛：为猫科动物虎的眼睛。采集方法：将虎睛成对割下，放在炒热的谷子内烘，冷后再炒再烘，至干燥为度。成品药材呈椭圆形，皱缩，睛黑色，周围和背面橙黄色，有腥气。《雷公炮制论》："用虎睛，先于生羊血中浸一宿，漉出，微微火上焙之干，捣成粉，候众药出，取合用之。"主镇惊，明目。治惊悸、癫痫、目翳。

〔4〕辟恶：即可以驱除使人生病的致病因素。

〔5〕虎骨：为猫科动物虎的骨骼。性味辛，温。入肝、肾经。主追风定痉，健骨，镇惊。治历节风痛、四肢拘挛、腰脚不随、惊悸癫痫、痔瘘脱肛。

〔6〕除邪恶气：与"辟恶"的内容相近，即驱除使人生病的臻病因素。

〔7〕鬼疰毒：古医书上指一些病因不明而有传染性的致病因素。

〔8〕鼠瘘：病名。即颈腋部淋巴结结核。《灵枢·寒热》："鼠瘘之本，皆在于脏，其末上出于颈腋之间。"正确地阐明它和内脏结核的关系。其所以名为鼠瘘，清莫枚士《研经言》指出："鼠性善窜……瘘之称鼠，亦取串通经络为义。"又为"瘰疬"的别名。

【译文】

虎肉味咸、酸，性平，没有毒。主要的功效是治疗恶心呕吐，补益人的气力。相传吃了老虎的肉进入山中，老虎见了就会害怕，可以避忌三十六种山精鬼魅对人的伤害。

虎眼睛：主要治疗疟疾，能驱除使人得病的传染病源，治疗小儿因为高烧而发生的惊悸。

虎骨：主要的功效是能驱除使人生病的邪恶之气，杀灭鬼疰毒，治疗惊悸。主治恶疮、鼠瘘。用虎的头骨治疗上述病症效果更好。

3-2-23　豹肉[1]

味酸，平，无毒。安五藏，补绝伤，壮筋骨，强志气。久食令人猛健忘，性粗疏，耐寒暑。正月勿食之，伤神。唐本注云："车驾卤簿用豹尾，取其威重为可贵也。"

土豹[2]脑子：可治腰疼。

【注释】

〔1〕豹肉：为猫科动物豹 *Panthera pardus* L. 的肉。豹（图3-28），又称程、失刺孙、金钱豹、银钱豹、文豹。形体似虎而小。头圆，耳短。四肢粗壮。全身皮毛鲜艳，背部、头部、四肢外侧及尾背均布满不规则的黑色斑点或椭圆形的黑环。胸腹部及四肢内侧及尾端腹面为白色。尾尖端黑色。主要栖居在山区，亦见于丘陵地带。喜栖树上或森林里，有固定的巢穴。善爬树，夜间活动，性凶猛。以捕捉野羊、鹿、野猪，以及猿猴、兔、野禽、家禽等为食。豹肉性味甘酸，温。《别录》："主安五脏，补绝伤，益气。"

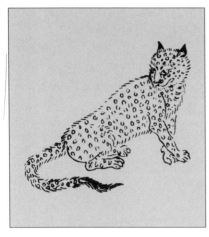

图 3-28 豹

《千金·食治》:"宜肾。"《食疗本草》:"补益人,食之令人强筋骨,能耐寒暑。"

〔2〕土豹:即猞猁 Felis lynx,亦称猞猁狲。哺乳纲,猫科。毛带红色或灰色,常具黑斑。四肢粗长。耳直立,尖端有黑色毛丛。尾端黑色。栖息多岩石的森林中;夜行性,以鸟和小型哺乳类为食。分布在我国东北、山西、新疆、四川、云南、西藏、青海等地,以及欧洲和北美洲。肉可食;毛皮可做皮衣等,极珍贵。

【译文】

豹肉味酸,性平,没有毒。能调和五脏使其功能正常,补人的绝伤,强壮筋骨,增强人的心志。长期吃豹子肉,可以使人勇猛强健,性情粗放豪爽,增强人对严寒和酷暑的耐受力。农历正月不要吃豹子肉,能伤害人的精神。《唐本草》说:"车马仪仗用豹子的尾巴作为装饰物,是因为豹尾可以显示出威严和尊贵。"

土豹脑子:可以治疗腰部疼痛。

3-2-24　狍子[1]

味甘,平,无毒。补益人。

【注释】

〔1〕狍子(图 3-29):狍 Capreolus capreolus L.,哺乳纲,鹿科,草食动物。体长达 1 米余,尾长 2—3 厘米。雄狍有角,分三叉。

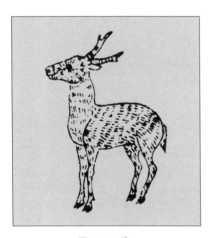

图 3-29 狍

雌无角。冬毛长,棕褐色;夏毛短,栗红色。有明显白色臀盘。栖息小山坡、小树林中。喜食浆果和野蓳。分布于欧亚两洲;我国产于东北、华北、西北和四川等地。肉可食,毛皮可做褥垫或制革。

【译文】

狍子肉味甘,性平,没有毒。对人有补益作用。

3-2-25　麂肉[1]

味甘,平,无毒。主五痔[2]。多食能动人痼疾。

【注释】

〔1〕麂肉:为鹿科动物小麂 *Muntiacus neevesi* Ogilby 的肉。麂(图3-30),小型鹿类。肩高40—60厘米,仅雄性有角。产于我国的有黄麂、黑麂和赤麂。麂肉可食。

〔2〕五痔:《诸病源候论》作牡痔、牝痔、脉痔、肠痔、血痔。此处泛指多种肛门疾病。

【译文】

麂肉味甘,性平,没有毒。主要治疗五痔。麂肉吃多了会引起痼疾复发。

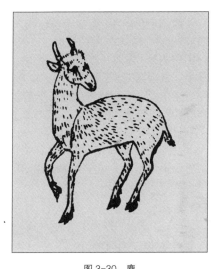

图3-30　麂

3-2-26　麝肉[1]

无毒,性温。似獐肉而腥,食之不畏蛇毒[2]。

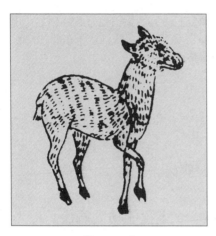

图 3-31 麝

【注释】

〔1〕麝肉：为鹿科动物原麝 Moschus moschiferus L. 等同属多种动物的肉。麝（图 3-31），又名香獐。体长 65—95 厘米，体重 8—13 公斤。体毛粗硬，曲折如波浪，易折断。雌雄均无角。耳长直立，上部圆形。眼圆大，吻端裸露，无眶下腺及蹠腺。雄性的上犬齿特别发达，长而尖，露出唇外，向下微曲。雌的犬齿细小，不露出唇外。四肢细长，后肢较前肢长；主蹄狭尖，侧蹄显著，尾短。雄兽鼠蹊部有麝香腺，呈囊状，外部略隆起，香囊外毛短而细，稀疏，皮肤外露。麝毛色为深棕色，体背及体侧毛色较深，腹面毛色较浅。背部有不明显的肉桂色斑点，排列成四五纵行，腰部和臀部两侧斑点比较明显。有些个体斑纹少，隐约可见，有的则较明显，连成片断的黄色斑块。栖息于多岩石的针叶林和针、阔混交林中。常独居，多于晨昏活动。食物为松树、冷杉、雪松的嫩枝叶，地衣苔藓、杂草及各种野果等。分布于东北、华北及陕西、甘肃、青海、新疆、四川、西藏、云南、贵州、广西、湖北、河南、安徽等地。现多人工饲养。《本草纲目》："（麝肉）甘温，无毒。……治腹中症病。"

〔2〕食之不畏蛇毒：古人认为因为麝能吃蛇，所以人吃了麝的肉后，就可以不怕蛇毒。此说没有科学根据。

【译文】

麝肉性温，没有毒。麝肉与獐肉相似，但比獐肉腥，［相传］吃了麝的肉就不怕蛇毒。

3-2-27　狐肉[1]

温，有小毒。《日华子》云："性暖，补虚劳，治恶疮疥。"

【注释】

〔1〕狐肉：为犬科动物狐
Vulpes vulpes L. 的 肉。狐（图
3-32），体长60—90厘米，尾
长40—60厘米，体重5—10公
斤。外形似狗而略细长。颜面部
狭，吻尖，四肢比较短。肛门附
近有臭腺，能分泌可憎的狐骚气
味。尾毛蓬松。毛色变异很大，
一般头部灰棕色，耳背面黑或黑
褐色，唇和下颏到前胸部暗白
色。背红棕色，颈、肩和身体两
侧稍带黄色。胸腹部白色或黄白
色。尾部与背色相同，尾尖端白

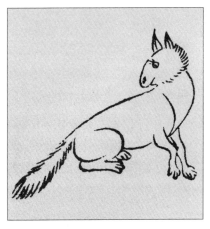

图 3-32　狐

色。四肢浅褐色或棕色、外侧有宽狭不等的黑褐色纹。栖居森林、草原、
丘陵等处的树洞或土穴中。嗅觉、听觉发达，昼伏夜出，行动敏捷。食性
很杂，喜食老鼠、野兔、各种野禽；此外，亦食昆虫、蛙、鱼及野果；有
时盗食家禽。性味甘，温。补虚暖中，解疮毒。治虚劳、健忘、惊痫、水
气黄肿。

【译文】

狐肉性温，有小毒。《日华子本草》说："性暖，能补养人有虚
损劳伤病，治疗恶疮、疥疮。"

3-2-28　犀牛肉[1]

味甘，温，无毒。主诸兽蛇蛊毒[2]，辟瘴气[3]，食之
入山不迷路。

犀角：味苦、咸，微寒，无毒。主百毒蛊疰，邪鬼障
气，杀钩吻[4]、鸩羽[5]、蛇毒。疗伤寒、瘟疫[6]。

犀有数等：山犀、通天犀、辟尘犀、水犀、镇帷犀。[7]

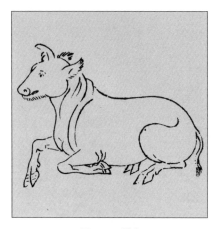

图3-33 犀牛

【注释】

〔1〕犀牛肉：为犀科动物印度犀 *Rhinoceros unicornis* L.、爪哇犀 *Rhinoceros sondaicus* Desmarest、苏门犀 *Rhinoceros sunatrensis*（Fischer）、黑犀 *Rhinoceros bicornis* L.、白犀 *R.simus* Burchell（图3-33）的肉。印度犀分布在尼泊尔及印度北部。爪哇犀分布在爪哇。苏门犀分布在缅甸、泰国、马来西亚及印度尼西亚的苏门答纳、婆罗洲等地。黑犀和白犀产于非洲。犀牛在中国是珍稀动物，但说"食（犀牛肉）之入山不迷路"缺少依据。

〔2〕蛊毒：一作蛊注。中医病名。症见四肢浮肿，肌肉消瘦，皮肤干皱，咳嗽，腹水，有传染性，等等。或认为此病类似于今所谓肺结核、结核性腹膜炎。

〔3〕瘴气：一般指南方山林之间湿热蒸郁致人疾病的邪气。也特指疟疾（或瘴症），多发于西南地区。相当于今所谓恶性疟疾。

〔4〕钩吻：为马钱科植物胡蔓藤的全草。又称野葛、秦钩吻、毒根、冶葛、胡蔓草、黄野葛、除辛、吻莽、断肠草、黄藤、烂肠草等。根、茎、叶含生物碱钩吻素子、寅、卯、甲、丙、辰，其中钩吻素子的含量最高，钩吻素寅的毒性最剧，为重要的成分。本品剧毒，根和叶（尤其是嫩叶）毒性最大。误服后极易引起中毒，甚或致死。

〔5〕鸩（zhèn）羽：鸩，传说中的一种毒鸟。雄的叫运日，雌的叫阴谐，喜食蛇，羽毛紫绿色，放在酒中，能毒杀人。颜师古注引应劭曰："鸩鸟黑身赤目，食蝮蛇野葛，以其羽画（划）酒中，饮之立死。"

〔6〕瘟疫：病名。①与温疫同义。是感受疫疠之气，造成流行的急性传染病的总称。常见有两种类型。一种是疠气疫毒，伏于募原。初起憎寒壮热，旋即但热不寒，头痛身疼，苔白如积粉，舌质红绛，脉数等。另一种是暑热疫毒，伏邪于胃。症见壮热烦躁，头痛如劈，腹痛泄泻，或见衄血、发斑、神志昏迷，舌绛苔焦等。②指伤寒之热未已，更感时行之气（清叶天士《医效秘传》）。其症身热头疼，烦渴呕逆，或有汗，或无汗，皆由温热相合而成。治宜寒凉解热为主。

〔7〕犀牛的种类已如前所述，文中所述分类是古人根据产地和有关传说划分的。

【译文】

犀牛肉味甘，性温，没有毒。主要治疗各种毒蛇猛兽虫蛊的毒，防止瘴气对人体的伤害，吃了犀牛的肉进入山中不会迷路。

犀角：味苦、咸，性微寒，没有毒。主要治疗各种毒物，蛊疰邪鬼，障气；能解钩吻、鸩羽、毒蛇的毒。可以治疗伤寒、瘟疫。

犀牛有好几个种类：山犀、通天犀、辟尘犀、水犀、镇帷犀。

3-2-29　狼肉[1]

味咸，性热，无毒。主补益五藏，厚肠胃，填精髓。腹有冷积者宜食之。味胜狐、犬肉。

狼喉嗉皮：熟成皮条，勒头去头痛。

狼皮：熟作番皮，大暖。

狼尾：马胸膛前带之，辟邪，令马不惊。

狼牙：带之辟邪。

【注释】

〔1〕狼肉：为犬科动物狼 canis lupus L.（图 3-34）的肉。外形与狗相似，但吻略尖，耳直立，尾较短，蓬松而不弯卷。躯体强健，四肢有力。犬齿与白齿均发达。一般体色暗黄，头部浅灰色，额顶和上唇暗灰色；背部毛色黑与棕相混杂；腹部及四肢内侧纯白色，但腹部稍带棕色，足部黄白色或浅棕色；尾部与背色相

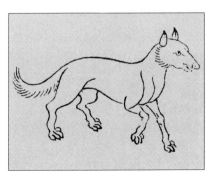

图 3-34　狼

同。个体毛色变异很大，有灰棕色、浅黄色或灰白色等，此外还有全白与全黑的。栖于山地、森林、丘陵、平原、荒漠、冻原等地。大都夜间活动。我国除台湾、海南岛和云南极南缘外，其余各地均有分布。性味咸，温。主补五脏，厚肠胃。治虚劳，祛冷积。原文说"狼喉嗉皮：熟成皮条，勒头去头痛。狼尾：马胸膛前带之，辟邪，令马不惊。狼牙：带之辟邪。"缺少依据。

【译文】

狼肉味咸，性热，没有毒。主要的功效是补益五脏，使肠胃功能健旺，填补精髓。腹内有冷积的患者适宜吃狼肉。狼肉的味道胜过狐肉和犬肉。

狼喉嗉皮：用鞣制成熟后的狼喉素皮制成皮条勒在头部，可以治疗头痛。

狼皮：将狼皮鞣制成熟后制成的狼皮大衣，保暖性能很好。

狼尾：将狼尾系带在马的胸膛前可以辟邪，防止马受惊。

狼牙：〔相传〕将狼牙带在身上可以辟邪。

3-2-30　兔肉[1]

味辛，平，无毒。补中益气。不宜多食，损阳事，绝血脉[2]，令人痿黄。不可与姜、橘同食，令人患心卒心痛。妊娠不可食，令子缺唇。二月不可食，伤神。

兔肝[3]：主明目。

腊月兔头及皮毛：烧灰，酒调服之，治难产，胞衣不出，余血不下。

【注释】

〔1〕兔肉：为兔科动物蒙古兔 Lepus tolai Pallas、东北兔 Lepus mandschuricus Radde、高原兔 Lepus oiostolus Hodgson、华南兔 Lepus sinensis Gray、家兔 Oryctolagus cuniculus domesticus（图 3-35）的肉。性味甘，凉。入肝、大肠经。能补中益气，凉血解毒。治消渴羸瘦、胃热呕吐

便血。

〔2〕绝血脉：即能使人的血脉
受到伤损。

〔3〕兔肝：为兔科动物蒙古兔、
东北兔、高原兔、华南兔、家兔的肝
脏。《本草纲目》认为兔肝"性冷"。
《医林纂要》认为"甘苦咸，寒"。能
补肝、明目。治肝虚眩晕、目暗昏糊、
目翳、目痛。

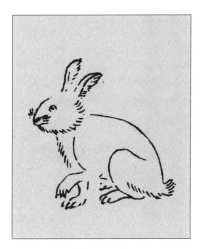

图3-35　兔

【译文】

兔肉味辛，性平，没有毒。
补中益气。不宜多吃，能损伤男
子的性功能，使血脉不通，令人面
色痿黄。不可以与生姜、橘子一同吃，否则会使人突然感到心口疼
痛。妊娠期间的妇女不可以吃，［相传］会使生下的孩子成豁唇；
农历二月不要吃兔肉，损伤人的精神。

兔肝：主要的功效是明目。

腊月兔头及皮毛：烧成灰，用酒冲调后服下，可以治疗难产，
胎盘不能顺利产出，子宫内剩余的血排不出来。

3-2-31　塔剌不花[1]—名土拨鼠

味甘，无毒。主野鸡，瘘疮。煮食之宜人。生山后
草泽中。北人掘取以食[2]，虽肥，煮则无油，汤无味。多
食难克化，微动气[3]。

皮：作番皮，不湿透，甚暖。

头骨：去下颏肉，令齿全，治小儿无睡，悬之头边，
即令得睡。[4]

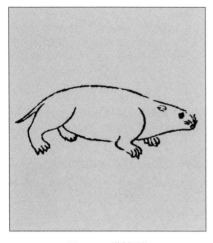

图 3-36 塔剌不花

【注释】

〔1〕塔剌不花：喜马拉雅旱獭 *Marmota bobak.*（图 3-36），又名土拨鼠。体形肥大，体长 50 厘米左右，体重 3—5 公斤。尾短而略扁。头粗短，耳郭短，眼极小。四肢粗壮。前足拇指退化，其爪很小，其余四指爪长而弯曲。后足趾爪较短。吻部有黑灰色圈，吻侧淡棕色，下颌棕灰色。背部及耳基为灰色，并杂有黑灰色。背部及四肢外侧淡黄色。腹部淡棕黄色。足背淡灰黄色。尾端棕褐或黑棕色。毛色随产地、个体有所变异。栖于草原。穴居，群栖。洞穴多筑于阳坡。日间活动，有冬眠习惯。分布在青藏高原、四川、甘肃、云南等地。其肉性味辛咸，平。治风湿痹痛、脚膝肿痛、痔瘘。

〔2〕北人掘取以食：以土拨鼠为食，蒙古旧有此俗。一般在其冬眠时捕捉最宜。其洞穴常有数口，捕时只留一口，其余堵死，然后用硫磺、辣椒等烧熏，或灌水，驱其外出。此时，洞口张以麻袋，即可捕获。

〔3〕动气：即因为不易消化而引起腹内咕咕作响。

〔4〕此说没有依据。

【译文】

塔剌不花肉味甘，没有毒。主要治疗野鸡病、瘘疮。煮着吃对人体很有补益作用。生长在山后的草泽中，北方人用挖掘洞穴的方法捕捉塔剌不花食用。塔剌不花的肉虽然很肥，煮的时候并不出油，汤没有异味。吃多了难以消化，稍微有点动气。

皮：制成裘皮大衣，不会被雨水或者雪水濡湿和浸透，非常暖和。

头骨：将塔剌不花头骨的下颌肉去掉，使整个牙床保持完整，可以治疗小儿不睡觉。将塔剌不花的头骨悬挂在不睡觉的小儿的头旁，就会使小儿很快安睡。

3-2-32　獾肉[1]

味甘，平，无毒。治疗上气咳逆，水胀不差[2]，作羹食良。

【注释】

〔1〕獾肉：为鼬科动物狗獾
Meles meles L.（图 3-37）的肉。
狗獾体形肥大，身长 45—55 厘
米，尾长 11—13 厘米。体重 10—
12 公斤。吻长，鼻端尖，鼻垫与
上唇间被毛。耳短，眼小。颈短
粗。四肢粗壮，均具强有力的爪。
背毛粗而长，毛基白色，中间黑棕
色，尖端白色，故背部呈黑棕色而
掺杂白色。体侧白色较显。头部
有 3 条白色纹，两颊自口角到头

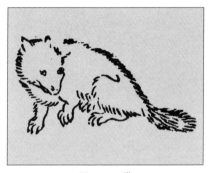

图 3-37　獾

后各具 1 条，中央 12 条自鼻尖达头顶，其间夹有两条黑棕色带。耳背后及
后缘黑棕色，上缘白色。下颏到腹部及四肢均为棕黑色。尾大部呈黄白色。
栖于山麓、灌丛、荒野及湖边、溪边，掘洞而居。黄昏或夜间活动，性情凶
猛。分布几遍全国各地。性味《本草纲目》："甘酸平，无毒。"《本草图
经》："治小儿疳瘦，啖之杀蛔虫。"汪颖《食物本草》："补中益气，宜人。"

〔2〕水胀不差：原本作"水胀不腹"，诸本同。据《政和本草·兽部》
獾条改。不差，即"不瘥"。瘥，病除。

【译文】

獾肉味甘，性平，没有毒。治疗气喘咳嗽，腹部积水臌胀一直
未能治愈，将獾肉煮成羹吃，很有效。

3-2-33　野狸[1]

味甘，平，无毒。主治鼠瘘，恶疮。头骨尤良。

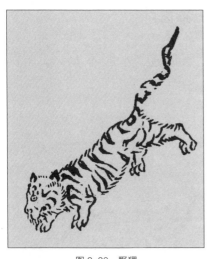

图 3-38 野狸

【注释】

〔1〕野狸（图 3-38）：即猫科动物豹猫 *Felie bengalensis* Kerr，又名狸、野猫、狸猫等。外形似家猫。栖于山谷密林及郊野灌丛等处。独栖或雌雄同栖，多昼伏夜出。从东北到华北，从甘肃、四川、云南直到江苏、广东、台湾，均有其踪迹。野狸肉，《千金·食治》："温，无毒。"《本草纲目》："甘，平，无毒。"治肠风下血，痔漏、瘰疬，游风。野狸的骨（狸骨）亦可供药用，能除风湿，开郁结，杀虫。治关节疼痛游风、噎膈、疳疾、瘰疬、痔瘘、恶疮。

【译文】

野狸肉味甘，性平，没有毒。主要治疗鼠瘘、恶疮。用野狸的头骨来治疗上述病症效果更加好。

3-2-34 黄鼠[1]

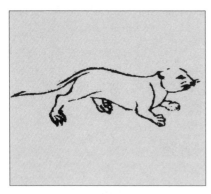

图 3-39 黄鼠

味甘，平，无毒。多食发疮。

【注释】

〔1〕黄鼠（图 3-39）：即兔形目鼠兔科动物黄鼠 *Citellus dauricus* Brandt，又称地松鼠、蒙古黄鼠、大眼贼等。前肢趾爪发达，大而且直，前足掌裸，后跖被毛。有颊囊。雌体有乳头 5 对。

全身毛草黄色,并杂有褐黑色。额、头部较深,为黄褐色。上下唇及眼圈均为白色。尾毛草黄色。夏毛较冬毛短而色深。栖于草原或沙地,穴居。白昼活动。冬眠期较长。食物主要为草本植物的茎、叶或野菜、大豆幼苗等。并常盗食大豆、玉米、高粱、谷子等作物。亦食昆虫。《本草纲目》:"黄鼠,出太原、大同、延绥及沙漠诸地皆有之。辽人尤为珍贵。状类大鼠,黄色而足短善走,极肥,穴居有土窖,如床榻之状者皆牝牡所居之处,秋时畜豆粟草木之实御冬,各为小窖,别而贮之。"能"润肺生津,煎膏贴疮肿,解毒止痛"。

【译文】

黄鼠肉味甘,性平,没有毒。吃多了容易生疮。

3-2-35　猴肉[1]

味酸,无毒。主治诸风,劳疾。酿酒尤佳。

【注释】

〔1〕猴肉:为猴科动物猕猴 *Macaca mulatta* Zimmermann 的肉。猕猴(图3-40),体长约45—51厘米,尾长约18—20厘米。颜面的两耳多呈肉色。臀胝明显,多红色,雌者更红。两颊有颊囊。四肢粗短,手足均具5指(趾),指端有扁平的指甲。毛色随地区、年龄而异,一般为深棕色,背面上半部灰棕,至臀部逐渐变为深棕色。肩及前肢略灰,胸腹部淡灰色。栖于山林。白昼活动觅食,晚间息于岩壁或树上。群居性,行动敏捷,善攀缘、跳跃、会泅

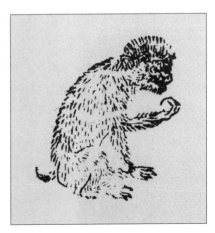

图3-40　猴

水。食物主要为野菜、野果及竹笋、昆虫等,亦盗食玉米、甘蔗等作物。分布范围较广。性味:《证类本草》:"味酸,平,无毒。"《医林纂要》:"甘

酸，温。"主要治疗各种风劳，酿成酒效果更佳。做成肉脯，主要治疗长期
患有疟疾。

【译文】

　　猴肉味酸，没有毒。主要治疗各种由风邪侵入人体引起的劳病。
将猴肉酿制成酒治疗上述病症效果更好。

3-2-36　蝟[1]

味苦，平，无毒。理胃气，实下焦。

【注释】

　　〔1〕蝟（wèi）：同猬，即刺猬科动物刺猬 *Erinaceus europaeus* L. 或短
刺猬 *Hemiechinus dauurieus sundevall*。原书放在"鱼品"之中，显然不妥，
现改放"兽品"之中。① 刺猬，体形较大，体长约22厘米，尾长约2厘米。
头宽，吻尖。身体背面披粗而硬的棘刺，头顶部之棘略向两侧分列。棘之
颜色可分为两类：一类纯白色，或尖端略染棕色；另一类棘之基部白色或
土黄色，其上为棕色，再上段复为白色，尖梢呈棕色，整个体背呈土棕色。
脸部、体侧和腹面以及四肢的毛为灰白或浅灰黄。四足浅棕色。头骨之颌
关节窝后突甚小，显然低于颞乳突之高。栖息于平原、丘陵或山地的灌木
丛中，亦见于市郊、村落附近。昼伏夜出，冬眠期长达半年。遇敌则蜷缩成
一刺球。食物以昆虫及其幼虫为主，亦食幼鸟、鸟卵、蛙、蜥蜴，以及瓜果、
蔬菜等。分布于我国东北、华北华东、华中，以于四川等地。② 短刺猬，又
名达呼尔刺猬、大耳猬。外形同刺猬而略小。耳甚大，长于周围棘刺。棘
由耳基前端稍后方起始，向后经背至尾部以上。头顶部棘不向两侧分列。
棘较细而短，有棕褐色与白色相间，整个背部呈浅褐色。全身无白色之棘。
腹毛土黄色。颌关节窝后突与颞乳突等高，二者连成半圆形的管状。栖息
于北方地带，低洼地方较多。亦有冬眠习惯。食昆虫、小鼠或蛙等小动物。
猬肉甘，平，无毒。治反胃，胃脘痛，痔瘘。《本草纲目》："主下焦弱，理
胃气，令人能食。"《本草拾遗》："皮及肉主反胃，炙黄食之。肉，食之主
瘘。"《本经逢源》："治反胃，胃脘痛。"刺猬的胆、脂肪、脑、心脏、肝脏也
入中药。

【译文】

　　蝟肉味苦,性平,没有毒。主要的功效是调理胃功能,充实人的下焦。

3-3 禽品

3-3-1 天鹅[1]

味甘，性热，无毒。主补中益气。鹅有三四等：金头鹅为上，小金头鹅为次。有花鹅者，有一等鹅不能鸣者，飞则翎响，其肉微腥，皆不及金头鹅。

【注释】

〔1〕天鹅（图3-41、3-42、3-43、3-44）：即鸟纲鸭科动物大天鹅。学名 *Cygnus cygnus*（L.）。又名鹄，天鹅，金头鹅。体大型，形似鹅。嘴大都黑色，上嘴基部（至鼻孔处）黄色，下嘴基部的正中亦黄色。虹膜暗褐色，头和颈的长度超过身体的长度。全身洁白。从眼先至嘴基淡黄色。跗跖、趾及蹼为黑色。幼鸟通体淡灰褐色；嘴呈暗淡肉色，嘴甲和嘴缘黑色，嘴基淡黄绿色或淡绿色。栖息在湖泊和沼泽地带。能游泳，飞行迅速。主食植物，也吃昆虫、甲壳类、小鱼等。冬季见于长江以南各地，春秋迁移，经华北和东北地南部，在新疆北部及黑龙江等地繁殖。《本草纲目》："鹄大于雁，羽毛白泽，其飞翔极高而善步。所谓鹄不浴而白，一举千里是也。亦有黄鹄、丹鹄。湖海江汉之间皆有之，出辽东者尤甚，而畏海清鹘。其皮毛可为服饰，谓之天鹅绒。"其肉性味甘平，无毒。腌制或烤炙吃，能"益人气力，利脏腑"。

【译文】

天鹅肉味甘，性热，没有毒。主要的功效是补中益气。天鹅按其肉品位高低可以分成三四等：金头鹅入食为上等，小金头鹅为二等。有一种毛色杂花的鹅，还有一种鹅不会鸣叫，但是飞行时翅

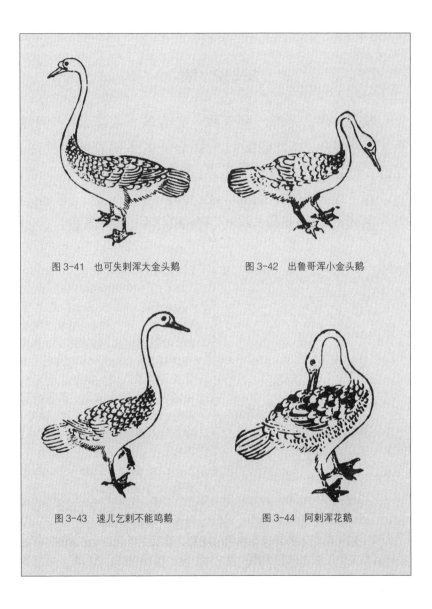

图 3-41 也可失剌浑大金头鹅

图 3-42 出鲁哥浑小金头鹅

图 3-43 速儿乞剌不能鸣鹅

图 3-44 阿剌浑花鹅

膀上的羽毛会发出声响，这种鹅的肉有点腥，上述几种鹅都不如金头鹅。

3-3-2　鹅[1]

味甘，平，无毒。利五藏，主消渴。孟诜云："肉性冷，不可多食，亦发痼疾。"《日华子》云："苍鹅[2]性冷，有毒，食之发疮。白鹅[3]无毒，解五藏热，止渴。"

脂[4]：润皮肤，主治耳聋。

鹅蛋[5]：补五藏，益气。有痼疾者，不宜多食。

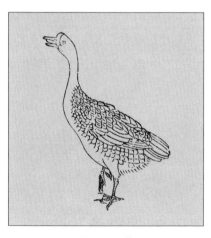

图 3-45　鹅

【注释】

〔1〕鹅（图 3-45）：学名 *Anser domestica* Brisson，又名家鹅，家雁。体长约 60 厘米。嘴扁阔，前额有肉瘤，雄者膨大，黄色或黑褐色。颈长。体躯宽壮，龙骨长，胸部丰满。尾短。羽毛白色或灰色。脚大有蹼，黄色或黑褐色。性味甘，平。入脾、肺经。能益气补虚，和胃止渴。治虚羸、消瘦。

〔2〕苍鹅：鹅的一种，毛色青苍或间有黑褐色。

〔3〕白鹅：鹅的一种，毛色纯白，又称大白鹅。

〔4〕脂：鹅脂。为鸭科动物鹅的脂肪。鹅脂主要含甘油三油酸、甘油三棕榈酸酯、甘油三硬脂酸酯。性味甘，凉。能润皮肤，消痈肿。治皮肤皴裂。

〔5〕鹅蛋：即鹅的卵。壳白色，重 150—300 克。多用于孵化幼鹅，很少食用。

【译文】

　　鹅肉味甘，性平，没有毒。对五脏有益，主要的功效是治疗消渴。孟诜说："肉性冷，不可以吃得太多，也会引发慢性顽固性疾病。"《日华子本草》说："苍鹅性冷，有毒，吃苍鹅的肉会生疮。白鹅没有毒，能清除五脏内的热邪，止渴。"

　　鹅脂可以润泽皮肤，主要治疗耳聋。

　　鹅蛋对人的五脏有补益作用，益气。患有慢性顽固性疾病的人，不适宜多吃鹅肉。

3-3-3　雁[1]

　　味甘，平，无毒。主风挛拘急，偏枯，气不通利，补气，壮筋骨，补劳瘦。

　　雁骨灰：和米泔水洗头，长发[2]。

　　雁膏[3]：治耳聋，亦能长发。

　　雁脂[4]：补虚羸，令人肥白。六月、七月勿食雁，令人伤神[5]。

【注释】

　　〔1〕雁（图3-46）：是鸟纲鸭科雁亚科（*Anser*）种类的通称。大型游禽，大小、外形一般似家鹅或较小。嘴宽而厚，末端所具嘴甲宽阔。齿缘有较钝的栉状突起。雌雄羽色相似，多数种类以淡灰褐为主，交布有斑纹。主食植物的嫩叶、细根、种子，间亦啄食农田谷穗。羽、肉均可取用，为重要的狩猎水禽。我国常见的有鸿雁、豆雁、白额雁等。雁每年春分后

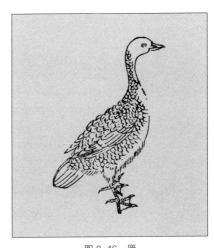

图 3-46　雁

飞往北方,秋分后飞回南方,为候鸟的一种。雁肉性味甘,平。入肺,兼入肝、肾。能祛风,壮筋骨。治顽麻风痹。陶宏景:"《诗》云:大曰鸿,小曰雁。今雁类亦有大小,皆同一形。又别有野鹅,大于雁,犹似家苍鹅,谓之驾鹅。雁肪自不多,食其肉应亦好。虽采无时,以冬月为好。"

〔2〕长发:孟诜《食疗本草》:"〔雁〕骨灰和米泔洗头,长发。"

〔3〕雁膏:为雁亚科动物的脂肪。性味甘,平。能活血祛风,清热解毒。治中风偏枯,手足拘挛;心胸结热,痞塞呕逆;疮痈,发脱不长。

〔4〕雁脂:一说就是上述之雁膏;一说是指雁的肥肉。笔者以为既然原书作者将此分为两物分别加以讨论,所以还是解释为雁的皮下脂肪为好。

〔5〕六月、七月勿食雁,令人伤神:此说应视为从保护动物资源角度而引发出的一条食忌。雁每年春分后飞往北方,农历五六月正是进行交配产卵,孵化养育幼鸟的时期,此时大量狩猎势必影响雁的繁殖。另外《本草纲目》说:"雁南来时瘠瘦不可食,北向时乃肥,故宜取之。"也有一定的道理。

【译文】

雁肉味甘,性平,没有毒。主要治疗因感受风邪而引起的筋肉经脉拘挛紧急,偏枯,能治疗体内气血运行不通利,能补气,强壮筋骨,补益虚劳瘦弱。

雁骨烧成灰与淘米后剩余的泔水一同调和后洗头,可以促进头发的生长。

雁膏能治疗耳聋,也能促进头发生长。

雁脂补益身体虚弱消瘦,可以使人长得又白又胖。农历六月、七月不要吃雁肉,会伤害人的精神。

3-3-4　鹔鹴[1]

味甘,温,无毒。补中益气,食之甚有益人,炙食之味尤美。然有数等,白鹔鹴、黑头鹔鹴、胡鹔鹴,其肉皆不同。

髓：味甘美，补精髓。

【注释】

〔1〕鶿鵝(cí lǎo，图3-47)：《本草纲目》作鷀鷀，说"凡鸟至秋毛脱秃，此鸟头秃如秋毨，又如老人头童及扶杖之状故得诸名"，并说这种鸟出产在南方有大湖泊的地方。外形像鹤但较大。毛羽青苍色，两翅张开大约有五六尺长。抬起头来大约有六七尺高，目赤，头项无毛，其头顶有一个2寸左右大小、像仙鹤一样的红顶。其喙扁直，深黄色，有一尺多长。嗉下的胡袋，如同鹈鹕。其足爪像鸡。性情极为贪婪凶恶，能与人斗，喜欢吃鱼、蛇以及幼鸟。性味咸，微寒，无毒。主要治疗中虫鱼毒。汪颖认为鶿鵝肉"补中益气，甚益人。炙食尤美。作脯馐食，强气力，令人走及奔马"。

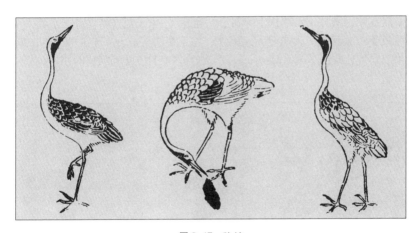

图 3-47 鶿鵝

【译文】

鶿鵝味甘，性温，没有毒。补中益气，吃鶿鵝对人体非常有益。用烤炙方法加工好的鶿鵝肉，吃起来味道非常鲜美。然而，鶿鵝也有好几个种类：白鶿鵝、黑头鶿鵝、胡鶿鵝，它们的肉吃起来味道都不太相同。

鶿鵝的骨髓味道很甘美，能够填补人的精髓。

3-3-5　水札[1]

味甘，平，无毒。补中益气。宜炙食之，甚美。

【注释】

〔1〕水札（图 3-48）：为䴙䴘科动物小䴙䴘 *Colymbus ruficollis poggei*（Reicheno）的肉或全体。䴙䴘，又名水葫芦。体长约 26 厘米，形似鸭而小。嘴窄而尖，黑色，尖端白色，嘴裂附近黄绿色。虹膜黄色。眼先、颏、上喉黑褐色；下喉、耳羽、颈侧红栗色；上体黑褐色，部分羽毛尖端苍白色；初级、次级飞羽灰褐色，初级飞羽尖端灰黑色，次级飞羽尖端白色；大、中覆羽暗灰黑色，小覆羽淡黑褐色；尾羽甚短，棕、褐、白等色相掺杂；前胸、胁、肛周灰褐色。前胸羽毛尖端苍白或白色，后胸和腹丝光白色，略沾灰褐色；腋羽和翼下覆羽白色。脚近尾端，石板灰色，趾端具阔爪，趾侧具瓣状蹼膜。栖息于水草丛生的湖沼。善潜水，常成对或结群游于水面，营浮巢于芦苇丛中。食蛙类、小鱼、虾、水生甲虫等。分布于亚洲东部的湖沼或泽地。我国东南沿海一带都有。水札肉有补益虚弱消瘦的作用，常入药膳。

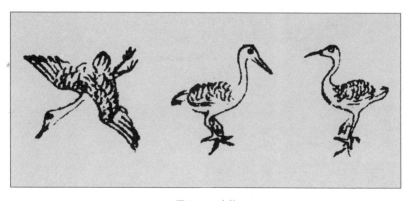

图 3-48　水札

【译文】

水札味甘，性平，没有毒。补中益气。适宜于用烤炙的方法加工后食用，味道非常鲜美。

3-3-6　丹雄鸡[1]

味甘,平、微温,无毒。主妇人崩中漏下赤白[2],补虚,温中,止血。

白雄鸡[3]:味酸,无毒。主下气,疗狂邪[4],补中,安五藏,治消渴。

乌雄鸡[5]:味甘、酸,无毒。主补中,止痛,除心腹恶气。虚弱者,宜食之。

乌雌鸡[6]:味甘,温,无毒。主风寒湿痹[7],五缓六急[8],中恶[9],腹痛及伤折骨疼,安胎。血,疗乳难。

黄雌鸡[10]:味酸,平,无毒。主伤中,消渴,小便数、不禁,肠澼,泻痢,补五藏。先患骨热者,不可食。

鸡子[11]:益气,多食令人有声。主产后痢,与小儿食之止痢。《日华子》云:"鸡子,镇心[12],安五藏。其白[13]微寒,疗目赤热痛,除心下[14]伏热,止烦满、咳逆。"

【注释】

〔1〕丹雄鸡(图3-49):为雉科动物家鸡 *Gallus gallus domesticus* Brisson 中的一种雄鸡,即红公鸡。其头顶上有较大的褐色红色肉冠,羽毛较雌鸡美,有长而鲜丽的尾羽,跗跖部后方有距。善啼。性味甘,温。入脾、胃经。能温中,益气,补精、添髓。治虚劳羸瘦,中虚胃呆食少,泄泻消渴,水肿,小便频数,崩漏,带下,产后乳少,病后虚弱。《本经》:"丹雄鸡:甘,微温。……主女人崩中漏下,赤白沃,补虚温中,止血,杀毒。"

〔2〕崩中漏下赤白:即指不在月经期间阴道内忽然流出大量的血液或白色的黏液。

〔3〕白雄鸡:羽毛以白色为主一种雄鸡。《别录》:"白雄鸡:主下气,疗狂邪,安五脏,伤中,消渴。"

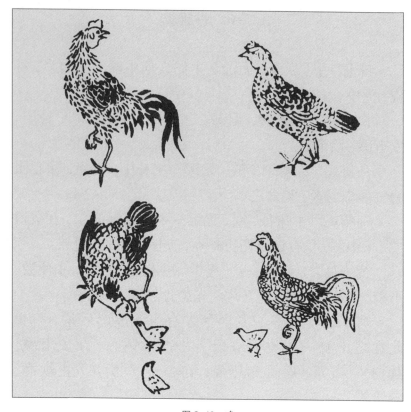

图 3-49 鸡

〔4〕狂邪：病症。指人神经不正常的一种病患表现。

〔5〕乌雄鸡：此处所指可能为"乌鸡"中的雄者，或羽毛颜色以黑色为主的雄鸡。《别录》："主补中止痛。"

〔6〕乌雌鸡：①"乌鸡"中的雌者。② 羽毛颜色以黑色为主的雌鸡。《食疗本草》："乌雌鸡：温，味酸，无毒。治反吸、腹痛、踒折骨疼、乳痈。安胎。"

〔7〕风寒湿痹：由风、寒、湿三种邪气结合而造成的痹症。《素问·痹论》："风寒湿三气杂至，合而为痹也。"

〔8〕五缓六急：具体含义不明。一说是指五脏功能迟缓，六腑失去平衡，出现紧急疼痛的病态。一说认为五脏六腑的疼痛时缓时徐。

〔9〕中恶：病名。出《肘后方·救卒中恶死方》，古人所谓中邪恶鬼

祟致病者。《证治准绳·杂病》:"中恶之症,因冒犯不正之气,忽然手足逆冷,肌肉粟起,头面青黑,精神不守,或错言妄语,牙紧口噤,或头旋运倒,昏不知人,此即是卒厥、客忤……弓死问丧、入庙登冢,多有此病。"明徐春甫指出本病"非若世俗所谓鬼神之妖怪者。……如病此者,未有不因气血先亏而致者。气血者,心之神也。神即衰乏,邪因而入,理或有之。血气两虚,痰塞心胸,妨碍升降,不得运行,以致十二官各失其职,视听言动,皆为虚妄"。

〔10〕黄雌鸡:羽毛以黄色为主的一种雌鸡。《千金·食治》:"黄雌鸡:酸咸,平。"《食疗本草》:"黄雌鸡:主腹中水癖、水肿,以一只如食法,和小赤豆一升同煮,候豆烂即出,食之其汁。日二夜一,每服四合。补丈夫阳气,治冷气。瘦著床者,渐渐食之良。又先患骨热者,不可食之。"

〔11〕鸡子:鸡蛋别称鸡卵。鸡蛋又可分为鸡子壳、鸡子白、鸡子黄、凤凰衣(内膜)几个部分,均可入药,各有所治。鸡蛋,性味甘,平,无毒。入心、肾经。能滋阴润燥,养血息风。治心烦不眠、热病痉厥、虚劳吐血、呕逆、下痢、胎漏下血、烫伤、热疮、湿疹、小儿消化不良。

〔12〕镇心:可以理解为解除心中的烦闷。

〔13〕白:即鸡子白,又名鸡卵白,鸡子清。为雉科动物家鸡的蛋白。性味甘,凉。能润肺利咽,清热解毒。治咽痛、目赤、咳逆、下痢、疟疾、烧伤、热毒肿痛。

〔14〕心下:通常指胃脘部。

【译文】

丹雄鸡肉味甘,性平,微温,没有毒。主要治疗妇女崩中漏下赤白,补虚,温暖中焦脾胃,止血。

白雄鸡:味酸,没有毒。主要的功效是下气,治疗狂邪,补脾胃,调和五脏功能正常,治疗消渴。

乌雄鸡:味甘、酸,没有毒。主要的功效是补脾胃,止疼痛,消除心腹内的恶气。身体虚弱的人适宜吃。

乌雌鸡:味甘,性温,没有毒。主要治疗风寒湿痹,五缓六急,中恶,腹部疼痛以及伤筋折骨引起的疼痛,能够安胎。乌雌鸡的血可以治疗泌乳困难。

黄雌鸡:味酸,性平,没有毒。主要治疗脾胃受伤,消渴,小便次数多,不能控制,肠澼,泻痢,能补益人的五脏。曾经得过骨热病的人不可以吃。

鸡蛋：益气，吃多了令人消化不良，肚腹内有类似肠鸣的声音。主要治疗妇女生育之后得了痢疾，给小孩子吃可以治疗拉痢。《日华子本草》说："鸡蛋能镇心，使五脏功能正常。"鸡蛋白的性味微寒，能治疗眼睛发红、发热、疼痛，清除胃脘间潜伏的热邪，治疗心中烦闷胀满、咳逆。

3-3-7 野鸡[1]

味甘、酸，微寒，有小毒。主补中益气，止泻痢。久食令人瘦。九月至十一月食之，稍有益，他月即发五痔及诸疮。亦不可与胡桃及菌子、木耳同食[2]。

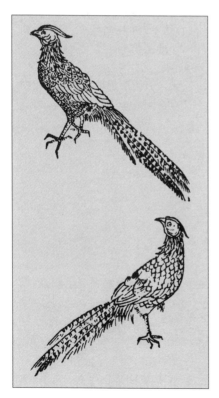

图 3-50 野鸡

【注释】

〔1〕野鸡（图 3-50）：即雉 *Phasianus colchicus* Linnaeus，又名雉鸡、环颈雉、山鸡、颈圈野鸡。体长约 90 厘米。雌雄异色；羽毛华丽；头顶黄铜色，两侧有微白眉纹。虹膜栗红色，眼周裸出、嘴淡灰色，基部转黑。颏、喉的后颈均黑，而有金属反光。颈下有一显著的白圈，背部前方主要为金黄色，向后转为栗红。再后则为橄榄绿色，均杂有黑、白斑纹。腰侧纯蓝灰色，向后转为栗色。尾羽很长，先端锐尖，中央黄褐色，两侧紫栗色；其中央部贯以多数黑色横斑，至两侧横斑亦

转为深紫栗色；翼上覆羽大多黄褐色而杂以栗色，向外转为银灰色；飞羽暗褐而缀以白斑；胸部呈带紫色的铜红色，羽端具锚状黑斑；胁金黄，亦散缀以黑斑；腹乌褐；尾下覆羽栗、褐相杂。脚短而健，呈红灰褐色，具距；爪短而钝，黑色，雌鸟体长较小，尾亦较短。体羽大多褐色，背面满杂以栗色和黑色的斑点。尾上黑斑缀以栗色。无距。平时栖息于漫生草莽或其他荫蔽植物的丘陵中，冬时迁至山脚草原及田野间，觅食谷类、浆果、种子、昆虫等。分布几遍全国。性味甘酸，温。入心，兼和胃。能补中益气。治下痢、消渴、小便频数。

〔2〕"他月"二句：存疑，待考。

【译文】

野鸡肉味甘、酸，性微寒，毒性较小。主要的功效是补中益气，治疗泻痢。长期食用会使人消瘦。农历九月至十一月吃野鸡肉，对身体还是有些益处的。其他月份吃野鸡肉会引发人的五痔以及各种疮。也不可以与胡桃、蘑菇、木耳一同吃。

3-3-8　山鸡〔1〕

味甘，温，有小毒。主五藏气喘不能息者，如食法服之。然久食能发五痔，与荞麦面同食生虫。今辽阳有"食鸡"，味甚肥美；有"角鸡"，味尤胜诸鸡肉〔2〕。

【注释】

〔1〕山鸡（图3-51）：即雉科动物原鸡 *Gallus gallus*。为家鸡的远祖，形似家鸡而较小。体长约60厘米。肉冠、肉垂以及裸出的脸和喉均赤红色。虹膜红褐色或橙黄色。雄者颈部羽毛在前为深红色，向后转为金黄色；上背与翼上的小覆羽黑色，大覆羽有蓝紫色光辉；中背和中覆羽呈浓暗红色；下背和腰转为红橙色；飞羽黑褐色。尾羽和尾上覆羽均黑色，而有金属绿色反光；羽基白色，飞时特别明显。下体纯乌黑。脚粗短而健，蓝砂色，有距。雌者形小尾短。上体大都暗褐而缀以黄褐色虫蠹状斑，头和颈项黑褐缀红；颈羽中央黑褐而具金黄羽缘。胸红褐色。下体余部均褐色沾

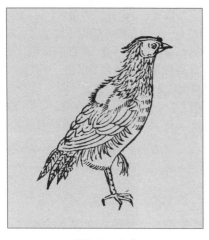

图 3-51 山鸡

黄，尾下覆羽乌黑色。脚无距，栖于热带和亚热带山区密林中。分布云南、广西南部、海南岛等地。性味甘，温。能滋养温补，强筋骨，入肝补血。治崩漏带下。

〔2〕《本草纲目》曾记载"辽阳一种食鸡，一种角鸡，味俱肥美，大胜诸鸡"。光绪年间《辽阳乡土志》将它们归并称为"辽阳鸡"，也就是现在所说的辽东大骨鸡，主要作为肉用。从已查文献来看，辽阳的食鸡与角鸡应为本书首次记载。

【译文】

山鸡肉味甘，性温，有小毒。主要治疗气喘不能停息，使五脏不得安宁。有以上病症的人可以按照一般的食用方法服用。然而长期吃山鸡肉会引发五痔，与荞麦面一同吃会得寄生虫病。现在辽阳出产一种"食鸡"，味道非常鲜美；还有一种"角鸡"味道明显超过其他各种鸡肉。

3-3-9 鸭肉[1]

味甘，冷，无毒。补内虚[2]，消毒热，通水道及治小儿热惊痫。

野鸭[3]：味甘，微寒，无毒。补中益气，消食，和胃气[4]，治水肿。绿头者为上，尖尾者为次。

【注释】

〔1〕鸭肉：为鸭科动物家鸭 *Anas domestica* L. 的肉。家鸭（图 3-52），又名鹜，舒凫、家凫等。嘴长面扁平。颈长。体扁。翅小，覆翼羽大。腹

面如舟底，尾短，羽毛甚密，色有全白、栗壳、黑褐等不同。公鸭的颈部多黑色布有金绿色光泽。尾端皆有分泌脂肪的尾脂腺，常以嘴取脂遍涂于羽上，故入水不濡。脚矮，前3趾有蹼，后1趾略小。鸭喜合群，胆怯。母鸭好叫，公鸭则嘶哑。无飞翔力，善游泳。主食谷类、蔬菜、鱼虫等。性味甘咸，平。能滋阴养胃，利水消肿。治痨热骨蒸、咳嗽、水肿。《食疗本草》："肉，补虚，消毒热，利水道，及小儿热惊痫，头生疮肿。又，和葱豉作汁饮之，去卒烦热。"

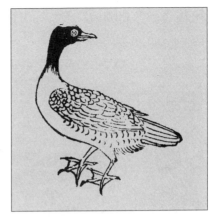

图 3-52　鸭

〔2〕补内虚：可以补益人体的虚劳。

〔3〕野鸭：狭义指绿头鸭；广义包括分布我国境内的大多种鸭科鸟类，如绿翅鸭、花脸鸭、罗纹鸭、潜鸭等。体型差异较大，通常较家鸭为小。野鸭是一种迁徙性候鸟，主要生活于北半球欧亚大陆的湖泊和池塘，有时停留在温带地区，四季都可见到。趾间具有蹼，善于游泳。多群栖湖泊中，杂食或主食植物。《食疗本草》："主治补中益气，消食。九月以后即中食，全胜家者。虽寒不动气，消十二种虫，平胃气，调中轻身。又，身上诸小热疮，多年不可者，但多食之即差。"

〔4〕和胃气：即有调和、调整肠胃功能的作用。

【译文】

鸭肉味甘，性冷，没有毒。主要的功效是补益人体内脏虚弱，清除热毒，通利小便，治疗小儿因高烧引起的惊痫。

野鸭：味甘，性微寒，没有毒。补中益气，帮助消化，调整胃功能，治疗水肿病。绿头鸭的品质最好，尖尾鸭的品质稍次一等。

3-3-10　鸳鸯[1]

味咸，平，有小毒。主治瘘疮。若夫妇不和者，作羹私与食之，即相爱。[2]

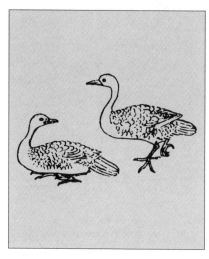

图 3-53 鸳鸯

【注释】

〔1〕鸳鸯（图 3-53）：为鸭科动物鸳鸯 *Aix galericulata*（L.）。全长 40 厘米左右。体重 600 克左右。雄鸳鸯颈部具有由绿色、白色和栗色所构成的羽冠，胸腹部纯白色；背部浅褐色，肩部两侧有白纹 2 条；最内侧两枚三级飞羽扩大成扇形，竖立在背部两侧，非常醒目，雌性背部苍褐色，腹部纯白。雄鸳鸯覆羽与雌鸳鸯相似，胸部具在粉红色小点。眼棕色，外围有黄白色的环，嘴红棕色。脚和趾红黄色，蹼膜黑色。栖息于内陆湖泊和溪流中。平时成对生活，飞行力颇强，筑巢于树洞内。繁殖在我国内蒙古和东北北部，越冬时在长江以南直至华南一带。性味咸，平。治痔瘘、疥癣。《食医心镜》治五痔漏疮：鸳鸯一只，治如食法，煮令极熟，细细切，以五味、醋食之。羹亦妙。原目录中此条在"鸂鶒"条之后，现依据正文顺序调整。

〔2〕若夫妇不和者，作羹私与食之，即相爱：这是附会鸳鸯平时雌雄成对生活的习性以及有关传说而来，不足为信。

【译文】

味咸，性平，有小毒。主要治疗瘘疮。相传如果夫妇不和睦，可以用鸳鸯做成羹偷偷地让他们吃下，就可以使他们重新相爱。

3-3-11 鸂鶒[1]

味甘，平，无毒。治惊邪。

【注释】

〔1〕 鸂鶒(xī chì，图 3-54)：水鸟名。或以此鸟形大于鸳鸯而色多紫，故亦称"紫鸳鸯"。温庭筠《黄昙子歌》："红渍荡融融，莺翁鸂鶒暖。"李时珍说："按杜台卿赋云，鸂鶒寻邪而逐害，此鸟专食短狐，乃溪中敕逐害物者。其游于溪也，左雄右雌，群伍而不乱，似有式度者，故《说文》又作鸂鶒。"《嘉祐本草》：肉：气味甘平，无毒。主治：食之去惊邪及短狐毒。冬月用之。

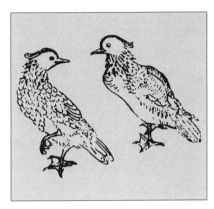

图 3-54　鸂鶒

【译文】

鸂鶒肉味甘，性平，没有毒。主要治疗惊邪。

3-3-12　鹁鸽[1]

味咸，平，无毒。调精益气[2]，解诸毒药。

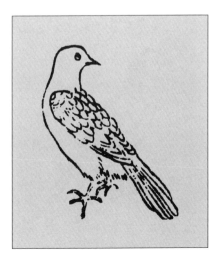

图 3-55　鹁鸽

【注释】

〔1〕鹁鸽(图 3-55)：此处所指当为鸠鸽科动物原鸽 *Columba livia* Gmelin、家 鸽 *Columba livia domestica* L. 或 岩 鸽 *Columba rupestris* Pallas 的肉或全体。① 原鸽又名野鸽。体长约 30 厘米。头较小而圆。嘴暗黑色，虹膜柠檬黄色。头、颈、胸和上背为石板砂色，在颈部、上背、前胸有金属绿和紫

色的闪光；背的其余部分和两翼覆羽呈暗灰色，下背羽色略淡，翼上各有一道黑色横斑；腰和尾上覆羽石板灰色，末端有宽的黑色横斑；下体自胸以下为鲜灰色，尾下覆羽色较深。脚短健；铜黄色以至红色不等，爪黑色。雌者体色较暗；幼鸟背部灰黑，羽端多为白色，下体亦较暗。② 家鸽种类很多，有扇尾、球胸、瘤鼻、眼镜及传书鸽等品种。毛色复杂，以青灰色较普遍，亦有纯白、茶褐、黑白混杂等。③ 岩鸽与普通驯养的鸽子很像，雌雄体色相似，但有两道白色横斑，一在腰部，另一在近尾端处。幼鸟体色较深。胸部金属闪光较少。鹁鸽肉性味咸，平。入肝、肾经。能滋肾益气。祛风解毒。治虚羸、消渴、久疟、妇女血虚经闭、恶疮疥癣。

〔2〕调精益气：调养滋补肾精，治疗气虚症。

【译文】

　　鹁鸽肉味咸，性平，没有毒。主要的功效是调精益气，解各种药的毒。

3-3-13　鸠肉[1]

味甘，平，无毒。安五藏，益气明目，疗痈肿，排脓血。

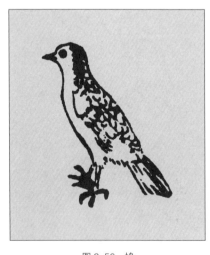

图 3-56　鸠

【注释】

　　〔1〕鸠肉：为鸠鸽科动物山斑鸠 *Streptopelia orientalis*（Latham）等的肉。鸠（图 3-56），体长约 34 厘米。嘴暗铅色。虹膜橙色。体羽羽缘棕色，腰灰，尾羽近黑，尾梢浅灰。下体多偏粉色，爪红黑色。颈侧有带明显黑白色条纹的块状斑。栖于树林间，常成群活动，营巢于树枝。繁殖期 4—7 月。分布全国各地。另外，同科动物珠颈斑鸠 *Streptopelia chinensis*（Scopoli）亦供药用，分布我国东部，西至陕西、四川。崔禹锡《食

经》:"味苦咸,平,无毒。"《嘉祐本草》:"甘,平,无毒。"能益气,明目,强筋骨。治虚损、呃逆。

【译文】

　　鸩肉味甘,性平,没有毒。主要的功效是调整五脏功能正常,益气,使眼睛明亮,治疗痈肿,排除脓血。

3-3-14　鸨肉[1]

味甘,平,无毒。补益人。其肉粗,味美。

【注释】

　　〔1〕鸨肉:为鸨科动物大鸨 *Otis tarda* L. 的肉。鸨(图3-57),属于鹤形目鸨科。嘴铅灰色,先端近黑。虹膜暗褐色,头、颈及前胸皆深灰色,喉部近白,满被细长的纤羽;雄鸟的纤羽在喉侧向外突出如须,而雌鸟无须。后颈基处栗色,上体其余部分大都为淡棕色,布满粗阔的黑色横斑,粗斑之间,更杂以虫蠹状黑斑。尾短,脚和趾暗铅灰色,仅有前3趾,爪黑色。善奔驰,常成群觅食,食物以植物为主。繁殖于我国北部,迁至华北平原越冬。鸨类在全世

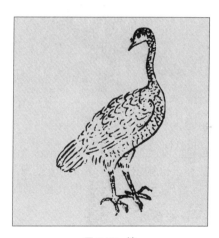

图3-57　鸨

界共有23种,分布在欧、亚、非、澳四大洲。我国有3种,即小鸨、波斑鸨和大鸨。小鸨分布在新疆北部、西部和天山;波斑鸨分布在新疆西部天山和北部地区;大鸨则分布较广,自内蒙古的呼伦贝尔市、东北的南部和西南部、河北、山西、陕西、河南、山东,西至甘肃兰州等地。《本草纲目》:"肉:气味甘平无毒。主治补益虚人,去风痹气。肪:主治长毛发,泽肌肤,涂痈肿。"

【译文】

鸦肉味甘，性平，没有毒。对人有补益作用。鸦肉虽然比较粗，但是味道却很鲜美。

3-3-15　寒鸦[1]

味酸、咸，平，无毒。主瘦病，止咳嗽，骨蒸赢弱者。

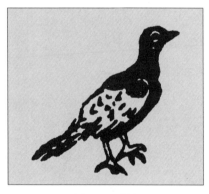

图 3-58　寒鸦

【注释】

〔1〕寒鸦：寒鸦 Corvus monedula L.（图 3-58），又名慈乌、乌等。体长约 30 厘米。嘴粗壮，黑色。虹膜黑褐色。后颈、颈侧、上背及胸、腹部均为苍白色，其余各部均黑色；头顶后头以及翅上的骨侧覆羽和飞羽均带紫色亮辉，余羽均闪着绿蓝色反光。头侧和耳羽杂有白色细纹。胸羽呈锥针形。另一种黑色型，通体除头侧有白纹外，均为黑色。脚及爪均黑色。栖于山区及平原的田野间，好群栖。主食农作物的种子，亦吃昆虫。分布几遍全国，但南方较少。《嘉祐本草》：寒鸦肉"味酸咸，平，无毒。补虚治瘦，助气，止咳嗽，骨蒸赢弱者，和五味淹炙食之"。

【译文】

寒鸦肉味酸、咸，性平，没有毒。主要治疗身体消瘦，止咳嗽，能治疗人患有骨蒸并且瘦弱的病。

3-3-16　鹌鹑[1]

味甘，温、平，无毒。益气，补五藏，实筋骨，耐寒暑，消结热。酥煎食之，令人肥下焦[2]。四月以前未可食。

【注释】

〔1〕鹌鹑（图3-59）：鸡形目雉科鹑属的一种。鹌鹑 *Coturnix coturnix*（L.），体长约16厘米。形似鸡雏，头小尾秃。嘴短小，黑褐色。虹膜栗褐色。头顶黑而具栗色的细斑，中央纵贯以棕白色冠纹，两侧亦有同色的纵纹，自嘴基越眼而达颈侧；额头侧及颏、喉等均淡砖红色。上背栗黄色，散有黑色横斑和蓝灰色的羽缘，并缀以棕白色羽干纹；两肩、下背、尾均黑色，而密布栗黄色纤细横斑，除尾羽外，并都具有蓝灰色羽缘；背面两侧各有一列棕白色大

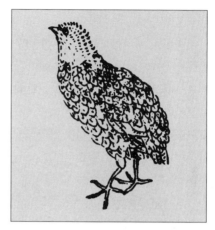

图3-59　鹌鹑

形羽干纹，极为鲜丽。两翼的内侧覆羽和飞羽淡橄榄褐色，杂以棕白色黑缘的细斑；初级飞羽大多暗褐而外，缀以锈红色横斑，胸栗黄色，杂以近白色的纤细羽干纹。下体两侧转栗色，散布黑斑，并具较大的白色羽干纹。至下胁尤形宽阔而显著。腹以次近白。脚短，淡黄褐色。冬季常栖于近山的平原，潜伏杂草或灌丛中。主食谷类和杂草的种子。雄性好斗。繁殖于我国东北和更北地区，迁徙及越冬时，遍布我国东部。我国食用鹌鹑已经有几千年的历史，因其肉味鲜美，且具有一定的补益作用，所以一直作为上乘野味出现在餐桌上。也用作食疗某些疾病。性味甘，平。治痢、疳积、湿痹。《食疗本草》："补五脏，益中续气，实筋骨，耐寒暑，消结热。""患痢人和生姜煮食之。"

〔2〕下焦：三焦之一。三焦的下部，指下腹腔自胃下口于二阴部分，它的主要功用，是分别清浊渗入膀胱，排泄废料，其气主下行。《灵枢·营卫生会》："下焦者，别回肠，注于膀胱而渗入焉。故水谷者，常并居于胃中，成糟粕，而俱下于大肠而成下焦。渗而俱下，济泌别汁，循下焦而渗入膀胱焉。"

【译文】

鹌鹑肉味甘,性温、平,没有毒。主要的功效是益气,补益人的五脏,使筋骨充实,增强人对严寒酷暑的耐受力,能消除人体内聚结的热邪之气。用酥油煎鹌鹑肉吃,可以使人的下焦肥胖健壮。农历四月以前不可以吃鹌鹑肉。

3-3-17　雀肉[1]

味甘,无毒,性热。壮阳道,令人有子。冬月者良[2]。

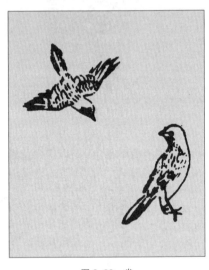

图 3-60　雀

【注释】

〔1〕雀肉:即文鸟科动物麻雀 *Passer montanus*(L.)的肉或全体。雀(图 3-60),体长约 12 厘米。嘴粗短,圆锥状,黑色。虹膜暗红褐色。额、后颈纯栗褐色。眼下缘、眼先、颏和喉的中部均黑色;颊、耳羽和颈侧白色,耳羽后部具有黑色斑块。上体砂褐色,翕和两肩密布黑色粗纹,并缀以棕褐色。两翅的小覆羽纯栗色,中和大覆羽黑褐而具白端,大覆羽更具棕褐色外缘;小翼羽、初级覆羽及全部飞羽均为黑褐色,各羽具有狭细的淡棕褐色边缘;外侧初级飞羽的缘纹,除第一枚外,其余羽基和近羽端二处,形稍扩大,成二道横斑状;内侧次级飞羽的缘纹较宽,棕色也较浓。尾暗褐色,羽缘较淡。胸和腹淡灰近白,沾有褐彩。两胁转为淡黄色,尾下覆羽较胁羽更淡。脚和趾均为黄褐色。多栖于有人类活动的地方。分布几遍平原和丘陵地带。雀肉性味甘,温。能壮阳益精,暖腰膝,缩小便。治阳虚羸瘦、阴痿、疝气、小便频数、崩漏、带下。

〔2〕冬月者良:《食疗本草》:"其肉十月以后,正月以前食之,续五脏不足气,助阴道,益精髓。"

【译文】

　　雀肉味甘,性热,没有毒。增强男子的性功能,提高生育能力。冬季里雀肉的品质最好。

3-3-18　蒿雀[1]

味甘,温,无毒。食之益阳道,美于诸雀。

【注释】

　　〔1〕蒿雀:为雀科动物灰头鹀 *Emberiza spodocephala* Pallas 的肉或全体。体长约 16 厘米,形如麻雀。嘴呈粗短的圆锥形,上嘴深褐,下嘴淡黄。虹膜褐色。嘴基周围及眼先黑色;雄鸟头顶、后颈、喉及上胸均砂绿色,其余上体大都橄榄褐色,翕羽具黑褐色羽干纹;翼和尾大都黑褐,羽缘转淡;最外侧尾羽几全白,次一对具楔形白斑;上胸至尾下覆羽概为柠檬黄色,两胁具黑褐纵纹。脚 4 趾,淡黄色。雌鸟羽色略似雄者,仅头顶和后颈呈橄榄褐色,微带黑色纵纹;眉纹微棕;喉与胸橄榄黄而具暗褐色斑点。栖于山谷、河岸或平原沼泽地的疏林或灌木丛中,秋季多栖于草丛地带。食物为各种杂草及野生植物的种子,也吃谷类及昆虫等。分布我国东北。迁徙时,遍布华北和华中。在华南各地越冬。《本草拾遗》认为蒿雀的肉“性味甘,温,无毒。益阳道,补精髓”。《东北中草药》:“解毒,补益。治酒中毒,蕈中毒,阳痿等。”

【译文】

　　蒿雀味甘,性温,没有毒。吃了蒿雀的肉能够增强男子的性功能,蒿雀肉比其他各种雀肉的味道都要鲜美。

3-4 鱼品

3-4-1 鲤鱼[1]

味甘，寒，有毒[2]。主咳逆上气，黄疸，止渴，安胎。治水肿[3]，脚气。天行病[4]后不可食，有宿瘕者不可食。

【注释】

〔1〕鲤鱼（图3-61）：鲤鱼 *Cyprinus carpio* L.，又称赤鲤鱼。体呈纺锤形而侧扁，背部在背鳍前稍隆起。成鱼大者长达90余厘米，雄鱼的尾鳍和臀鳍呈橙红色。多栖息于江河、湖泊、水库、池沼的松软底层和水草丛生处。适应性很强。主要以螺、蚌、昆虫的幼虫及水草的丝状藻类为食。产卵期4—5月。冬季游入深水底层越冬。分布很广。鲤鱼虽有赤鲤、黄鲤、白鲤等品种，但性味功用相似。《神农本草经》列之为上品，认为鲤鱼为诸鱼之长，为食品上味。鲤鱼性味甘，平。入脾、肾经。能利水消肿，下气，通乳。治水肿胀满，脚气，黄疸，咳嗽气逆，乳汁不通。

〔2〕有毒：鲤鱼的肉应为无毒。《食疗本草》认为鲤鱼脊上两筋及黑血是毒的根源，存疑待考。不过在烹饪中通常将鲤鱼鱼腹两侧各有一条同细线一样的白筋去掉以除腥味，具体做法是在靠鲤鱼鳃部

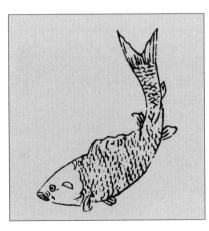

图 3-61 鲤鱼

的地方切一个小口，让白筋显露出来，用镊子夹住，轻轻用力，即可抽掉。

〔3〕水肿：病症名。出《素问·水热穴论》。又名水、水气或水病。指体内水湿停留。面目、四肢、胸腹甚至全身浮肿的一种疾患。《金匮要略》将本病分为风水、皮水、正水、石水等；《丹溪心法》根据虚实辩证分阳水、阴水两大类。对于发病机理，《素问·水热穴论》提出："其病在肾，其末在肺，皆积水也"；《诸病源候论》有"脾病则不能制水"；《奇效良方》有"盖水之始也，未尝不在心、肾而作"等论述。它包括心性水肿、肾性水肿、肝性水肿以及营养不良性水肿等疾患。《外台秘要方》："治水病身肿：鲤鱼一头，极大者。去头尾及骨，唯取肉，以水二斗，赤小豆一升，和鱼肉煮，可取二升以上汁，生布绞去滓。顿服净，如不能尽，分为二服。后服温令暖，服讫下利，利尽瘥。"

〔4〕天行病：即"天行"。病名。出《肘后方》。亦称时气、时行。指流行病。《三因方》："一方之内，长幼患状率皆相类者，谓之天行是也。"当分辨寒热，属寒者称时行寒疫，属热者称天行温疫或温疫。

【译文】

鲤鱼肉味甘，性寒，有毒。主要治疗咳逆引起的胃气上逆、黄疸，能止渴，安胎。可以治疗水肿，脚气。刚刚患过流行性传染病的人不可以吃，肚腹中原来长有结块的人也不可以吃。

3-4-2　鲫鱼[1]

味甘，温、平，无毒。调中，益五藏。和莼菜[2]作羹食良。患肠风、痔瘘下血，宜食之。

【注释】

〔1〕鲫鱼（图3-62）：为鲤科动物鲫鱼 Carassius auratus（L.）。鲫鱼的身体侧扁，宽而高，腹部圆。体长可达25厘米以上。头小，吻钝，吻长等于吻宽。生活于河流、湖泊、池沼中，尤以水草丛生的浅水湖和池塘较多。适应性很强。主要食物为苔藓虫、淡水壳菜、蚬、虾等动物及藻类植物、水草的嫩叶、湖底的腐败植物等。全国各地均有分布。性味甘，平。入脾、胃、大肠经。能健胃利湿。治脾胃虚弱、纳少无力、痢疾、便血、水肿、

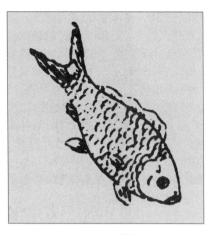

图 3-62　鲫鱼

淋病、痈肿、溃疡。

〔2〕莼菜：为睡莲科植物莼菜 *Brasenia schreberi* J.F.Gmel. 的茎叶。多年生草本。根茎横行泥中。茎细，长达 1 米以上，沉浸水中。叶互生；有细长叶柄，长 25—40 厘米；叶片浮出水面，卵形至椭圆形盾状，长 5—12 厘米，全缘，上面绿色，下面带紫色，叶脉放射状，上半部脉有脉茎及叶被有琼脂样的黏质。花梗自叶腋抽出，梗长约 10 厘米，有柔毛，露出水面，花径 25 厘米许；萼片、花瓣各 3 片。果实群伴有宿萼、七质；果实卵形，长约 8 毫米，基部狭窄，顶部有宿存花柱，成喙状。花期 6—8 月。生水中。分布江苏、浙江等地。5—7 月采收。含有少量的维生素 B$_{12}$。叶背分泌一种类似"琼脂"的黏液，新叶的黏液更多，这种多糖可用热水或稀碱溶出。《别录》："甘，寒，无毒。"《随息居饮食谱》："甘，凉。"能清热，利水消肿，解毒。治热痢、黄疸、痈肿、疔疮。孟诜："和鲫鱼作羹，下气止呕。"

【译文】

鲫鱼味甘，性温、平，没有毒。主要的功效是调理中焦脾胃，对人的五脏有补益作用。和莼菜一起做成羹吃效果最好。患有肠风、痔瘘、大便出血的人适宜吃。

3-4-3　鲂鱼[1]

味甘，温、平，无毒。补益与鲫鱼同功。若作脍食，助脾胃。不可与疳痢[2]人食。

【注释】

〔1〕鲂鱼（图 3-63）：为鲤科动物三角鲂 *Megalobrama terminalis*

（Richardson）。鲂鱼体高，侧扁，全体呈菱形，体长约50厘米，为体高的2.2—2.8倍。头很细小。尾鳍分叉深，下较上叶为长。体呈青灰色，头的背面及体的背部较深，侧面灰色带有浅绿色泽，腹部白色，各鳍均呈灰黑色。生活于江河、湖泊中。平时栖于水的中下层。主要食物为苦草、轮叶黑藻、软体动物及湖底植物的碎屑、丝状绿藻、淡水海绵等，产卵期5—6月，此时雌雄两性的身上均有珠星出现。分布于黑龙江、长江、珠江、钱塘江、闽江等河流

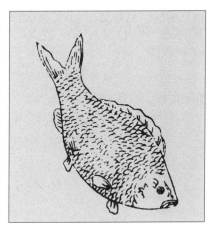

图 3-63 鲂鱼

中及洞庭湖、鄱阳湖、梁子湖等湖泊中。性味，《日用本草》："味甘，平。"《本草纲目》："甘，温，无毒。"《食疗本草》认为鲂鱼肉可以"调胃气，利五藏，和芥子酱食之，助肺气，去胃家风。消谷不化者，作脍食，助脾气，令人能食"。

　〔2〕疳痢：病症名。出《颅囟方》。指疳疾患儿合并痢疾。多由饮食不洁，寒温失调所致。

【译文】

　　鲂鱼味甘，性温、平，没有毒。鲂鱼的补益作用与鲫鱼相同。如果将鲂鱼切成薄薄的鱼片做成鱼脍吃，对脾胃有补益作用。不可以给患有疳痢的病人吃。

3-4-4　白鱼[1]

味甘，平，无毒。开胃下食，去水气。久食发病。

【注释】

　　〔1〕白鱼：为鲤科动物翘嘴红鲌 *Erythroculter ilishaeformis*（Bleeker）。俗名大白鱼、翘嘴巴等。生活于江河、湖泊中，一般在水的中上层，行动迅

速, 善跳跃, 性凶猛, 以鱼类、昆虫等为食。产卵期约在 6—7 月间。黑龙江、长江、黄河、辽河等干、支流及其附属湖泊中均有分布, 性味甘, 平。能开胃健脾, 消食行水。

【译文】

白鱼味甘, 性平, 没有毒。能开胃口, 增强食欲, 治疗因体内水气停留而引起的水肿。长期吃白鱼会引发疾病。

3-4-5　黄鱼[1]

味甘, 有毒[2]。发风动气, 不可与荞面同食[3]。

【注释】

〔1〕黄鱼: 有人以为此处黄鱼即阿八儿忽鱼, 并引《本草纲目》鳢鱼条加以证明此条系复出, 但译者以为此处黄鱼当指 "黄颡鱼"。因古今称之为黄鱼的虽有石首鱼、鳢鱼、黄颡鱼, 但石首鱼（又称大、小黄花鱼）、鳢鱼（又称阿八儿忽鱼）, 本书已另列条目加以说明, 此处之黄鱼应为黄颡鱼。另外《饮膳正要》在写作中极可能受到《食疗本草》的影响, 而《食疗本草》中就分别列有石首鱼、黄鱼（即鳢鱼）和黄赖鱼（即黄颡鱼）三种可以称之为黄鱼的鱼, 可见孟诜并未将三者混淆; 且《日用本草》也有黄颡鱼能 "发风动气" 之说。所以将此条目的黄鱼视为黄颡鱼还是有道理的。黄颡鱼 *Pseudobagrus fulvidraco*（Richardson）, 属鲶形目, 鲿科, 黄颡鱼属。体长, 腹平, 体后部稍侧扁。头大且平扁, 吻圆钝, 口大, 下位, 上下颌均具绒毛状细齿, 眼小。须 4 对, 大多数种上颌须特别长。无鳞。背鳍和胸鳍均具发达的硬刺, 刺活动时能发声。脂鳍短小。体青黄色, 大多数种具不规则的褐色斑纹; 各鳍灰黑带黄色。性味甘, 平。能利小便, 消水肿, 敷瘰疬。《日用本草》: "发风动气, 发疥疮病人尤忌食之。"

〔2〕有毒: 黄颡鱼肉无毒, 但黄颡鱼类的背鳍刺和胸鳍刺均有毒腺, 被刺后立即发生强烈灼痛, 常因穿刺造成撕裂伤、出血、局部肿胀, 并引起发烧, 患处剧痛。

〔3〕不可与荞面同食: 存疑待考。

【译文】

　　黄鱼味甘，没有毒。能引发气病，不可以与荞麦面一同吃。

3-4-6　青鱼[1]

味甘，平，无毒。南人作鲊[2]。不可与芫荽、面酱同食[3]。

【注释】

　　〔1〕青鱼（图3-64）：学名 *Mylopharyugodon piceus*（Richardson），别称鲭（qīng），鱼纲鲤科。体略呈圆筒形，尾部侧扁，腹部圆，无腹棱。鱼大者长达1米以上，头部稍平扁。体背及体侧上半部青黑色，腹部乳白色，各鳍均为灰黑色。多栖于江河、湖泊的中下层。主要以蚌、蚬、螺等软体动物为食，也食虾和昆虫的幼体。产卵期一般是5—7月。冬季在河床深处越冬。分布以长江

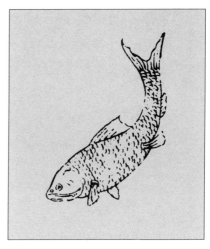

图3-64　青鱼

以南的平原地区为主，华北较少。是我国养殖鱼类之一。性味甘，平。能益气化湿。治脚气湿痹。

　　〔2〕鲊（zhǎ）：用鱼肉与酒酿一同发酵制成的食品。古人以为青鱼肉作鲊味最鲜美。《随息居饮食谱》："青鱼鲊，以盐糁酝酿而成，俗所谓糟鱼醉鲞是也。惟青鱼为最美，补胃醒酒，温营化食，但既经糟醉，皆能发疥动风，诸病人均忌。"

　　〔3〕不可与芫荽、面酱同食：此条当引自陶宏景："青鱼鲊不可合生胡荽及生葵并麦酱食之。"是否有科学道理待进一步研究。

【译文】

　　青鱼味甘，性平，没有毒。南方人一般将青鱼做成鱼鲊。青鱼不可以与芫荽、面酱一同吃。

3-4-7　鮎鱼[1]

味甘,寒,有毒[2],勿多食。目赤、须赤者,不可食。[3]

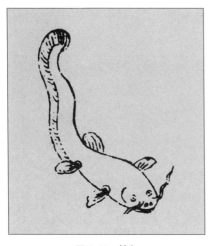

图 3-65　鮎鱼

【注释】

〔1〕 鮎（nián） 鱼（图 3-65）：鲱形目鮎科鮎鱼 *Parasilurus asotus*（L.），异名额白鱼,鯰等。前部平扁,后部侧扁,长约 40 厘米,大者可达 90 厘米以上。头宽,眼小,口阔；下颌突出,须 2 对。体光滑无鳞,皮肤富黏液腺。体灰色或褐色,具有黑色斑块,有时全身为黑色；尾部白色；各鳍呈灰黑色。生活于江河、湖泊和水库中,白天多栖于水草丛生的底层,喜夜出觅食,食物大都为小型鱼类。秋后居于深水或污泥中越冬。分布在黑龙江、长江及珠江流域等地。性味甘,温。能滋阴开胃,催乳利尿。治虚损不足,乳汁不多,水气浮肿,小便不利。

〔2〕有毒：鮎鱼肉应为无毒。

〔3〕目赤、须赤者,不可食：存疑待考。

【译文】

　　鮎鱼味甘,性寒,有毒。不可以多吃,眼睛或者胡须是红色的鮎鱼不可以吃。

3-4-8　沙鱼[1]

味甘、咸,无毒。主心气鬼疰[2],蛊毒,吐血。

【注释】

〔1〕沙鱼（图 3-66）：为皱唇科动物白斑星鲨 *Mustelus manazo* Bleeker、虎鲨科狭纹虎鲨 *Heterodontus zebra* Gray、角鲨科白斑角鲨 *Squalus acanthias* L. 及姥鲨科姥鲨 *Cetorhinus maximus* (Gunner)等的肉。我国产七十余种，一般通称为沙鱼。鲨鱼肉性味甘咸，平。《食疗本草》："补五脏。"《医林纂要》："消肿去瘀。"

〔2〕心气鬼疰：指心脏的功能活动受到外界无名邪恶毒气的侵袭而出现的病症。心气，广义指心的功能活动，狭义指心脏推动血液循环的功能。

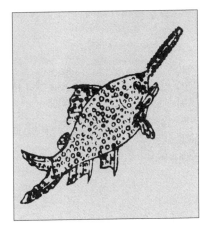

图 3-66　沙鱼

【译文】

沙鱼味甘、咸，没有毒。主要治疗心气鬼疰、蛊毒、吐血。

3-4-9　鳝鱼[1]

味甘，平，无毒。主湿痹。天行病后，不可食。

【注释】

〔1〕鳝(shàn)鱼：亦作鱓鱼。为鳝科动物黄鳝 *Monopterus albus* (Zuiew)的肉或全体。黄鳝体细长如蛇，前段圆，向后渐侧扁，尾部尖细。体长24—40厘米。头圆，眼小，吻端尖，唇发达。体润滑无鳞。尾鳍尖细。体色微黄或橙黄，全体满布黑色小斑点，腹部灰白色。栖于河道、湖泊、沟渠及稻田中，白昼喜藏于泥质水底的洞穴中，或堤岸石隙中，夜出觅食，以昆虫、蛙类、小鱼等动物为食。产卵期6—8月。分布很广，性味甘、温。入肝、脾、肾经。能补虚损，除风湿，强筋骨。治痨伤、风寒湿痹、产后淋沥、下痢脓血、痔瘘、臁疮。

【译文】

鳝鱼味甘，性平，没有毒。主要治疗湿痹。患流行性传染病刚痊愈的人不可以吃。

3-4-10　鲍鱼[1]

味腥臭，无毒。主坠蹶[2]跌折瘀血，痹在四肢不散者，及妇人崩血不止。

【注释】

〔1〕鲍鱼：为鲍科动物九孔鲍 *Haliotis diversicolor* Reeve 或盘大鲍 *Haliotis gigantea discus* Reeve 的肉。春、夏、秋三季均可捕捉，以春末夏初最为肥满。捕得后取肉鲜用，或制成鲍鱼干。性味：《医林纂要》："甘咸，平。"《随食居饮食谱》："甘咸，温。"能滋阴清热，益精明目。治劳热骨蒸、咳嗽、崩漏、带下、淋病、青盲内障。

〔2〕蹶(jué)：折损。

【译文】

鲍鱼味腥臭，没有毒。主要治疗人从高处摔下、跌仆而造成的软组织损伤或者骨折，瘀血积聚在四肢不能消散，以及妇女崩漏流血不止。

3-4-11　河豚鱼[1]

味甘，温。主补虚，去湿气，治腰、脚、痔等疾。

【注释】

〔1〕河豚鱼：主要为鲀科动物弓斑东方鲀 *Fugu ocellatus*（Osbeck）、虫纹东方鲀 *Fugu vermicularis*（Temminck et Schlegel）、暗色东方鲀 *Fugu obscurus*（Abe）。河豚的种类颇多，体内大都含有不同量的有毒成分，无毒者极少；不同的种类及不同的组织器官，其毒性的强弱亦有差异，以卵巢

及肝脏的毒素为最多，肠及皮肤次之，肉则几乎无毒。冬春之间，为河豚的产卵期，此时肉味最美，但体中的毒素也最多。河豚毒素毒性极强，属于强烈的神经毒，能阻断神经干的冲动传导，麻痹横纹肌及呼吸肌，使呼吸停止而死。河豚肉性味甘，温，有毒。主补虚，去湿气，理腰脚，去痔疾，杀虫。

【译文】

河豚鱼味甘，性温。主要的功效是补益人体的虚弱，清除体内的湿气，治疗腰、脚部位的疾病及痔疮等。

3-4-12　石首鱼[1]

味甘，无毒。开胃益气。干而咸者，名为鲞[2]。

【注释】

〔1〕石首鱼：指石首鱼科动物大黄鱼或小黄鱼。① 大黄鱼 *Pseudosciaena crocea*（Rich.），又名大黄花鱼。多活动于海水中下层，有洄游习性。分布于我国东海、南海；浙江舟山群岛最多，黄海很少见。② 小黄鱼 *Pseudosciaena polyactis* Bleeker 又名黄花鱼、花鱼、古鱼、大眼。形状和大黄鱼相近而小。体长约20厘米。有洄游习性。分布于我国黄海、渤海。石首鱼性味甘，平。"入足阳明、少阴经"。(《本草撮要》)主要的功效是治疗下利，可以明目，填精，安心神。和莼菜一同做成羹，能开胃益气。

〔2〕鲎(hòu)：此处之"鲎"应当为"鲞(xiǎng)"。因为鲎系指节肢动物鲎鱼，或节肢动物鲎虫(水鳖子)。而用黄花鱼晒制而成的干鱼则称之为鲞鱼。

【译文】

石首鱼味甘，没有毒。增强食欲，益气。用盐腌制后晒干的石首鱼叫做"鲞"。

3-4-13　阿八儿忽鱼[1]

味甘，平，无毒。利五藏，肥美人。多食难克化。脂黄肉粗，无鳞，骨只有脆骨[2]。胞可作膘胶，甚粘。鳔与酒化服之，消破伤风[3]。其鱼大者有一二丈长，一名鲟鱼，又名鳣鱼。生辽阳东北海河中。

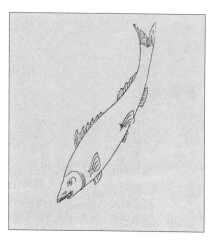

图 3-67　阿八儿忽鱼

【注释】

〔1〕阿八儿忽鱼（图 3-67）：即鳇鱼 Huso dauricus（Georgi），又称玉版鱼、鲟鳇鱼。体长约 2 米，最大者可长达 5 米以上。头略呈三角形，吻长而较尖锐。口下位，宽大，稍成弧形；口前方有吻须 2 对。眼小，距吻端较近。左右鳃膜向腹面伸展，彼此愈合。体表黑青色，两侧黄色，腹面灰白色；背部骨板黄色，侧骨板黄褐色。生活于大的河流中。多栖息于两江汇合、支流入口及急流的漩涡处。捕食其他鱼类。分布东北，黑龙江尤为常见。性味甘，平。主要的功用是益气补虚。

〔2〕骨只有脆骨：阿八儿忽鱼属于软骨硬鳞鱼类。

〔3〕破伤风：病名。见《仙授理伤续断秘方》。又名伤痉、金疮痉。多因外伤中风邪所致。临床表现为在伤愈或未愈时，见发寒发热，颜面肌肉痉挛，呈苦笑面容，牙关紧闭，舌强口噤，流涎；继则角弓反张，频频发作。后期说话、吞咽、呼吸俱感困难，甚则窒息。

【译文】

阿八儿忽鱼味甘，性平，没有毒。对五脏有补益作用，可以使人长得既胖又美。但吃多了难以消化。这种鱼的脂肪为黄色，肉质粗糙，身上没有鳞片，只长有脆骨。鱼鳔可以制成鱼鳔胶，黏性非常强。将鱼鳔胶用［温］酒冲调融化后服食，能治疗破伤风。这种鱼大的有一二丈长，一名鲟鱼，又叫鳣鱼。生长在辽阳东北的海河中。

3-4-14　乞里麻鱼[1]

味甘，平，无毒。利五藏，肥美人。脂黄肉稍粗，胞亦作鳔。其鱼大者，有五六尺长，生辽阳东北海、河中。

【注释】

〔1〕乞里麻鱼（图 3-68）：为鲟科动物中华鲟 *Acipenser sinensis* Gray。体长达 2 米以上，背部狭而腹面平直。吻近犁形，略向上翘，口腹位，成一横裂，吻须 2 对，等长，平行横列。眼小、鳃孔大。体背和头部青灰色，腹部白色，鳍均为青灰色。生活于大江和近海中。分布于长江、钱塘江流域和其他沿海各地。此外尚有白鲟科的白鲟 *Psephurus gladius*（Martens），体长达 2 米余。裸露光滑，仅有小鳞。背灰绿色，腹白色。头颇长，吻延长，突出如剑状，口腹位，眼小。

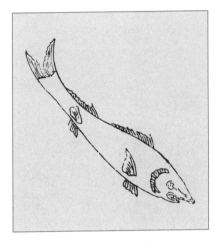

图 3-68　乞里麻鱼

中华鲟是一种大型的溯河洄游性鱼类，是我国特有的古老珍稀鱼类，世界现存鱼类中最原始的种类之一，被誉为"水中的大熊猫"和"长江鱼王"。远在公元前一千多年的周代，就把中华鲟称为王鲔鱼。中华鲟生理结构特殊，既有古老软脊鱼的特征，又有现代诸多硬骨鱼的特征。形近鲨鱼，鳞片呈大形骨板状；鱼头为尖状，口在颌下。从它身上可以看到生物进化的某些痕迹，所以被称为水生物中的活化石，具有很高的科研价值。是长江中的瑰宝，现为国家一级保护动物。性味甘，平。能益气补虚，活血通淋。《本草拾遗》："鲟鱼，生江中，背如龙，长一二丈。鼻上肉作脯名鹿头，一名鹿肉，补虚下气。子如小豆，食之肥美，杀腹内小虫。"

【译文】

乞里麻鱼味甘，性平，没有毒。对人的五脏有补益作用，可以使人既胖又美。乞里麻鱼的脂肪呈黄色，肉稍微有些粗糙，鳔也可以制成鱼鳔胶。这种鱼大的有五六尺长，生长在辽阳东北的海洋和河流中。

3-4-15 鳖肉[1]

味甘，平，无毒。下气，除骨节间劳热[2]，结实壅塞。

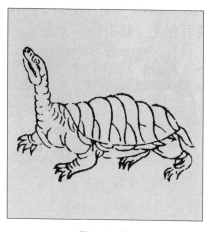

图 3-69 鳖

【注释】

〔1〕鳖肉：为鳖科动物中华鳖 *Trionyx sinensis*（Wiegmann）的肉。中华鳖（图 3-69），又称团鱼、甲鱼。体呈椭圆形，背面中央凸起，边缘凹入。头尖，颈粗长，吻突出，吻端有一对鼻孔。眼小，瞳孔圆形。腹背均有甲，背面橄榄绿色，或黑棕色，腹面黄白色，有淡绿色斑。背、腹骨板间无缘板接连。头颈可完全缩入甲内。指、趾间具蹼。雄性体较扁，尾较长，末端露出于甲边；雌性相反。多生活于湖泊、小河及池塘旁的沙泥里。6—7 月间产卵。分布很广。性味甘，平。能滋阴凉血。治骨蒸劳热、久疟、久痢、崩漏带下、瘰疬。

〔2〕骨节间劳热：即骨蒸劳热。骨蒸，形容其发热自骨髓透发而出，故名。属劳瘵之类。多因阴虚内热所致。症见潮热、盗汗、喘息无力、心烦少寐、手心常热、小便黄赤。劳热，病症名。指阴虚发热。主要由气血亏损，或阳衰阴虚等所致骨蒸潮热、五心烦热等，均为常见的热象。

【译文】

鳖肉味甘，性平，没有毒。主要的功效是下气，治疗骨节间的劳热，治疗因浊痰阏血等结聚而造成的血脉壅塞不通的病症。

3-4-16　蟹[1]

味咸，有毒。主胸中邪热结痛，通胃气，调经脉。

【注释】

〔1〕蟹（图 3-70）：原动物为方蟹科动物中华绒螯蟹 *Eriocheir sinensis* H. Milne-Edwards。全体背坚硬的甲壳，背面黑绿色，腹面色较浅。头胸甲呈方圆形，背面隆起；眼 1 对，具短柄，能活动；口器为 3 对颚足组成，位于头胸部前面中央。胸肢 5 对，第一对为强大的螯足，其余 4 对为步足，末端尖锐呈爪状；腹部退化。折伏于头胸部下方，无尾节及尾肢，雌雄异形，雌的圆形，雄的三角形，俗称为脐。腹

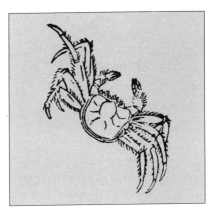

图 3-70　蟹

肢退化，藏在脐的内侧，雌的共 4 对，卵产出后即附着于此。雄的仅 2 对，且已变成交配器。穴居于江、河、湖、泽或水田周围的土岸，昼伏夜出，以动物的尸体或谷物为食。秋季成长丰满，常洄游到近海繁殖。雌蟹所带的卵，到翌年 3—5 月间孵化，幼体经多次变态，发育成幼蟹，再溯江河而上，在淡水中继续生长。沿海地区均有分布。性味咸，寒。入肝、胃经。能清热，散瘀血，续绝伤。治筋骨损伤、疥癣、漆疮、烫伤。

【译文】

蟹味咸，有毒。主要治疗邪热之气聚结在胸中而造成的疼痛，能够调整胃功能，调养人身的经络血脉。

3-4-17　虾[1]

味甘，有毒[2]。多食损人。无须者，不可食[3]。

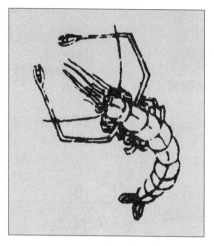

图 3-71　虾

【注释】

〔1〕虾：为长臂虾科动物青虾 *Macrobrachium nipponense*（de Haan）等多种淡水虾，青虾（图 3-71），体形粗短，长 4—8 厘米，有青绿色及棕色斑纹，头胸部较粗大，头胸甲前缘向前延伸呈三角形突出的剑额，上缘平直，具 11—14 齿，下缘具 2—3 齿。剑额两侧具有柄的眼 1 对。头部附肢 5 对。胸部有附肢 8 对，前 3 对成颚足，其他 5 对为步足，第 1 对及第 2 对步足，钳状，其中第 1 对甚小，第 2 对雄者特别强大。后 3 对步足形状相同，末端均呈爪状。腹部 7 节，分节明显，腹甲在分节处柔软而薄，能弯曲自如。腹部附肢 6 对，第 6 对为尾肢，甚宽大，与尾节组成尾鳍。生活于淡水湖沼、河流中，常栖息于多水草的岸边。食性很杂，喜食小动物尸体或水草。我国南北各地均有分布。性味甘，温。入肝、肾经。能补肾壮阳，通乳，托毒。治阳痿、乳汁不下、丹毒、痈疽、臁疮。

〔2〕有毒：虾肉应为无毒。

〔3〕无须者，不可食：存疑待考。

【译文】

虾味甘，有毒。吃多了对人有损害，没有长须芒的虾不能吃。

3-4-18　螺[1]

味甘，大寒，无毒。治肝气热，止渴，解酒毒。

【注释】

〔1〕螺：为螺蛳科动物方形环棱螺 *Bellamya quadrata*（Benson）或其他同属动物的全体。螺壳圆锥形，坚厚，壳顶尖，螺层 7 层；壳面黄褐色

或深褐色，有明显的生长纹及较粗的螺棱。壳口卵圆形，边缘完整。厣角质，黄褐色，卵圆形平滑，上有同心环状排列的生长纹。体柔软，头部圆柱形，前端有突出的口吻；口基部有触角 1 对，每 1 触角基部的外侧，各有隆起的眼 1 个。足位于头部下方，形大，跖面宽阔。头和足能缩入壳内，缩入后，其厣即将螺壳封闭。生活于河沟、湖泊、池沼及水田内，多栖息于腐殖质较多的水底。全国大部地区均有分布。性味甘，寒。能清热，利水，明目。治黄疸、水肿、淋浊、消渴、痢疾、目赤翳障、痔疮、肿毒。

【译文】

螺味甘，性大寒，没有毒。能够治疗肝气热，止渴，解酒精中毒。

3-4-19　蛤蜊[1]

味甘，大寒，无毒。润五藏，止渴，平胃，解酒毒。

【注释】

〔1〕蛤蜊：为蛤蜊科动物四角蛤蜊 *Mactra quadrangularis* Deshayes 或其他种蛤蜊的肉。四角蛤蜊，贝壳 2 片，坚厚，略呈四角形。左右两壳相等。壳顶尖，略向前屈，位于贝壳背缘中部稍向前端。壳面中部膨胀，向前、后及近腹缘急遽收缩。壳面生长纹明显粗大，形成凹凸不平的同心环纹。足部发达。侧扁，呈斧状。生活于浅海泥沙滩中。我国沿海均有分布。性味咸，寒。能滋阴，利水，化痰，软坚。治消渴，水肿，痰积，癖块，瘿瘤，崩、带，痔疮。

【译文】

蛤蜊味甘，性大寒，没有毒。能滋润五脏，止渴，增进食欲，解酒精中毒。

3-4-20　蚌[1]

冷，无毒。明目，止消渴，除烦，解热毒。

【注释】

〔1〕蚌：此处所指应为蚌科动物背角无齿蚌 *Anodonta woodiana*（Lea）或褶纹冠蚌 *Cristaria plicata*（Leach）、三角帆蚌 *Hyriopsis cumingii* Lea 等蚌类的肉。蚌通常具贝壳 2 片，呈具有角突的卵圆形。前端稍圆，后部略呈斜切形，末部钝尖，腹缘弧形。壳顶部位于背缘中央稍偏前方。壳面颜色因品种不同而异；壳内面有乳白色珍珠层。足宽大，扁平，呈斧状。生活于江河、湖沼中。全国大部分地区有分布。性味甘咸，寒。能清热，滋阴，明目，解毒。治烦热、消渴、血崩、带下、痔瘘、目赤、湿疹。

【译文】

蚌性冷，没有毒。可以使眼睛明亮，治疗消渴，消除烦躁，治疗热毒。

3-4-21　鲈鱼[1]

平，补五藏，益筋骨，和脾胃，治水气，食之宜人。

【注释】

〔1〕鲈鱼：为鮨（yì）科动物鲈鱼 *Lateolabrax japonicus* 的肉。鲈鱼，又名花鲈、鲈子鱼。体长、侧扁，背腹面皆钝圆，背部在第一背鳍起点外隆起。体长约 40 厘米左右，头略尖，中等大。吻尖，口大，稍倾斜，下颌长于上颌。上下颌、锄骨、口盖骨上都有细齿。鳞小、呈栉形。体色背部灰白，两侧及腹部银白色，体侧上半部及背鳍上有黑色斑点，背鳍和尾鳍呈灰色，有黑色边缘，背鳍中部有黑色条纹。性凶猛，以鲚鱼、银鱼、鲻鱼等为主要食物。分布在沿海一带及河口和江河中。性味甘，平。能益脾胃，补肝肾。治水气，风痹，并能安胎。《本草经疏》："鲈鱼，味甘淡气平与脾胃相宜。肾主骨，肝主筋。滋味属阴，总归于脏，益二脏之阴气，故能益筋骨。脾胃有病，则五脏无所滋养，而积渐流于虚弱，脾弱则水气泛滥，益脾胃则诸证自除矣。"

【译文】

鲈鱼性平，能补养人的五脏，对筋骨有好处，可以调理脾胃功能，治疗水气，吃鲈鱼对人非常有益。

3-5 果品

3-5-1 桃[1]

味辛、甘,无毒。利肺气,止咳逆上气,消心下坚积,除卒暴击血,破症瘕,通月水,止痛。桃仁[2]止心痛。

【注释】

〔1〕桃(图 3-72):为蔷薇科植物桃 Prunus persica(L.) Batsch 或山桃 P. davidiana(Carr.) Franch. 的果实。原产于我国西北一带。《诗经》上已有桃的记载。性味甘、温。能生津,润肠,活血,消积。

〔2〕桃仁:为蔷薇科植物桃或山桃的种子。6—7 月果实成熟时采摘。炮制:除去硬壳杂质,置沸水中煮至外皮微皱捞出,浸入凉水中,搓去重皮,晒干,簸净。性味苦,甘,平。入心、肝、大肠经。能破血行瘀,润燥滑肠。治经闭、症瘕、热病蓄血、风痹、疟疾、跌打损伤、瘀血肿痛、血燥便秘。

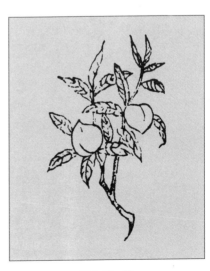

图 3-72 桃

【译文】

　　桃味辛、甘，没有毒。有益于肺功能，治疗咳逆上气，消除腹部结聚的硬块，治疗因遭受突发性剧烈打击而形成的瘀血，破除症瘕，能通利妇女的月经，止疼痛。桃仁可以止心脏疼痛。

3-5-2　梨[1]

　　味甘，寒，无毒。主热嗽[2]，止渴，疏风[3]，利小便。多食寒中。

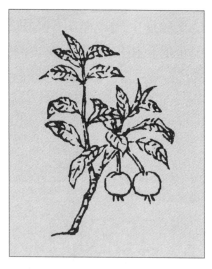

图 3-73　梨

【注释】

　　〔1〕梨（图 3-73）：为蔷薇科植物白梨 Pyrus bretschneideri Rehd.、沙梨 Pyrus pyrifolia（ Burm. f. ）Nakai、秋子梨 Pyrus ussuriensis Maxim 等栽培种的果实。8—9 月间果实成熟时采收。鲜用或切片晒干。性味甘、微酸，凉，无毒。入肺、胃、心、肝经。能生津，润燥，清热，化痰。治热病津伤烦渴、消渴、热咳、痰热惊狂、噎膈、便秘。

　　〔2〕热嗽：咳嗽的一种。见《外台秘要》卷九。因伤于热郁，积热伤肺所致。症见咽喉干痛、鼻出热气、咳嗽痰不多、色黄稠黏、屡咳难出，或带血丝，或有发热。

　　〔3〕疏风：即用祛风解表药疏散风邪的治法。

【译文】

　　味甘，性寒，没有毒。主要的功效是治疗热嗽，止渴，疏风，通利小便。梨吃多了会使脾胃受寒。

3-5-3　柿[1]

味甘，寒，无毒。通耳、鼻气，补虚劳，肠澼不足，厚肠胃。

【注释】

〔1〕柿（图 3-74）：为柿科植物柿 *Diospyros kaki* Thunb. 的果实。品种很多，其中有的品种非常有名。原植物为落叶乔木，高4—9 米；主干暗褐色，树皮鳞片状开裂，幼枝有绒毛。叶质肥厚，椭圆状卵形至长圆形或倒卵形，长 6—18 厘米，宽 3—9 厘米，表面深绿色，有光泽，背面淡绿色，疏生褐色柔毛；叶柄长 1—1.5 厘米，有毛。花黄色，雌雄异株或同株；雄花每 3 朵集生或成短聚伞花序；雌花单生于叶腋；花萼4 深裂，裂片三角形，无毛。高达

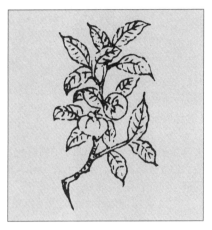

图 3-74　柿

14 米。浆果卵圆球形，直径 3.5—8 厘米，橙黄色，基部有宿存萼片，花期5 月。果期 9—10 月。全国各地多有栽培。果实于霜降至立冬前采摘，经脱涩经红熟后食用。果实含蔗糖、葡萄糖、果糖。性味甘涩，寒。入心、肺、大肠经。能清热、润肺、止渴。治热渴、咳嗽、吐血、口疮。

【译文】

柿味甘，性寒，没有毒。可以使耳朵、鼻子通畅，能补益虚劳，肠澼不足，增强肠胃功能。

3-5-4　木瓜[1]

味酸，温，无毒。主湿痹脚[2]气，霍乱吐下，转筋不止。

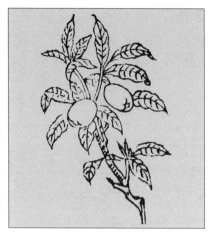

图 3-75　木瓜

【注释】

〔1〕木瓜（图 3-75）：为蔷薇科植物皱皮木瓜 Chaenomeles lagenaria（Loisel.）Koidz. 的果实。制法：9—10 月采收成熟的果实，置热水中煮 5—10 分钟，捞出，晒至外皮起皱时，纵剖为 2—4 块，再晒至颜色变红为度。若日晒夜露经霜，则颜色更为鲜艳。木瓜性味酸，温。药材为干燥果实，呈长圆形，常纵剖为卵状半球形，外皮棕红色或紫红色，微有光泽，常有皱褶，边缘向内卷曲。质坚硬，剖开面呈棕红色，平坦或有凹陷的子房室，种子大多数脱落，有时可见子房隔壁。种子三角形，红棕色，内含白色种仁 1 粒。果肉味酸涩，气微。以个大、皮皱、紫红色者为佳。能平肝和胃，去湿舒筋。治吐泻转筋、湿痹、脚气、水肿、痢疾。

〔2〕脚：原本作"邪"，据《本草纲目·果部》木瓜条改。

【译文】

　　木瓜味酸，性温，没有毒。主要治疗湿痹脚气，因霍乱造成的上吐下泻，肌肉不停地抽搐拘缩。

3-5-5　梅实[1]

　　味酸，平，无毒。主下气，除烦热，安心，止痢，住渴。

【注释】

〔1〕梅实（图 3-76）：即乌梅。为蔷薇科植物梅的干燥未成熟果实。梅 Prunus mume Sieb. et Zucc.，又名春梅。乌梅的制法为：在 5 月间采摘将成熟的绿色果实（青梅），按大小分开，分别炕焙，火力不宜过大，温度

保持在 40℃左右。当梅子焙至
六成干时，须上下翻动（勿翻破
表皮），使其均匀。一般炕焙 2—
3 昼夜，至果肉呈黄褐色起皱皮
为度。焙后再闷 2—3 天，待变黑
色即成。乌梅性味酸，平。入肝、
脾、肺、大肠经。能收敛生津，安
蛔驱虫。治久咳，虚热烦渴，久
疟，久泻痢疾，便血，尿血，血崩，
蛔厥腹痛、呕吐，钩虫病，牛皮
癣，胬肉。

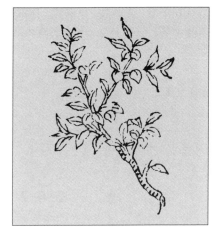

图 3-76 梅

【译文】
　　梅实味酸，性平，没有毒。
主要的功效是下气，清除烦热，使心脏功能正常，治疗泻痢，止渴。

3-5-6　李子[1]

味苦，平，无毒。主僵仆，瘀血，骨痛，除痼热，
调中。

【注释】
　　〔1〕李子：为蔷薇科植物李
Prunus salicina Lindl.（图 3-77）
的果实。原植物为落叶乔木，高
达 10 米。核果球状卵形，径 5—
7 厘米，先端稍尖，基部深陷，缝
痕明显，被蜡粉，通常黄色或淡
黄色，或微红。花期 4—5 月。果
期 7—8 月。生长于山沟路旁或灌
木林内。常栽培于庭园。全国大
部分地区有分布。李子果肉中含

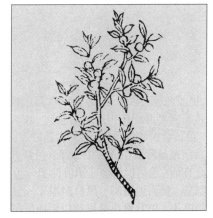

图 3-77 李

有天门冬素、谷酰胺、丝氨酸、甘氨酸、脯氨酸、苏氨酸、丙氨酸、γ－氨基丁酸等。性味甘酸，平。能清热涤肝，生津，利水。治虚劳骨蒸、消渴、腹水。

【译文】

味苦，性平，没有毒。主治突然间不省人事肢体直挺昏倒在地，消散瘀血，治疗骨骼疼痛，消除热邪潜伏体内长期治不好的热病，调理中焦脾胃。

3-5-7　柰子[1]

味苦，寒。多食令人腹胀，病人不可食。

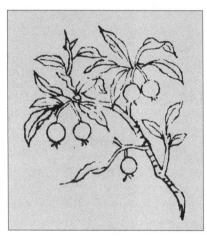

图 3-78　柰

后气不通，生捣汁服之。"

【注释】

〔1〕柰子：柰（图 3-78），果木名，与林檎同类。《说文·木部》："柰，果也。"王筠句读："柰有青、白、赤三种。"三国魏曹植《谢赐柰表》："即夕殿中虎贲宣诏，赐臣等冬柰一奁。"《本草纲目·果部·柰》："柰与林檎，一类二种也，树实皆似林檎而大。西土最多，可栽可压，有白赤青三色。白者为素柰，赤者为丹柰，亦曰朱柰，青者为绿柰，皆夏熟。凉州有冬柰，冬熟，子带碧色。……"《食疗本草》："（柰）益心气，主补中焦诸不足气，和脾。卒患食

【译文】

味苦，性寒。吃多了会使人肚腹膨胀，有疾病在身的人不可

以吃。

3-5-8 石榴[1]

味甘、酸，无毒。主咽渴，不可多食，损人肺，止漏精。

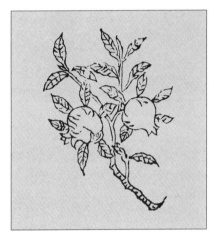

图 3-79　石榴

【注释】

〔1〕石榴（图 3-79）：此当为石榴科植物石榴 *Punica granatum* L. 的果实。原植物为落叶灌木或乔木，高 2—5 米。树皮青灰色。浆果近球形，果皮肥厚革质，熟时黄色，或带红色，内具薄隔膜，顶端有宿存花萼。种子多数，倒卵形，带棱角。花期 5—6 月。果期 7—8 月。根皮、叶、花、果实等均可入中药。其果实分为甜、酸两种。甜石榴，为石榴科植物石榴的味甜的果实，异名天浆、甘石榴。性味甘酸涩、温。能生津止渴，杀虫。治咽燥口渴、虫积、久痢。酸石榴为石榴科植物石榴的味酸的果实。性味酸，温。治滑泻、久痢、崩漏、带下。从此条所具有功效来看，是指石榴的甜、酸两种果实。

【译文】

石榴味甘、酸，没有毒。主要治疗咽喉干渴，不可以多吃，会损伤人的肺脏。能治疗男子精液不固，经常不正常地遗泄精液。

3-5-9 林檎[1]

味甘、酸，温。不可多食[2]，发热，涩气，令人好睡。

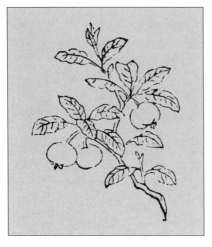

图 3-80 林檎

【注释】

〔1〕林檎(图3-80):为蔷薇科植物花红的果实 *Malus asiatica* Nakai。原植物为小乔木。枝常上伸如灌木状,小枝疏生有绒毛。梨果扁球形,径2.5—4厘米,果顶凹而有竖起的残存萼片,果底深陷,果面黄色,染浓红色,散点黄色。花期4月。果期8—9月。我国长江流域及黄河一带普遍栽培。叶及根等也可入中药。林檎的果实性味酸甘,平。能止渴,化滞,涩精。治消渴、泻痢、遗精。

〔2〕不可多食:《开宝本草》:"(林檎)不可多食,发热涩气,令人好睡,发冷痰,生疮疖,脉闭不行。"

【译文】

林檎味甘、酸,性温。不可以多吃,否则会使人发热,能阻塞壅闭人体气运行的通道,使人贪睡。

3-5-10 杏[1]

味酸。不可多食,伤筋骨。杏仁[2]有毒[3],主咳逆上气。

【注释】

〔1〕杏(图3-81):异名杏实。为蔷薇科植物杏 *Prunus armeniaca* L.或山杏 *P. armeniaca* L.var.ansu Maxim 的果实。原植物为落叶乔木,高4—9米。树皮暗红棕色,幼枝光滑,有不整齐的纵裂纹。核果黄红色,心脏卵圆形,略扁,侧面具一浅凹槽,径3—4厘米,微被绒毛;核近于光滑,坚硬,扁心形,具沟状边缘;内有种子1枚,心脏卵形,红色。花期3—4月。

果期 4—6 月。山杏的形状与林檎
相近，叶较小，长 4—5 厘米，宽
3—4 厘米，先端渐尖，基部呈阔
楔形或截形。果较小，果肉亦较
薄；核的边缘薄而锐利；种子味
苦。杏子果实含柠檬酸、苹果酸、
β-胡萝卜素、少量 γ-胡萝卜
素和番茄烃；果实的挥发油成分
有月桂酸烯、柠檬烯、对-聚伞
花素、异松油烯、反-2-己烯醇、
α-松油醇等。性味酸甘，温。
能润肺定喘，生津止渴。

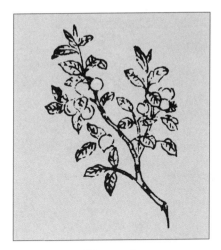

图 3-81　杏

　〔2〕杏仁：为蔷薇科植物
杏、山杏、西伯利亚杏 Prunus
sibirica L. 以及东北杏 Prunusm
andshurica（M axim.）Koehne 的干燥种子。杏仁有甜、苦之分，栽培杏所产
者甜的较多，野生的一般均为苦的。从原生植物来看，西伯利亚杏、辽杏
及野生杏的杏仁为苦杏仁，而杏及山杏的栽培种的杏仁有些是苦杏仁，有
些是甜杏仁。杏仁含苦杏仁甙约 3%、脂肪油（杏仁油）约 50%、蛋白质和
各种游离氨基酸。性味苦，温，有毒。能祛痰止咳，平喘，润肠。治外感咳
嗽、喘满、喉痹、肠燥便秘。
　〔3〕有毒：在一定温度下，苦杏仁甙易被自身所含的苦杏仁酶及樱叶
酶等水解，依次生成野樱皮甙和扁桃腈，再分解生成苯甲醛和 HCN。少量
HCN 有镇静呼吸中枢的作用，起到镇咳效果，大量 HCN 对呼吸中枢先兴
奋后抑制，呼吸加快加深后，即陷入呼吸停止而死亡。

【译文】
　　杏味酸。不可以多吃，会损伤人的筋骨。杏仁有毒，可以治疗
咳逆上气。

3-5-11　柑子[1]

味甘，寒。去肠胃热，利小便，止渴。多食发痼疾。

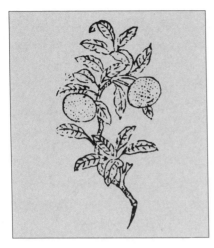

图 3-82 柑

【注释】

〔1〕柑子（图 3-82）：为芸香科植物茶枝柑、瓯柑等多种柑类的成熟果实。原植物① 茶枝柑 *Citrus chachiensis* Hort. 又名新会柑、江门柑，为小乔木，高 2—3 米，枝条密集，针刺极少，叶互生，长椭圆形。柑果扁圆形或馒头形，纵径 4.5—6 厘米，横径 6.5—7 厘米，表面橙黄色，有光泽，油点凹入，少数平生，基部平或隆起，上有浅放射沟 4—8 条，顶部微凹入；果皮易剥离，质松脆，白内层如棉絮状，有特异的香气；瓤囊 11—12 瓣；中心柱空虚；味酸甜。种子 20 余粒，卵圆形，淡黄褐色。花期 3 月中旬。果熟期 12 月中旬。主要分布在珠江三角洲一带，以新会栽培最多，其次广州近郊等地也有栽培。② 瓯柑 *Citrus suavissima* Tanaka，又名乳柑、真柑、春橘。为常绿灌木或小乔木，高 1.5—2 米。枝疏生，披张，无刺。叶片椭圆形，短枝上的叶缘无锯齿，长枝上的叶则有波关齿。花小，白色。柑果扁圆形或长圆形，高 6 厘米，阔 7 厘米，先端微凹，基部有尖圆或截圆两种；果皮粗面皱襞，橙黄色，油腺多，凹入，果皮易剥离；橘络多，柔软，白色；瓤囊 10 瓣，中心柱小，充实。种子甚少，仅 4 颗，卵圆形，子叶白色或淡绿色。果熟期 11 月。性叶甘酸，凉。主要的功效是生津止渴、醒酒利尿。

【译文】

柑子味甘，性寒。能清除肠胃中的热邪，通利小便，止渴。吃多了会引发原先患有的难以治愈的疾病。

3-5-12 橘子[1]

味甘、酸，温，无毒。止呕，下气，利水道，去胸中痕热。

【注释】

　　〔1〕橘子（图 3-83）：为芸香科植物福橘或朱橘等多种橘类的成熟果实。① 福橘 *Citrus tangerina* Hort. et Tanaka 为小乔木，树形扩散，树冠常呈扁圆头状，一般高约 3 米。叶互生，叶片菱状长椭圆形。果实扁圆形，纵径 4—4.5 厘米，横径 6—7 厘米，顶部平或微凹，基部棱起，呈放射状；果面光亮，橙红色，油腺细密而平生；果皮易剥离，瓤囊 10 瓣左右，肾形；中心柱虚空；汁少，甜而带酸。花期 3 月中旬。果熟期 12 月下旬。分布安徽、浙江、江西、湖北、四川、福建等地。② 朱橘 *Citrus erythrosa*

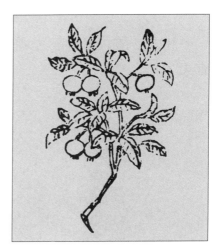

图 3-83　橘

Tanaka，常绿小乔木，高达 5 米，枝有刺或无刺。叶片椭圆形。果实扁圆形，纵径 3.8 厘米，横径约 4.5 厘米，顶端稍凹，有乳头状突起，基部圆形，稍有肋起，果面朱红色，粗糙，油腺圆形，小而凹入；瓤囊 7 瓣，肾形；中心柱小，空虚。种子卵形，先端有嘴状突起，单胚。花期 4—5 月、果熟期 10 月下旬。分布在陕西、安徽、江苏、浙江、湖北、湖南、江西等地。同属植物的品种很多，果实含苹果酸、柠檬酸、葡萄糖、果糖、蔗糖、维生素 C 等。性味甘酸，凉。能开胃理气，止渴润肺。治胸膈结气、呕逆、消渴。有关橘瓤与橘皮的区别，《本草求真》有"橘瓤与皮共属一物，而性悬殊，橘皮味辛而苦，而橘瓤则变味甘而酸也；皮有散痰、开痰理气之功。而瓤则更助痰作饮，及有滞气之蓄也。至书有言能治消渴，开胃，并除胸中膈气，此为内热亢极，胃气不寒者而言，若使水亏脾弱发为咳嗽，而日用此恣啖，保无生痰助气之弊乎？"

【译文】

　　橘子味甘、酸，性温，没有毒。主要的功效是止呕吐，下气，通利水道，治疗胸中因聚结瘕块而引起的发热。

3-5-13 橙子[1]

味甘、酸，无毒。去恶心[2]。多食伤肝气。皮甚香美。

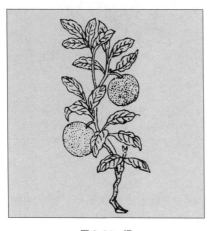

图 3-84 橙

【注释】

〔1〕橙子（图 3-84）：为芸香科植物香橙 *Citrus junos* Tanaka 的果实。橙子含橙皮甙、柠檬酸、苹果酸、琥珀酸、糖类、果胶和维生素等。又含挥发油 0.1%—0.3%。橙子性味酸，凉。能止呕恶，宽胸膈，消瘿，解酒，杀鱼、蟹毒。橙子可以生食也可以制成橙饼，橙饼具有消顽痰、降气、和中、开胃、宽膈、健脾、解鱼、蟹毒、醒酒等功效。

〔2〕恶心：症名。见《诸病源候论》。欲吐不吐，称为恶心。常为呕吐的前兆，也有时时恶心，并不继之呕吐者。凡胃虚，或胃有寒、热、湿、痰、食滞，均可致之。

【译文】

橙子味甘、酸，没有毒。能治疗恶心。吃多了会损伤肝气，橙皮的味道非常香美。

3-5-14 栗[1]

味咸，温，无毒。主益气，厚肠胃，补肾虚。炒食，壅人气。

【注释】

〔1〕栗（图3-85）：为壳斗科植物栗 Castanea mollissima Bl. 的种仁。是世界闻名的干果，为我国特产，每年有大量出口。原植物栗，为落叶乔木，高15—20米。树皮暗灰色，不规则深裂，枝条灰褐色，有纵沟，皮上有许多黄灰色的圆形皮孔。总苞球状，直径3—5厘米，外面生尖锐被毛的刺，内藏坚果深褐色，直径2—3厘米。花期5—7月。果期8—10月。果实含蛋白质5.7%，脂肪2.0%，碳水化合物62%，灰分1.3%，淀粉25%

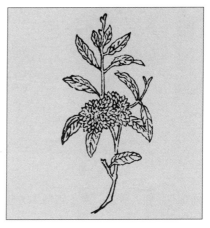

图 3-85　栗

及维生素B、脂肪酶。性味甘、温。入脾、胃、肾经。能养胃健脾，补肾强筋，活血止血。治反胃，泄泻，腰脚软弱，吐、衄、便血，金创，折伤有痛，瘰疬。

【译文】

栗味咸，性温，没有毒。主要的功效是补气，增进肠胃功能，能补益肾虚。吃炒熟后的板栗会使人的体气壅塞不畅。

3-5-15　枣[1]

味甘，无毒。主心腹邪气，安中养脾，助经脉，生津液。

【注释】

〔1〕枣：即大枣（图3-86）。为鼠李科植物枣的成熟果实。原植物枣 Ziziphus jujuba Mill. 为落叶灌木或小乔木，高可达10米。枝平滑无毛，具

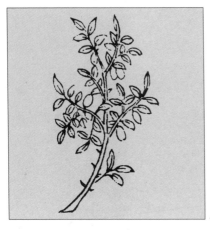

图 3-86 枣

成对的针刺，直伸或钩曲，幼枝纤弱而簇生，颇似羽状复叶，核果卵形至长圆形，长 1.5—5 厘米，熟时深红色，果肉味甜，核两端锐尖。花期 4—5 月。果期 7—9 月。成熟的果实含蛋白质、糖类、有机酸、黏液汁，维生素 A、B_2、C，微量的钙，磷，铁。尤其以维生素 C 的含量多，平均每 100 克含维生素 C 为 300—600 毫克。中医认为大枣性味甘，温。入脾、胃经。能补脾和胃，益气生津，调营卫，解药毒。治胃虚食少、脾弱便溏、气血津液不足、营卫不和、心悸怔忡、妇人脏燥。大枣因加工方法的不同，而有红枣、黑枣之分。入药一般用红枣。

【译文】

枣味甘，没有毒。主要的功效是消除心腹间的邪气，补养脾胃，使脾胃功能正常。有助于人体的经脉，能促进体内津液的生化。

3-5-16　樱桃[1]

味甘。主调中，益脾气，令人好颜色。暗风[2]人忌食。

【注释】

〔1〕樱桃（图 3-87）：为蔷薇科植物樱桃 *Cerasum pseudocerasus* (Lindl.) G.Don 的果实。原植物为落叶灌木或乔木，高 3—8 米。树皮灰棕色，有明显的皮孔；幼枝无毛或被白色短毛。叶互生。核果近圆球形，直径约 1.3 厘米，成熟时鲜红色，有长柄，果肉粉嫩多汁，甜中带酸。有朱樱、紫樱、蜡樱等品种，含铁量在水果中居首位。内含种子 1 枚。花期

3—4月。果期5月。性味甘，温。
能益气，祛风湿。治瘫痪、四肢
不仁、风湿腰腿疼痛、冻疮。

〔2〕暗风:《食疗本草》有
"不可多食，令人发暗风"。此"暗
风"究竟为何病，待考。

【译文】

　　樱桃味甘，没有毒。主要
的功效是调理中焦脾胃，补养
脾气，使人气色好。患有暗风
的人忌吃樱桃。

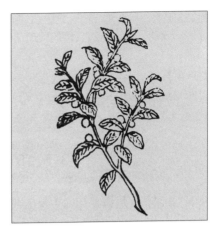

图 3-87　樱桃

3-5-17　葡萄[1]

味甘，无毒。主筋骨湿痹，益气强志，令人肥健。

【注释】

　　〔1〕葡萄(图3-88):为葡
萄科植物葡萄果实。原植物葡萄
Vitis vinifera L. 为高大缠绕藤本。
浆果卵圆形至卵状矩圆形，富汁
液，熟时紫黑色或红而带青色，外
被蜡粉。花期6月。果期9—10
月。长江以北地区均有栽培。葡
萄含葡萄糖、果糖，少量的蔗糖、
木糖，酒石酸、草酸、柠檬酸、苹
果酸。又含各种花色素的单葡萄
糖甙和双葡萄糖甙。是秋季味美
多浆的果品，有很好的营养价值。
可生食也可制成葡萄干或酿制葡
萄酒。其性味甘酸，平。能补气

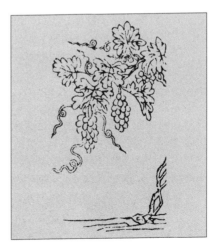

图 3-88　葡萄

血,强筋骨,利小便。治气血虚弱、肺虚咳嗽、心悸盗汗、风湿痹痛、淋病、浮肿。入药一般以新疆栽培的琐琐葡萄(又名索索葡萄、豆粒葡萄)为佳。

【译文】

葡萄味甘,没有毒。主要治疗因湿邪侵袭筋骨而造成的湿痹。能补气,增强记忆,使人体肥身健。

3-5-18 胡桃[1]

味甘,无毒。食之令人肥健,润肌,黑发,多食动风。

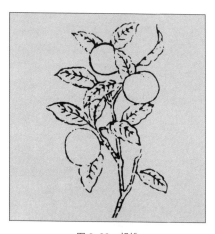

图 3-89 胡桃

【注释】

〔1〕胡桃(图 3-89):为胡桃科植物胡桃 *Juglans regia* L. 的种仁。原植物胡桃,又称核桃。落叶乔木,高 30—35 米。果实近球形,径 3—5 厘米,外果皮肉质,灰绿色,有棕色斑点;内果皮坚硬,有浅皱褶,黄褐色。花期 4—5 月。果期 10 月。喜生于较温润的肥沃土壤中,多栽培于平地。我国各地广泛栽培。果实一般于白露前后进行采收,将果实外皮沤烂,击开核壳,取其核仁晒干。果仁含脂肪油 40%—50%,主要成分是亚油酸甘油酯,混有少量亚麻酸胶油酸甘油酯。又含蛋白质、碳水化合物、钙、磷、铁、胡萝卜素、核黄素等。核桃性味甘,温。入肾、肺经。主要用于补肾固精,温肺定喘,润肠。治肾虚喘嗽、腰痛脚弱、阳痿、遗精、小便频数、石淋、大便燥结。临床报道:核桃仁与其他药物配合可以用于治疗尿路结石,皮炎、湿疹,外耳道疖肿。

【译文】

胡桃味甘,没有毒。吃胡桃可以使人体肥身健,能滋润肌肤,使头发变黑，吃多了会引动风气。

3-5-19　松子[1]

味甘，温，无毒。治诸风，头眩。散水气，润五藏。
延年。

【注释】

〔1〕松子（图3-90）：即海
松子，又名松子仁、新罗松子。为
松科植物红松 *Pinus koraiensis*
Sieb. et Zucc. 的种子。原植物红
松，又名海松、新罗松、果松、朝
鲜五叶松，为常绿大乔木，高可达
30余米。树皮灰褐色，鳞状裂开。
小枝暗褐色，密生锈褐色茸毛。
新枝棕黄色，密被茸毛。叶针形，
5针一束，粗硬，三棱形，长8—
12厘米。果鳞菱形或鳞状卵形，
顶端伸长反曲，有粗毛，各具2粒
种子。种子卵状三角形，无翅，红
褐色，长12—18毫米，宽9—16

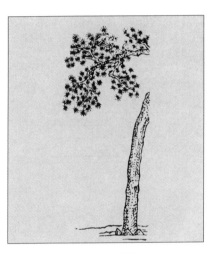

图3-90　松子

毫米。花期5月。果期10—11月。
生长于湿润的缓山坡或排水良好的平坦地，多与阔叶树成混交林。分布于
东北。种子含脂肪油74%，主要为油酸酯、亚油酸酯。另尚含掌叶防己碱、
蛋白质、挥发油等。性味甘，温。入肝、肺、大肠经。能养液，熄风，润肺，
滑肠。治风痹、头眩、燥咳、吐血、便秘。食品行业常将松子仁作为糕点的
料果，具有特美的清香松气味，是干果仁中的上品。

【译文】

松子味甘，性温，没有毒。治疗各种风症，头晕目眩。能疏散
体内的水气，滋润五脏，延年益寿。

3-5-20　莲子[1]

味甘，平，无毒。补中，养神，益气，除百疾，轻身不老。

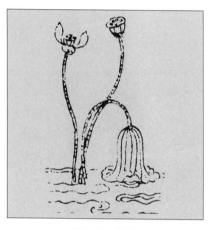

图 3-91　莲子

【注释】

〔1〕莲子（图 3-91）：为睡莲科植物莲 *Nelumbo nucifera* Gaertn. 的果实或种子。原植物莲，又名荷、芙渠、芙蓉。多年生水生草本。坚果椭圆形或呈卵形，长 1.5—2.5 厘米，果皮坚硬、革质，内有种子 1 枚，俗称莲子。花期 7—8 月。果期 9—10 月。果实含多量的淀粉和棉子糖、蛋白质、脂肪、碳水化合物、钙、磷、铁。一般在秋末、冬初割取莲房，取出果实，晒干；或收集坠入水中、沉于淤泥内的果实，洗净、晒干；或除去果壳后晒干。经霜老熟而带有灰黑色果壳的称为"石莲子"；除去果壳的种子称为"莲肉"。莲肉性味甘涩，平。入心、脾、肾经。能养心，益肾，补脾，涩肠。治夜寐多梦、遗精、淋浊、久痢、虚泻、妇人崩漏带下。石莲子并能止呕、开胃，常用来治疗噤口痢。

【译文】

莲子味甘，性平，没有毒。主要的功效是补益中焦脾胃，调养精神，补气，能祛除各种疾病，使身体轻健，延年益寿。

3-5-21　鸡头[1]

味甘，平，无毒。主湿痹，腰膝痛。补中，除疾，益精气。

【注释】

〔1〕鸡头（图3-92）：即芡实。又名鸡头实、水鸡头等。为睡莲科植物芡 *Euryale ferox* Salisb. 的成熟种仁。原植物芡，又名芰。为一年生水生草本，具白色须根及不明显的茎。浆果球形，海绵质，紫红色，外被皮刺，上有宿存萼片。种子球形，黑色，坚硬，具假种皮。花期6—9月。果期7—10月。生长于池沼湖泊中。全国大部分地区有分布。种子含蛋白

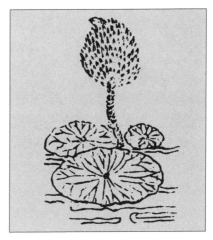

图3-92　鸡头

质、脂肪、碳水化合物、粗纤维、灰分、钙、磷、铁、硫胺素、核黄素、尼克酸、抗坏血酸、胡萝卜素等。性味甘涩，平。入脾、肾经。能固肾涩精，补脾止泄。治遗精、淋浊、带下、小便不禁、大便泄泻。食疗方中常用鸡头粉与其他料物一同制成具有补肾涩精的面、羹或药丸。

【译文】

鸡头味甘，性平，没有毒。主要治疗湿痹，腰膝疼痛。能补养中焦脾胃，祛除疾病，补益精气。

3-5-22　芰实〔1〕

味甘，平，无毒。主安中，补五藏，轻身不饥。

【注释】

〔1〕芰（jì）实（图3-93）：为菱科植物菱 *Trapa bispinosa* Roxb. 的果肉。原植物菱，为一年生水生草本。根二型，除吸收根外，尚有同化根；同化根含叶绿素，生自茎节，羽状细裂。茎细长，因水之深浅不同而长短不等。果实为稍扁的倒三角形，两端有刺，两刺间距离3—4厘米，腹背的萼裂片脱

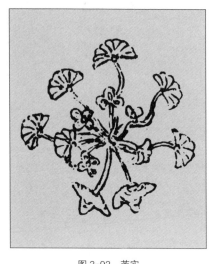

落。种子一颗。花期6—7月。果期9—10月。生池塘河沼中。各地多有种植。果肉含有丰富的淀粉、葡萄糖、蛋白质。芡实性味甘、凉。生食：能清暑解热，除烦止渴；熟食：能益气，健脾。《本草纲目》："解暑（及）伤寒积热，止消渴，解酒毒、射罔毒。"

图3-93 芡实

【译文】

芡实味甘，性平，没有毒。主要的功效是使脾胃功能正常，补养五脏，使身体轻健，感觉不到饥饿。

3-5-23 荔枝[1]

味甘，平，无毒。止渴生津，益人颜色。

【注释】

〔1〕荔枝（图3-94）：为无患子科植物荔枝 Litchi chinensis Sonn. 的果实。原植物荔枝为常绿乔木，高达10米；树冠广阔，枝多拗曲。羽状复叶，革质而亮绿，矩圆形或矩圆状披针形。核果球形或卵形，直径约3厘米，外果皮革质，有瘤状突起，熟时赤色。种子矩圆形，褐色而明亮，假皮肉质，白色，半透明，与种子极易分离。花期2—3月。果期6—7月。分布于福建、广东、广西、台湾、云南、四川等地，多栽培于果园。果肉含葡萄糖、蔗糖、蛋白质、脂肪、维生素C、A、B，叶酸，以及柠檬酸、苹果酸等有机酸；尚含多量游离的精氨酸和色氨酸。荔枝自古以来一直是水果中珍品，也是历代文人吟诗作赋的内容之一。如唐杜牧《过华清宫》："长安回望绣成堆，山顶千门次第开。一骑红尘妃子笑，无人知是荔枝来。"以及宋苏轼《食荔枝》："罗浮山下四时春，卢橘杨梅次第新。日啖

荔枝三百颗，不妨长作岭南人。"
都是脍炙人口的千古名句。成书
于嘉祐四年（1059）的《荔枝谱》，
论述了福建荔枝的品种、产地及
栽培、加工、贮藏等方法，是我国
现存最早的荔枝专书。荔枝性味
甘，温。能生津，益血，理气，止
痛。治烦渴、呃逆、胃痛、瘰疬、
疔肿、牙痛、外伤出血。《玉楸
药解》："荔枝，甘温滋润，最益
脾肝精血，阳败血寒，最宜此味。
功与龙眼相同，但血热宜龙眼，
血寒宜荔枝。干者味减，不如鲜
者，而气质和平，补益无损，不至
助火生热，则大胜鲜者。"

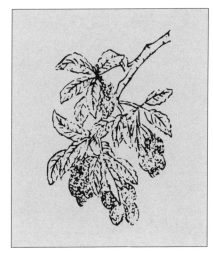

图 3-94　荔枝

【译文】

　　荔枝味甘，性平，没有毒。主要的功效是止渴生津，能使人肌
肤面容气色美丽健康。

3-5-24　龙眼[1]

　　味甘，平，无毒。主五藏邪气，安志，厌食，除虫，
去毒。

【注释】

　　〔1〕龙眼（图 3-95）：为无患子科植物龙眼 *Euphoria longan*（Lour.）
Steud. 的假种皮。原植物龙眼为常绿乔木，高达 10 米以上。幼枝被锈色柔
毛。双数羽状复叶，通常互生，革质，椭圆形至卵状披针形。花两性，或单
性花与两性花共存。核果球形，直径 1.5—2 厘米，外皮黄褐色，粗糙，假
种皮白色肉质，内有黑褐色种子 1 颗。花期 3—4 月。果期 7—9 月。分布
于福建、台湾、广东、广西、云南、贵州、四川等地。果肉含有葡萄糖、蔗

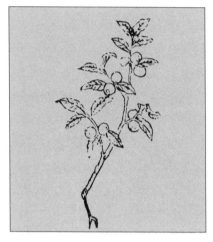

图 3-95　龙眼

糖、酸类、蛋白质和脂肪等。龙眼可以生吃，也可加工为干品或罐头。龙眼肉性味甘，温。入心、脾经。能益心脾，补气血，安神。治虚劳羸弱、失眠、健忘、惊悸、怔忡。《随食居饮食谱》有大补气血的玉灵膏，一名代参膏。其制法为：以剥好龙眼肉，盛竹筒式瓷碗内，每肉一两，入绵白糖一钱，素体多炎者，再加入西洋参片一钱，碗口罩以丝绵一层，日日于饭锅上蒸之，蒸至多次。凡衰羸老弱，别无痰火便滑之病者，每以开水服一匙，大补气血，力胜参芪，产妇临盆，服之尤妙。

【译文】

　　龙眼味甘，性平，没有毒。主要治疗五脏因为邪气侵袭而产生的疾病，安定神志，治疗厌食，驱除体内的寄生虫，解毒。

3-5-25　银杏[1]

味甘，苦，无毒[2]。炒食煮食皆可，生食发病。

【注释】

　　〔1〕银杏（图 3-96）：又称白果。为银杏科植物银杏 *Ginkgo biloba* L. 的种子。原植物银杏，又名鸭脚、公孙树、鸭掌树。落叶乔木，高可达 40 米。树干直立，树皮灰色。枝有长短两种，叶在短枝上簇生，在长枝上互生。叶片扇形，先端中间 2 浅裂。花单性，雌雄异株。种子核果状，倒卵形或椭圆形，长 2.5—3 厘米，淡黄色，被白粉状蜡质；外种皮肉质，有臭气；内种皮灰白色，骨质，两侧有棱边；胚乳丰富，子叶 2。花期 4—5 月。果期 7—10 月。全国大部分地区有栽培。10—11 月采收成熟果实，堆放地上，或浸入水中，使肉质外种皮腐烂，（亦可捣去外种皮，但在捣去外皮时，

需防止外果皮的汁液溅到身上刺激皮肤）洗净，晒干。银杏干燥的果实呈倒卵形或椭圆形，略扁，长径 1.5—2.5 厘米，短径 1—1.5 厘米。外壳坚硬，边缘有 2 条棱形盘绕。顶端渐尖，基部有圆点状种柄痕。壳内有长而扁圆形的种仁，剥落时一端有淡棕色的薄膜。种仁淡黄色或黄绿色，内部白色，粉质，中心有空隙。靠近顶端有子叶 2 枚或更多。气微，味甘、微苦涩。以外壳白色、种仁饱满、里面色白者佳。种子含蛋白质、脂肪、碳水化合物、钙、磷、铁、胡萝卜素、核黄素以及多种氨基酸。

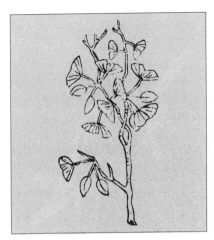

图 3-96　银杏

银杏性味甘苦涩，平，有毒。入肺、肾经。能敛气，定喘嗽，止带浊，缩小便。治哮喘、痰嗽、白带、白浊、遗精、淋病、小便频数。

　　〔2〕无毒：因果仁（外果皮）含有白果酸（Ginkgolic acid），食用量过大可引起中毒。食银杏中毒，古代即有记载，如《随食居饮食谱》：“中银杏毒者，昏晕如醉，白果壳或白鲞头煎汤解之。食之太多，甚至不救，慎生者不可不知也。”《本草纲目》引《三元延寿书》说：“昔有饥者，同以白果代饭饱，次日皆死也。”近年来有关银杏中毒事亦屡有报告。大多发生因炒食或煮食过量所致。一般认为引起中毒及中毒的轻重，与年龄大小、体质强弱及服食量的多少有密切关系。年龄愈小中毒的可能性愈大，中毒程度也愈重；服食量愈多，体质愈弱，则死亡率也愈高。

【译文】

　　银杏味甘，性苦，没有毒。炒着吃或者煮着吃都可以，生吃会引发疾病。

3-5-26　橄榄[1]

味酸、甘，温，无毒。主消酒，开胃，下气，止渴。

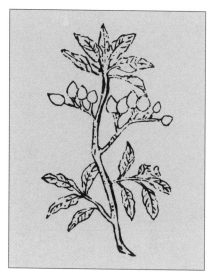

图 3-97　橄榄

【注释】

〔1〕橄榄（图 3-97）：为橄榄科植物橄榄 *Canarium album*（Lour.）Raeusch. 的果实。原植物为常绿乔木，高 10 米以上。树皮淡灰色，平滑；幼芽、新生枝、叶柄及叶轴被极短的柔毛，有皮孔。单数羽状复叶互生，小叶对生。圆锥花序顶生或腋生，与叶等长或略短；萼杯状。核果卵形，长约 3 厘米，初时黄绿色，后变黄白色，有皱纹。硬核内有种子 1—3 颗。花期 5—7 月。果期 8—10 月。分布在广东、广西、福建、四川、云南、台湾等地。果实成熟后采摘，晒干或阴干，或用盐水浸渍后晒干。鲜橄榄呈梭形，两端钝圆，或渐尖，长可达 3—4 厘米，粗约 1.5—2 厘米。外表碧绿或黄绿色，时日较久者呈乌黄色，平滑，微带光泽。顶端有细小黑色的突起，基部有果柄痕迹。果肉颇厚实，内面黄白而多汁液。果核呈梭形，棕褐色，具 6 条棱线；质坚硬不易碎。核的横切面可见 3 个孔洞，其中各有一粒细长棱形的种子；种皮红棕色，种仁白色，油润，有香气，无臭，其味乍入口时苦涩微酸，嚼之则苦味渐退而回味甘甜。以个大、肉厚、色青绿者为佳。干橄榄外形同上，外表棕褐色或紫棕色，皱缩，有多数凹凸不平的皱纹。果肉较薄，棕褐色或灰棕色，质坚韧，可与果核肉分离，内核性状与鲜者无异。味甜，酸涩味较差。以个大、肉厚、色灰绿、无乌黑斑者为佳。果实含蛋白质、脂肪、碳水化合物、钙、磷、铁、抗坏血酸等。种子含挥发油 7%—8%，以及香树脂醇等。性味甘涩酸，平。能清肺，利咽，生津，解毒。治咽喉肿痛、烦渴、咳嗽吐血、菌痢、癫痫、解河豚毒及酒毒。

【译文】

橄榄味酸、甘，性温，没有毒。主要的功效是醒酒，增进食欲，下气，止渴。

3-5-27 杨梅[1]

味酸、甘，平，无毒。主祛痰，止呕，消食，下酒。

【注释】

　　[1] 杨梅（图3-98）：为杨梅科植物杨梅 *Myrica rubra*（Lour.）Sieb.et Zucc. 的果实。原植物为常绿乔木，高可达12米，树冠球形。单叶互生；长椭圆或倒披针形，革质。花雌雄异株。核果球形，径约1.8厘米，外果皮暗红色，由多数囊状体密生布成，内果皮坚硬，径约9毫米，内含无胚乳的种子1枚。花期4月。果期初夏。分布于我国东南各省。果实含葡萄糖、果糖、柠檬酸、苹果酸、草酸、乳酸和蜡质等；又含

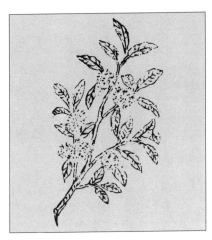

图 3-98　杨梅

花色素的单葡萄糖苷和少量双葡萄糖苷。性味甘酸，温。入肺、胃经。能生津止渴，和胃消食。治烦渴、吐泻、痢疾、腹痛。

【译文】

　　杨梅味酸、甘，性平，没有毒。主要的功效是祛痰，止呕吐，能帮助消化，解除酒精中毒。

3-5-28 榛子[1]

味甘，平，无毒。益气力，宽肠胃，健行，令人不饥。

【注释】

　　[1] 榛子（图3-99）：为桦木科植物榛 *Corylus heterophylla* Fisch. ex.

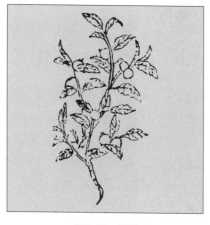

图 3-99 榛子

Bess. 的种仁。原植物为落叶灌木或小乔木，高 1—7 米。叶互生；阔卵形至宽倒卵形。花单性，雌雄同株，先叶开放。花期 4—5 月。果期 9—10 月。分布于东北、华北及陕西、甘肃等地。果仁含碳水化合物 16.5％，蛋白质 16.2％—18％，脂肪 50.6％—77％，灰分 3.5％。榛子为我国著名干果，炒食香甜酥脆，并可作为糕点、糖果的果料。中医用平榛与川榛入药，认为其性味甘、平。有调中、开胃、明目的功效。

【译文】

榛子味甘，性平，没有毒。能补益人的气力，调理肠胃功能，使人身体健康，行走轻快，令人感觉不到饥饿。

3-5-29　榧子[1]

味甘，无毒。主五痔，去三虫[2]、蛊毒鬼疰。

【注释】

〔1〕榧子（图 3-100）：为红豆杉科植物榧 Torreya grandis Fort. ex Lindl 的种子。原植物榧，又名野杉、香榧、木榧。为常绿乔木，高达 25 米。树皮灰褐色，枝开张，小枝无毛。叶呈假二列状排列，线状披针形，质坚硬。花单性，通常雌雄异株。花期 4 月。种子成熟期为次年 10 月。生长于山坡，野生或栽培。分布于安徽、江苏、浙江、福建、江西、湖南、湖北等地。干燥种子呈卵圆形，长 2—4 厘米。表面灰黄或淡黄棕色，有纵皱纹，一端钝圆，有一椭圆形的疤痕，色较淡，在其两侧各有一个小突起，另一端稍尖，外壳质硬脆，破开后内面红棕色，有麻纹。种仁卵圆形，皱而坚实，表面有灰棕色皱缩的薄膜，仁黄白色，有油性。气微香，味微甜。以个大、壳薄、种仁黄白色、不泛油、不破碎者为佳。种子含脂肪油，

中有棕榈酸、硬脂酸、油酸、亚油酸的甘油酯、甾醇。又含草酸、葡萄糖、多糖、挥发油、鞣质等。榧子常作为干果供食用，也入中药。其性味甘，平。能杀虫，消积，润燥。治虫积腹痛、小儿疳积、燥咳、便秘、痔疮。

〔2〕去三虫：古药书上常用榧子驱杀寄生虫，如《食疗本草》有让患者每日吃七颗榧子，一共吃七日，治疗寸白虫的记载。《救急方》、《圣济总录》等也有方剂。

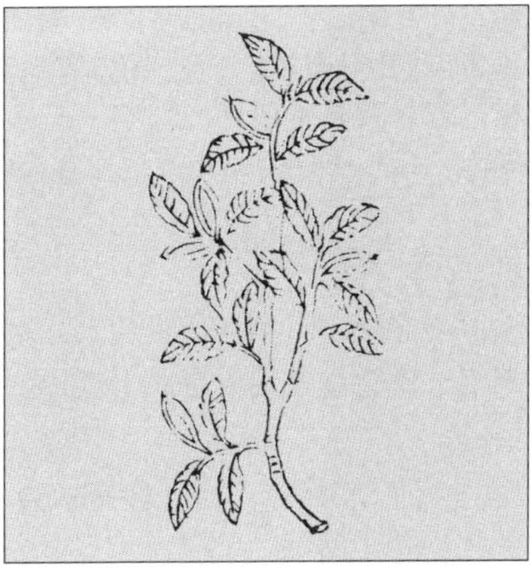

图 3-100 榧子

【译文】

榧子味甘，没有毒。主要治疗五痔，驱除体内的各种寄生虫，能治疗蛊毒和鬼疰毒。

3-5-30 沙糖〔1〕

味甘，寒，无毒。主心腹热胀，止渴，明目。即甘蔗汁熬成沙糖。

【注释】

〔1〕沙糖（图 3-101）：为禾本科植物甘蔗 *Saccharum* Sinensis Roxb. 的茎汁，经精制而成的乳白色结晶体。性味甘，平。能润肺，生津。治肺燥咳嗽，口干燥渴，中虚脘痛。原植物甘蔗，多年生草本。杆直立，粗壮，坚实，高 2—4 米，径 2—5 厘米，绿色、淡黄或淡紫色，表面常被白

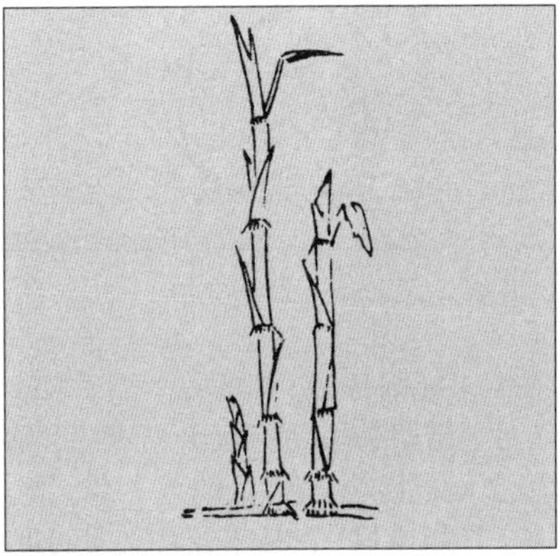

图 3-101 沙糖

粉。叶片阔而长，长 0.5—1 米，宽 2.5—5 厘米，两面粗糙，边缘粗糙或具小锐齿，中脉粗厚，白色，鞘口有毛。圆锥花序，白色，生于秆顶。广泛种植于温带及热带地区，我国广东、广西、福建、台湾、安徽、江西、浙江、湖南、湖北、四川、云南等地均有栽培。

【译文】

沙糖味甘，性寒，没有毒。主要治疗心腹部发热胀满，能止渴，明目，沙糖就是用甘蔗的汁熬成的结晶状的糖。

3-5-31　甜瓜[1]

味甘，寒，有毒[2]。止渴，除烦热。多食发冷病，破腹。

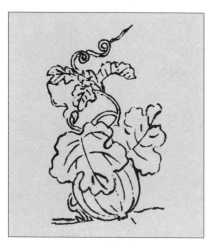

图 3-102　甜瓜

【注释】

〔1〕甜瓜（图 3-102）：为葫芦科植物甜瓜 *Cucumis melo* L. 的果实。原植物甜瓜为一年生攀援或匍匐草本。茎上具深槽，生多数刺毛；卷须先端卷曲或攀援它物，具刺毛。叶互生；具长柄，柄长约 10 厘米；叶片圆形或近肾形，长 4—12 厘米，宽长几乎相等，掌状 3 或 5 浅裂，边缘具不整齐锯齿，叶面具多数刺毛；叶脉掌状，主脉 5 条。花单性同株，单生于叶腋。瓠果肉质，一般为椭圆形，果皮通常黄白色或绿色，有时具花纹，果肉一般黄绿色，芳香；果梗圆柱形，具纵槽。种子多数，黄色或灰白色，扁长卵形。花期 6—7 月。果期 7—8 月。品种繁多，我国大部分地区有栽培。甜瓜含有蛋白质、碳水化合物、柠檬酸、胡萝卜素、维生素 B、C，以及钙、磷、铁等。皮脆汁多，香甜可口，为夏季经常食用的瓜果。中医认为甜瓜性味甘，寒。入心、胃经。能清暑热，解烦渴，利小便。但脾胃虚寒、腹胀便溏者，忌食。

〔2〕有毒：甜瓜蒂味苦，性寒，有毒。主要作用为催吐，用于食物中毒、痰涎不化、癫痫等病。体弱、失血及上部无实邪者忌服。有自购甜瓜蒂 50 克，水煎分 2 次口服，中毒抢救无效死亡者。①

【译文】

　　甜瓜味甘，性寒，有毒。主要的功效是止渴，清除烦热。吃得过多会引发冷病，引起腹泻。

3-5-32　西瓜〔1〕

味甘，平，无毒。主消渴，治心烦，解酒毒。

【注释】

　　〔1〕西瓜（图 3-103）：为葫芦科植物西瓜 *Citrullus lanatus* (Thunb) 的果瓤。原植物为一年生蔓性草本。茎细弱，匍匐，略具 5 棱，嫩枝密被毛；卷须 2 分叉，被毛。叶互生；叶柄长 3—12 厘米；叶片三角状卵形、广卵形等，长 8—20 厘米，宽 5—18 厘米，3 深裂或近 3 全裂，中间裂片较长，两侧裂片较短，裂片再作不规则羽状深裂或 2 回羽状分裂，两面均甚粗糙。花单性，同株，单生于叶腋；瓠果近圆形或长椭圆

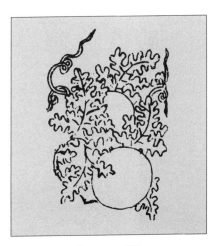

图 3-103　西瓜

形，径约 30 厘米，表面绿色、浅绿色，多具深浅相间的条纹。种子多数，扁平，略呈卵形。花期 6—7 月。果期 7—10 月。原产非洲，我国除少数寒冷地区外，南北皆有栽培。西瓜汁含瓜氨酸、α－氨基－β（吡唑基 -N）丙

——————
　　① 吴树荣、张淑云：《甜瓜蒂煎服中毒死亡 1 例》，《现代中药研究与实践》1999 年 01 期。

酸、丙氨酸、α-氨基丁酸、γ-氨基丁酸、谷氨酸、精氨酸、磷酸、苹果酸、乙二醇、甜菜碱、腺嘌呤、果糖、葡萄糖、蔗糖、维生素C、β-胡萝卜素、γ-胡萝卜素、番茄烃、六氢番茄烃等。又含挥发性成分,内有乙醛、丁醛、异戊醛、己醛。西瓜汁多味甜,为夏季经常食用的瓜果之一。其性味甘、寒。入心、胃、膀胱经。能清热解暑,除烦止渴,利小便。治暑热烦渴、热盛津伤、小便不利、喉痹、口疮。

【译文】

西瓜味甘,性平,没有毒。主要有的功效是治疗消渴,解除心中烦闷,解酒精中毒。

3-5-33 酸枣[1]

味酸、甘,平,无毒。主心腹寒热,邪结气聚,除烦。

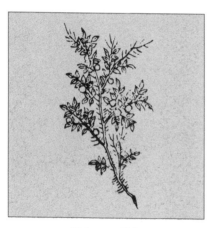

图 3-104 酸枣

【注释】

〔1〕酸枣(图3-104):为鼠李科植物酸枣 Zizyphus jujube Mill. 的果实。原植物为落叶灌木或小乔木,高1—3米,老枝褐色,幼枝绿色。枝上有两种刺,一为针形刺,长约2厘米,一为反曲刺,长约5毫米。叶互生,针状,叶柄极短,托叶细长。花2—3朵簇生叶腋,小形,黄绿色,花梗极短。核果近球形,直径1—1.4厘米,先端钝,熟时暗红色,有酸味。花期4—5月。果期9—10月。生长于阳坡或干燥瘠土处,常形成灌木丛。分布辽宁、内蒙古、河北、河南、山东、山西、陕西、甘肃、安徽、江苏等地,一般多为野生。果实酸甜可口,原多为小儿采摘食用的野果,间或用此物制成酸枣面、酸枣糕等小吃。现在研究证明酸枣含有极为丰富的维生素C,并有酸枣饮料等产品问世。

【译文】

　　酸枣味酸、甘，性平，没有毒。主要治疗心腹间的寒症和热症，治疗邪气侵袭身体集聚成结，消除烦闷。

3-5-34　海红[1]

味酸、甘，平，无毒。治泻痢。

【注释】

〔1〕海红（图 3-105）：为蔷薇科植物西府海棠 *Malus micromalus* Mak. 的果实。原植物西府海棠又名小果海棠、八棱海棠、实海棠。为小乔木，高 3—5 米。幼枝疏生柔毛，老时光滑。叶椭圆状或长圆形，叶柄细。伞形总状花序，花呈淡红色，有深红晕，直径 3—4 厘米；花梗长 2—3 厘米，与萼筒均具短柔毛；萼片 5，卵形至长椭圆状卵形；花冠 5 瓣；子房下位，花柱 5。梨果近球形，径约 1—1.8 厘米，红色带黄，基部凹陷，萼脱落或宿存。花期

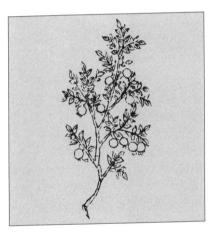

图 3-105　海红

4 月。果期 9 月。分布辽宁、河北、山西、山东、陕西、甘肃、云南等地，多为栽培。除少数品种供生食外，大部分加工成蜜饯、罐头、果干。

【译文】

　　海红味酸、甘，性平，没有毒。能治疗腹泻拉痢。

3-5-35　香圆[1]

味酸、甘，平，无毒。下气，开胸膈。

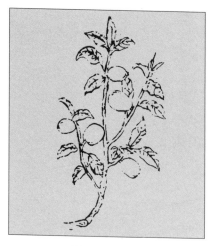

图 3-106　香圆

【注释】

〔1〕香圆（图 3-106）：为芸香科植物枸橼或香圆的成熟果实。① 枸橼 *Citrus medica* L. 又名钩橼子，香泡树，香橼柑。为常绿小乔木，高 2 米左右。枝具短而硬的刺，嫩枝幼时紫红色。叶大，互生，革质；叶片长圆形或长椭圆形。短总状花序，顶生及腋生，有两性花及雄花之分。柑果长椭圆形或卵圆形，果顶有乳状突起，长径 10—25 厘米，横径 5—10 厘米，熟时柠檬黄色，果皮粗厚而芳香，瓤囊细小，12—16 瓣，果汁黄色，味极酸而苦。种子 10 枚左右，卵圆形，子叶白色，花期 4 月。果期 8—9 月。长江流域及以南地区均有分布，广东、广西栽培较多。② 香圆 *Citrus wilsonii* Tanaka，为常绿乔木，高 4—6 米。茎枝光滑无毛，无短刺。叶互生，革质，具腺点，叶片长椭圆形，叶柄具阔翼。花单生或簇生，有时成总状花序，芳香。柑果圆形，成熟时橙黄色，表面特别粗糙，果汁无色，味苦。花期 4—5 月。果期 10—11 月。分布于江苏、浙江、江西、安徽、湖北、四川等地。古代本草所载的香橼多指枸橼而言，有时包括佛手在内。但目前商品香橼的来源，有枸橼与香园两种，且产量以后者为大，使用亦较广。其幼果及近成熟果实，在少数地区亦作枳实、枳壳入药。枸橼成熟果实含橙皮甙、柠檬酸、苹果酸、果胶、鞣质、维生素 C 及挥发油等。果实含油 0.3%—0.7%，果皮含油 6.5%—9%，其成分为 d- 柠檬烯、柠檬醛、水芹烯和柠檬油素。幼果中含琥珀酸。种子含黄柏酮和黄柏内酮。香橼虽气味清香，但味道极酸苦，不堪食用，多用于观赏和薰香。枸橼性味辛苦酸，温。入肝、肺、脾经。能理气，舒郁，消痰，利膈。治胃痛胀满、痰饮咳嗽气壅、呕哕少食。

【译文】

香圆味酸，性甘、平，没有毒。下气，使胸膈部因上逆之气得到下降而感觉宽畅。

3-5-36　株子[1]

味酸、甘，平，无毒。性微寒。不可多食。

【注释】

〔1〕株子（图3-107）：即中药槠子。为壳斗科植物苦槠或青椆的种仁。① 苦槠 *Castanopsis sclerophylla*（Lindl.）Schottky.，又名血槠、槠栗。原植物为常绿乔木，高5—10米。枝条稠密；树皮灰褐色，小威有棱。叶革质；椭圆状卵形或椭圆形，叶柄长1—3厘米。花序穗状腋生。壳斗扁球形，直径8—10毫米，包围坚果，外有5—6环中生而成间断的和狭长而钝的鳞片，外被暗色细毛，成熟时开裂。坚果圆锥形，柱头外露。花期5月。果期10月。生长在丘陵或低山森林中。分布

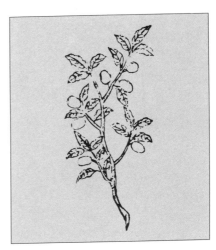

图 3-107　株子

于云南、广东、福建、四川、湖南、湖北、江西、浙江、安徽、江苏、陕西等地。② 青椆 *Quercus myrsinaefolia* Bl.，常绿乔木，高6—16米。树皮灰褐色。叶互生，坚纸质；披针形或椭圆状披针形。花单性，雄花4—5朵，排成腋生柔荑花序，雌花3—4朵，排成短穗状花序，着生于新枝叶腋。壳斗薄而脆，杯状，高5—8毫米，宽1—1.3厘米，被微毛，鳞片连合成同心环状带5—7条。坚果2/3露出壳外，卵状长圆形。花期3—4月。果期10月。生长于山地密林或疏林中。分布于广东、广西、湖南、湖北、福建、浙江、江西、四川、安徽、云南、贵州等地。有关株子的性味与功用，《本草拾遗》认为：其"味苦涩。（能）止泻痢，食之不饥，令健行，能除恶血，止渴"。《随食居饮食谱》："患酒膈者，细嚼频食。"

【译文】

株子味酸，性甘、平，没有毒。性微寒。不可以吃得过多。

3-5-37　平波[1]

味甘，无毒。止渴生津，置衣服箧笥中，香气可爱。

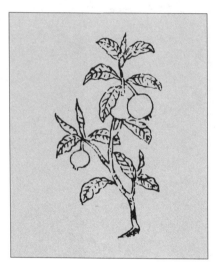

图 3-108　平波

【注释】

〔1〕平波（图3-108）：为蔷薇科植物苹果 *Malus pumila* Mill. 的果实。原植物苹果为落叶乔木，高达15米。幼枝有绒毛，芽有短柔毛。叶广椭圆形至椭圆形，或卵形，长4.5—10厘米；叶柄长1.5—3厘米，有短柔毛。伞房花序有花3—7朵，花白色而带红晕，花梗长1—2.5厘米。梨果扁球形，通常约7厘米，顶部及基部皆凹陷。花期4月。果期8—10月。原产欧洲及中亚。现我国广有栽培。我国古代栽培的中国苹果，为上述植物的变种，其质绵，味甜带酸，不耐贮藏，俗称"绵苹果"，即古代所谓"柰"。该种在我国西北及河北、云南等地均有栽培。苹果主要含碳水化合物，其中大部分是糖，随品种而异。未成熟果实含淀粉，随着果实的成熟而消失。含酸约0.5%，主要为苹果酸，此外尚含有奎宁酸、柠檬酸、酒石酸。芳香成分中醇类含92%，碳类化合物6%，此外尚有酯及酸。苹果为秋冬季生食水果中的佳品，也可深加工制成果酒、果酱以及固体饮料等。性味甘，凉。能生津，润肺，除烦，解暑，开胃，醒酒。可以生食、捣汁或熬膏。用苹果熬成的膏又名"玉容丹"，能通五脏六腑，走十二经络，调营卫而通神明，解瘟疫而止寒热。

【译文】

　　平波味甘，没有毒。止渴生津，放置在存放衣物的箱柜中，能发散出令人喜爱的香味。

3-5-38　八担仁[1]

味甘，无毒[2]。止咳，下气，消心腹逆闷。其果出回回
田地。

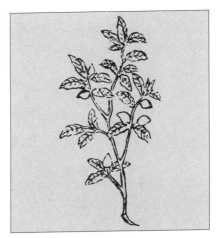

图 3-109　八担仁

【注释】

〔1〕八担仁（图 3-109）：担
（擔），原本作"檐"。八担（擔）
仁即巴旦杏仁。为蔷薇科植物扁
桃 *Prunus amygdalus* Batsch 的 干
燥种子。原植物巴旦杏为落叶乔
木，高达 8 米。树皮灰色，小枝平
滑。叶卵状披针形至狭披针形，
叶柄长 2.5 厘米，具有腺体。花每
1—2 朵共生，粉红色或近于白色，
直径 3—4.5 厘米；近于无梗；萼
片长椭圆形，边缘有绒毛。核果
椭圆形，柔滑，长 3—6 厘米，先
端略尖，易于开裂；核平滑而有凹陷。花期 3—4 月。果期 5—6 月。分布
于亚洲西部及地中海区域，我国新疆、甘肃、陕西等地有栽培。种子有甜、
苦之分，① 甜巴旦杏仁：为植物甜巴旦杏的干燥种子，长卵圆形，扁平，
长约 2—3 厘米，阔 10—16 毫米，厚 8 毫米，种皮菲薄，红棕色，有粉屑，
一边尖锐，他边圆形，顶端有线形脐点，基部有合点，由合点分出多数维管
束，向尖端分布，形成暗色之沟纹。胚直生，类白色，由平凸形子叶及内藏
之胚轴与胚根而成，后者位于较尖之一端。无臭，味甜，研成乳剂，无任何
臭气。② 苦巴旦杏仁：为植物苦巴旦杏的干燥种子，全形与甜巴旦杏
仁相似，惟较小，较不整齐，通常长 2 厘米，阔 1.2 毫米，厚 8 毫米。味苦，
研成乳剂，有特异臭气。古代所用者多为甜巴旦杏仁。认为其性味甘，平。
能润肺，止咳，化痰，下气。治虚劳咳嗽、心腹逆闷。目前多以苦巴旦杏仁
供药用。

〔2〕无毒：巴旦杏仁有甜、苦之分，甜巴旦杏仁不含或仅含 0.1% 苦杏
仁甙，虽然可以认为无毒，但也可多食。苦巴旦杏仁因含有较多的苦杏仁
甙（约 3%）及苦杏仁酶，所以应为有毒。内服苦杏仁后，苦杏仁甙可被酶

水解产生氢氰酸和苯甲醛。氢氰酸是剧毒物质，人的致死量大约是 0.05 克（氢化钾约为 0.2—0.3 克），苯甲醛可抑制胃蛋白酶的消化功能。成人服巴旦杏仁约 50—60 个，小儿 7—10 个即可致死，致死的原因主要为组织窒息。

【译文】

八担仁味甘，没有毒。止咳嗽，下气，消除心腹部气逆胀闷。八担仁出产在回族人居住的地区。

3-5-39　必思答[1]

味甘，无毒。调中，顺气。其果出回回田也。

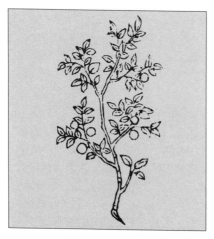

图 3-110　必思答

【注释】

〔1〕必思答（图 3-110）：明李贤等撰《明一统志》卷八十九赛玛尔堪（撒马尔罕）有"苾思檀，树叶类山茶，实类银杏而小"，疑即必思答。明《万历野获编》："渴石在撒马儿罕西南，约二百六十里。城居大村，周十余里俱小山，多苾思檀果树。"有人认为必思答就是"阿月浑子"，别名胡榛子、无名子。但《本草纲目》仅列有"阿月浑子"。《本草纲目》卷三十引陈藏器曰："阿月浑子生西域诸番，与胡榛子同树。一岁胡榛子，二岁阿月浑子也。"究为何物，待考。

【译文】

味甘，没有毒。调理中焦脾胃，顺气。必思答出产在回族人居住的地区。

3-6 菜品

3-6-1 葵菜[1]

味甘，寒、平，无毒。为百菜主。治五藏六腑寒热，嬴瘦，五癃[2]，利小便，疗妇人乳难。

【注释】

〔1〕葵菜（图3-111）：即锦葵科植物冬葵 *malva verticillata* L.。一年生草本，高30—90厘米。茎直立，被疏毛或几无毛。叶互生；掌状5—7浅裂，圆肾形或近圆形，基部心形，边缘具钝锯齿，掌状5—7脉，有长柄。花小，丛生于叶腋，淡红色。果实扁圆形，由10—12心皮组成，果熟时各心皮彼此脱离，心皮无毛，淡棕色。分布于全国各地。冬葵的叶和子都可入药。从本条所具功效来看，应指葵菜的叶片或嫩苗。其性味甘，寒。含有黏液质。能清热，行水滑肠。治肺热咳嗽、热毒下痢、黄疸、二便不通、丹毒、金疮。

〔2〕五癃：以小便不通为症状的疾病。

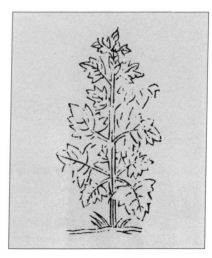

图 3-111　葵菜

【译文】

　　葵菜味甘，性寒、平，没有毒。在各种蔬菜中居于首位。可以治疗五脏六腑的寒症和热症，身体瘦弱，五癃，能通利小便，也可以治疗妇女泌乳困难。

3-6-2　蔓菁[1]

　　味苦，温，无毒。主利五藏，轻身，益气。蔓菁子[2]明目。

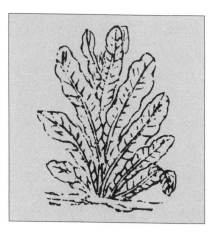

图3-112　蔓菁

【注释】

　　〔1〕蔓菁（图3-112）：为十字花科植物芜菁 Brassica rapa L. 的块根及叶。二年生草本，高达90厘米。块根肉质，球形、扁圆形或有时长椭圆形，须根多生于块根下的直根上。茎直立，上部有分枝。基生叶绿色，羽状深裂，长而狭，长30—50厘米，其中1/3为柔弱的叶柄，顶端的裂片最大而钝，边缘波浪形或浅裂，其他的裂片越下越小，全叶如琴状；下部茎生叶抱茎或有叶柄；茎上部的叶通常矩圆形或披针形，不分裂，无柄，基部抱茎。总状花序，花小，鲜黄色，十字形，具长爪。花期春季。全国各地均有栽培。蔓菁性平，味苦辛甘。能开胃下气，利湿解毒。治食积不化、黄疸、消渴、热毒风肿、疔疮、乳痈。

　　〔2〕蔓菁子：为十字花科植物芜菁的种子。在春末、夏初采收成熟的种子，去净杂质，晒干。含有挥发性异硫化氰酸盐7.24—8.55毫克／克。性味辛，平。能明目，清热，利湿。治青盲，目暗，黄疸，痢疾，小便不利。《千金方》有补肝明目的芜菁子散，其方用芜菁子三升，净洗，以清酒三升煮令熟，暴干，治下筛。以井华水和服方寸匕，稍加至三匕，无所忌。可少少作。服之令人充肥，明目洞视。水煮酒服亦可。

【译文】

　　蔓菁味苦,性温,没有毒。主要的功效是调理五脏功能正常,使人身体轻健,补气。蔓菁子具有明目的功效。

3-6-3　芫荽[1]

味辛,温,微毒。消谷,补五藏不足,通利小便。一名胡荽。

【注释】

　　〔1〕芫荽(图3-113):为伞形科植物芫荽 *Coriandrum sativum* L. 的带根全草。异名香菜、香荽、胡荽等。一年生草本,全株无毛。茎直立,中空,高20—60厘米,具细条棱。初生的根生叶具长柄,1—2回羽状全裂,最终裂片广卵形或扁形,基部楔形;茎生叶互生,叶柄较短,2—3回羽状全裂,最终裂片狭线形。复伞形花序顶生,或与叶对生。果实近球形,直径3—5毫米,有10条波浪形的初生肋线和12条纵直的次生肋线。花期4—7月。果期7—9月。我国各地均有栽培。为常见蔬菜,

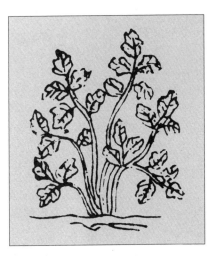

图3-113　芫荽

有浓烈的特殊香味,所以也用于调味。可入中药,性味辛,温。入肺、脾经。能发汗透疹,消食下气。治麻疹透发不快、食物积滞。

【译文】

　　芫荽味辛,性温,没有毒。可以帮助消化,补养五脏的不足,通利小便。又叫做"胡荽"。

3-6-4 芥[1]

味辛，温，无毒。主除肾邪气，利九窍，明目，安中。

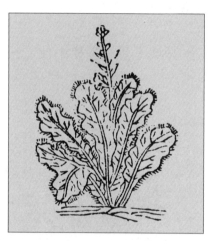

图 3-114 芥

【注释】

〔1〕芥（图 3-114）：即十字花科植物芥菜 *Brassica juncea*（L.）Czern.et Coss.，异名雪里蕻、皱叶芥、黄芥。一年生或二年生草本。其叶性味辛温，能宣肺豁痰，温中利气。治寒饮内盛，咳嗽痰滞，胸膈满闷。《别录》："主除肾邪气，利九窍，明耳目，安中，久服温中"。其种子称为"芥子"，味辛，热。能温中散寒，利气豁痰，通经络，消肿毒。治胃寒吐食、心腹疼痛、肺寒咳嗽、涌痹、喉痹、阴疽、流痰、跌打损伤。

【译文】

芥味辛，性温，没有毒。主要的功效是驱除肾脏里的邪气，通利人的九窍，能明目，可调理脾胃功能正常。

3-6-5 葱[1]

味辛，温，无毒。主明目，补不足，治伤寒，发汗，去肿。

【注释】

〔1〕葱（图 3-115）：为百合科植物葱 *Allium fistulosum* L. 的全体。多年生草本，高可达 50 厘米。通常簇生，全体具辛臭，折断后有辛味之黏液。

须根丛生，白色。上具白色纵纹。
叶基生，圆柱形，中空，长约45
厘米，径1.5—2厘米，先端尖，绿
色，具纵纹；叶鞘浅绿色。花茎
自叶丛抽出，通常单一，中央部
膨大，中空，绿色，亦有纵纹；伞
形花序圆球状。蒴果三棱形。种
子黑色，三角状半圆形。花期7—
9月。果期8—10月。该植物的
根须、鳞茎、叶片、花、种子均可
供药用。全国各地均有栽培。葱
须：性味平。主治风寒头痛，喉
疮，冻伤。鳞茎：性味辛温。入
肺、胃经。能发表，通阳解毒。治

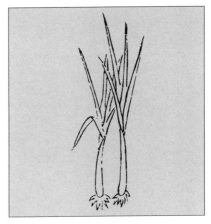

图 3-115　葱

伤寒寒热头痛，阴寒腹痛，虫积内阻，二便不通，痢疾，痈肿。葱叶：性味
温，辛。能祛风发汗，解毒消肿。治感冒风寒、头痛鼻塞、身热无汗；中
风、面目浮肿；疮痈肿痛；跌打损伤。葱花：与吴茱萸一同煎成汁液，治
疗脾心痛，痛则腹胀如锥刀刺者。葱实：性味辛，温。主温肾，明目。治
阳痿，目眩。

【译文】

　　葱味辛，性温，没有毒。主要的功效是明目，补养人体的不足，
治疗伤寒，能发汗，可以消肿。

3-6-6　蒜[1]

　　味辛，温，有毒。主散痈肿，除风邪，杀毒气[2]。独
颗者佳。

【注释】

　　〔1〕蒜（图3-116）：为百合科植物大蒜 *Allium sativum* L. 的鳞茎，异
名胡蒜、独蒜、独头蒜。为多年生草本，具强烈蒜臭气。鳞茎大形，具6—

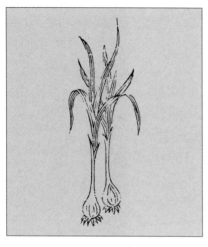

图 3-116 蒜

10 瓣，外包灰白色或淡棕色干膜质鳞被。叶基生，实心，扁平，线状披针形，宽约 2.5 厘米左右，基部呈鞘状。花茎直立，高约 60 厘米；佛焰苞有长喙，长 7—10 厘米；伞形花序，小而稠密；花小形，花间多杂以淡红色珠芽。蒴果，1 室开裂。种子黑色。花期夏季。全国各地均有栽培。新鲜鳞茎每 100 克中含水分 70 克、蛋白质 4.4 克、脂肪 0.2 克、碳水化合物 23 克、粗纤维 0.7 克、灰分 1.3 克、钙 5 毫克、磷 44 毫克、铁 0.4 毫克、硫胺素 0.24 毫克、核黄素 0.03 毫克、尼克酸 0.9 毫克、抗坏血酸 3 毫克。大蒜辣素有杀菌作用，对多种致病菌、真菌及原虫有杀灭作用。大蒜性味辛，温。能行滞气，暖脾胃，消症积，解毒，杀虫。治饮食积滞、脘腹冷痛、水肿胀满、泄泻、痢疾、疟疾、百日咳、痈疽肿毒、白秃癣疮、蛇虫咬伤。临床上用于治疗细菌性痢疾、阿米巴痢疾、防治流行性感冒、流行性脑脊髓膜炎。治疗流行性乙型脑炎、大叶性肺炎、百日咳、白喉、肺结核、伤寒、副伤寒、黄疸性传染性肝炎、化脓性组织感染、慢性化脓性中耳炎、沙眼、萎缩性鼻炎、牙质过敏、滴虫性阴道炎、阿米巴原虫性阴道炎、霉菌感染、头癣、蛲虫病等。烹饪中常用大蒜作为调味品，除去肉、鱼等物的腥味和怪味。

〔2〕杀毒气：指大蒜具有强烈的杀灭多种致病菌的作用。

【译文】

蒜味辛，性温，没有毒。主要的功效是消散痈疮的红肿，驱除体内的风邪，杀毒气。独头蒜的疗效更好。

3-6-7 韭[1]

味辛，温，无毒。安五藏，除胃热，下气，补虚。可以久食。

【注释】

〔1〕韭（图3-117）：为百合科葱属植物韭 *Allium tuberosum* Rottler 的全体。高约20—45厘米，具特殊强烈气味。根茎横卧，生多数须根，上有1—3个丛生的鳞茎，呈卵状圆柱形。叶基生，长线形，扁平，先端锐尖，边缘粗糙，全缘，光滑无毛，深绿色。花茎自叶丛抽出，长可达50厘米，三棱形；伞形花序，顶生。种子黑色，扁平，略呈半卵圆形，边缘具棱。花期6—7月。果期7—9月。

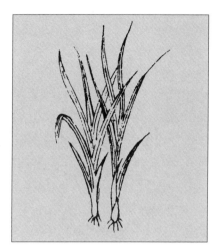

图3-117　韭

全国各地均有栽培。为经常食用的蔬菜，也入中药。韭菜的叶含有硫化物、甙类和苦味质。性味辛，温。入肝、胃、肾经。能温中，行气，散血，解毒。治胸痹、噎膈、反胃、吐血、衄血、尿血、痢疾、消渴、痔漏、脱肛、跌扑损伤、虫蝎螫伤。韭菜的根和种子也入中药。韭菜根：性味辛，温。能温中，行气，散瘀。治胸痹、食积腹胀、赤白带下、吐血、衄血、癣疥、跌打损伤。韭菜子：主要用于补肝肾，暖腰膝，壮阳固精。治阳痿梦遗、小便频数、遗尿、腰膝酸软冷痛、泻痢、女人白淫白带。

【译文】

韭味辛，性温，没有毒。主要的功效是调理五脏功能正常，清除胃热，下气，补虚弱。可以长期吃。

3-6-8　冬瓜[1]

味甘，平、微寒，无毒。主益气，悦泽驻颜，令人不饥。

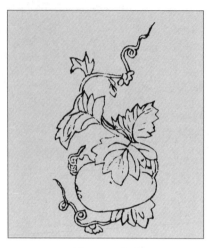

图 3-118　冬瓜

【注释】

〔1〕冬瓜（图 3-118）：为葫芦科植物冬瓜 *Benincasa hispida* （Thunb.）Cogn. 的果实。一年生攀援状草本。茎长大粗壮而略呈方形，密被黄褐色刺毛，卷须分枝。单叶互生；具长柄，柄长约 10 余厘米；叶片阔卵形或近肾形，长 15—30 厘米，宽与长几相等，具 5—7 棱角或呈浅裂状，先端尖，基部心形，边缘具锯齿，两面均被粗毛，叶脉网状。花单性，雌雄同株，单生于叶腋。瓠果肉质，椭圆形或长方状椭圆形，有时近圆形，长 30—60 厘米，直径 20—35 厘米；果皮淡绿色，表面具一层白色蜡质的粉末，果肉白色肥厚；果梗圆柱形，具纵槽。种子多数，白色或黄白色；卵形或长卵形，边缘通常具一棱边，有时栽培品种边缘平滑。花期 5—6 月。果期 6—8 月。全国各地均有栽培。为夏季常见蔬菜，也入中药。性味甘，凉。入肺、大小肠、膀胱经。能利水，消痰，清热，解毒。治水肿、胀满、脚气、淋病、痰吼、咳喘、暑热烦闷、消渴、泻痢、痈肿、痔漏；并解鱼毒、酒毒。另外，冬瓜子、冬瓜皮、冬瓜瓤也入中药，各有所治。

【译文】

冬瓜味甘，性平、微寒，没有毒。主要的功效是补气，使人的皮肤润泽，保持健康的气色，使人感觉不到饥饿。

3-6-9　黄瓜〔1〕

味甘，平、寒，有毒。动气发病，令人虚热。不可多食。

【注释】

〔1〕黄瓜（图 3-119）：异名胡瓜、王瓜。为葫芦科植物黄瓜 *Cucumi*

sativus L. 的果实。一年生攀援状草本，全体被粗毛。茎细长，被刺毛，具卷须。单叶互生；叶片三角状广卵形，长宽各约 12—18 厘米，掌状 3—5 裂，裂片三角形，先端锐尖，两面均有粗毛，叶缘具锯齿；叶柄粗，具粗毛。花单性，雌雄同株，有短柄。瓠果圆形，幼嫩时青绿色，老则变黄色；表面疏生短刺瘤，并有显著的突起。种子椭圆形，扁平，白色。花期 6—7 月。果期 7—8 月。全国各地均有栽培。是一种常食蔬菜。黄瓜含葡萄糖、鼠李糖、半乳糖、

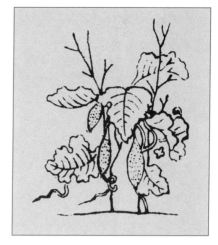

图 3-119　黄瓜

甘露糖、木糖、果糖以及芸香甙、异槲皮甙、精氨酸的葡萄糖甙等甙类。尚含咖啡酸、绿原酸、多种游离氨基酸、维生素 G 和维生素 C。黄瓜性味甘、凉。能除热，利水，解毒。治烦渴、咽喉肿痛、火眼、汤水伤。本条只谈黄瓜有害，而未谈其有益，显然是不全面的。

【译文】

　　黄瓜味甘，性平、寒，有毒。能动气引发疾病，使人产生虚热，不可以多吃。

3-6-10　萝卜[1]

　　味甘，温，无毒。主下气，消谷，去痰癖[2]，治渴，制面毒[3]。

【注释】

　　〔1〕萝卜（图 3-120）：即莱菔 *Raphanus sativus* L.，原产我国，按收获期可分为春萝卜、夏秋萝卜、冬萝卜、四季萝卜等类型，为我国主要蔬菜之

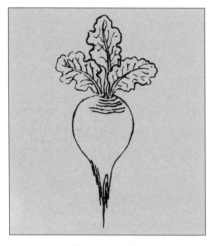

图3-120 萝卜

一，可生食亦可熟食。属十字花科，一年生或二年生直立草本，高可达1米。根肥厚，肉质、大小、色泽、形状不一。茎粗壮，具纵纹及沟，有分枝，多少有白霜。根生叶丛生，成琴形羽状分裂，长达30厘米，疏生粗毛。总状花序生于分枝顶端。花期3—6月。果期5—8月。萝卜的根含有葡萄糖、蔗糖和果糖。还测得香豆酸、咖啡酸、阿魏酸、苯丙酮酸、龙胆酸、羟基苯甲酸和多种氨基酸。鲜根中还含有大量的维生素C与微量的甲硫醇，因不含草酸，是钙的良好来源。萝卜的鲜根性味辛甘，凉。入肺、胃经。能消积滞，化痰热，下气宽中，解毒。治食积胀满、痰嗽失音、吐血、衄血、消渴、痢疾、偏正头痛。

〔2〕痰癖：古病名。见《诸病源候论·癖病诸候》。指水饮久停化痰，流移胁肋间，以致有时胁痛的病症。本症与饮癖相类似。

〔3〕制面毒：古人认为小麦制成面粉以后，性质由凉变热。热性壅积，食后可出现不适，被认为是"面毒"的作用。《本草图经》："小麦性寒，作面则温而有毒。……其皮为麸，性复寒。"进食面食时，配合吃点醋，被认为是解面毒的好办法。本书认为萝卜能消解面毒，也许是一种生活经验总结。原理待考。

【译文】

萝卜味甘，性温，没有毒。主要的功效是下气，帮助消化，治疗痰癖，治疗消渴，可以解面毒。

3-6-11　胡萝卜[1]

味甘，平，无毒。主下气，调利肠胃。

【注释】

〔1〕胡萝卜（图3-121）：为
伞形科植胡萝卜 *Daucus carota* L.
var.sativa DC. 的根。原植物为一
年生或二年生草本，多少被刺毛。
根粗壮，肉质，红色或黄色。茎直
立，高60—90厘米，多分枝。基
生叶叶柄长2—12厘米，回羽状
复叶，裂片狭披针形或近线形；
叶柄基部扩大。花小，白色或淡
黄色，为复伞形花序，生于长枝的
顶端；总苞片叶状，细深裂。果
实矩圆形，长约3毫米，多少背向
压扁，沿脊棱上有刺。花期4月。
全国各地均有栽培。胡萝卜的根

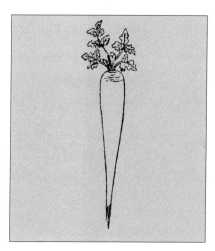

图 3-121　胡萝卜

含 α-，β-，γ-和 ε-胡萝卜素、番茄烃、六氢番茄烃等多种类胡萝卜
素；维生素 B 和花色素；还原糖，脂肪，挥发油，伞形花内脂等。其性味
甘，平。入肺、脾经。能健脾化滞，治消化不良、久痢、咳嗽。

【译文】

胡萝卜味甘，性平，没有毒。主要的功效是下气，帮助消化，调
理肠胃功能正常。

3-6-12　天净菜[1]

味苦，平，无毒。除面目黄，强志清神，利五藏。即
野苦荬[2]。

【注释】

〔1〕天净菜（图3-122）：即苣荬菜。又名荬菜、野苦菜、野苦荬。为
菊科植物苣荬菜 *Sonchus brachyotus* DC. 的全草。多年生草本，全株有乳
汁。茎高30—80厘米。叶互生，披针形或长圆披针形，长8—20厘米，宽

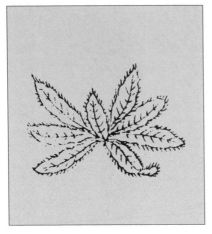

图 3-122　天净菜

2—5 厘米，先端钝，基部耳状抱茎，边缘有疏缺刻或浅裂，缺刻及裂片都具尖齿；基生叶具短柄，茎生叶无柄。头状花序顶生，单一或呈伞房状，直径 2—4 厘米，总苞钟形；花全为舌状花，黄色。花期 7 月至翌年 3 月、果期 8—10 月至翌年 4 月。生于路边、田野。我国大部分地区都有分布。苣荬菜性味苦，寒。能清热解毒。

〔2〕荬，原本作"买"。

【译文】

味苦，性平，没有毒。能治疗颜面眼睛发黄的黄疸病，增强记忆，使头脑清醒，调理五脏功能正常。就是"野苦荬"。

3-6-13　瓠[1]

味苦，寒，有毒[2]。主面目四肢浮肿，下水。多食令人吐。

【注释】

〔1〕瓠（图 3-123）：有甜瓠和苦瓠之分。甜瓠为葫芦科植物瓠子 *Lagenaria siceraria*（Molina）Standl.var.clavata Ser.，可供作菜蔬。《群芳谱》："瓠子，江南名扁蒲。就地蔓生，处处有之。苗、叶、花皆似葫芦，结子长一二尺，夏熟。亦有短者，粗如人肘，中有瓤，两头相似。味淡，可煮食，不可生啖，夏月为日常食用，至秋则尽，不堪久留。"苦瓠为同科植物苦葫芦 *Lagenaria siceraria*（Molina）Standl.var.gourda Ser. 的果实。不作食用，多入药。有小毒，以利水消肿为能，多食吐人。从本书插图来看，瓠果为长形，当为"甜瓠"，但从其功效来看，则又是指"苦瓠"。现根据其功效理解为苦瓠。入药用时，取秋季成熟而未老的果实，去皮用。性味苦，寒。

《本经》："主大水,面目四肢浮
肿。下水,令人吐"。《药性论》:
"治水浮肿,面目肢节肿胀。下大
水气疾。"主要用于利水消肿。治
水肿,黄疸,消渴,癃闭,痈肿恶
疮,疥癣。如服食过量,吐利不
止时,可以用"黍穰灰汁解之"。
(《唐本草》)

　　〔2〕有毒:苦瓠有小毒,多
食吐人。

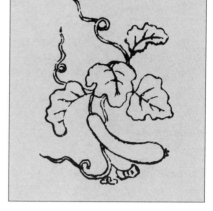

图 3-123　瓠

【译文】

　　味苦,性寒,有毒。主要
治疗头面、眼睛和四肢浮肿,
排除体内的水分。吃得过多会使人呕吐。

3-6-14　菜瓜〔1〕

味甘,寒,有毒〔2〕。利肠胃,止烦渴。不可多食。即
稍瓜。

【注释】

　　〔1〕菜瓜(图3-124):同称为菜瓜者有"生瓜"、"丝瓜"与"越瓜",
但称为"稍瓜"者仅有越瓜。越瓜,为葫芦科植物越瓜 Cucumis melo L. var.
conomon (Thunb.) Makino〔C.conomon Thunb.〕的果实。一年生攀援或
匍匐状草本。茎有棱角,被多数刺毛。叶互生,叶片卵圆形或近肾形,长
约7—12厘米,宽与长略相等,掌状3—5浅裂,中间的裂片大而圆,先端
钝,基部心形,边缘有不整齐的锯齿,叶两面被毛,叶脉掌状;叶柄长,有
刺毛。花单性同株、雄花簇生,具长梗;花萼钟状。雌花单生,花梗较短;
子房下位,卵状或长椭圆形,花柱短。柱头3,胚珠多数。瓠果肉质;长圆
筒形,外皮光滑有纵长线条,绿白色或淡绿色;果肉白色或绿色,汁多,质
脆。种子白色,细小,花期6—7月。果期7—8月。生于温热地带。我国

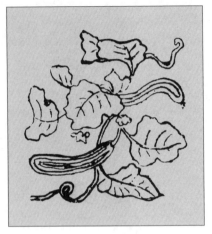

图 3-124 菜瓜

各地多有栽培。夏秋间果实成熟时采收。性味苦,寒。入肠、胃经。能利小便,解热毒。治烦热口渴、小便不利。

〔2〕有毒:应为无毒。《千金·食治》:"(越瓜)甘,平,无毒。"《中华本草》:性味甘,性寒。归胃、小肠经。可除烦热,生津液,利小便。主烦热口渴,小便不利,口疮。但脾胃虚寒者忌服。

【译文】

菜瓜味甘,性寒,有毒。调理肠胃功能正常,治疗烦渴。不可以多吃。就是"稍瓜"。

3-6-15 葫芦〔1〕

味甘,平,无毒。主消水肿,益气。

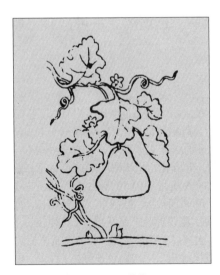

图 3-125 葫芦

【注释】

〔1〕葫芦(图 3-125):为葫芦科植物瓢瓜 Lagenaria siceraria (Molina) Standl. var. depressa Hara. 的果实。异名匏、匏瓜等。为一年生攀援草本,全株苍绿色,被软毛;卷须分枝。叶互生;叶片心状卵圆形或肾状卵圆形,长宽各约 10—40 厘米,稍有角裂或 3 浅裂,先端钝尖,边缘有短锯齿,基部心形,有长叶柄,顶端具

腺齿 2 枚。花雌雄同株，单生于叶腋；雄花柄较叶柄为长，雌花柄短；萼漏斗状，5 裂，被柔毛。果实大型，呈扁圆球形或梨形，幼时略柔软，淡绿色，熟后外皮变硬，近于白色。种子白色，多数呈倒卵状长椭圆形。花期 7—8 月。原产于印度，我国各地有栽培。幼时可以作蔬菜食用，老熟后可以作为盛器、水瓢或玩具。老熟的果皮可以入中药。性味甘，淡，平。入肺、脾、肾经。能利水，通淋。治水肿、腹胀、黄疸、淋病。

【译文】

　　葫芦味甘，性平，没有毒。主要的功效是治疗水肿，补气。

3-6-16　蘑菇[1]

味甘，寒，有毒[2]。动气，发病。不可多食。

【注释】

　　〔1〕蘑菇（图 3-126）：为黑伞科植物蘑菇 *Agaricus campestris* L. Ex Fr. 的子实体。菌盖宽 4—13 厘米，扁平球形至平展，不黏，光滑，有时后期有毛状鳞片，白色或近白色；菌肉厚，白色；柄与菌盖色同，近圆柱形，内部松软，充实，长 2.5—9 厘米，粗 8—15 毫米，菌环以下部分有丝状纤细毛或毛状鳞片，后变光滑；菌环生柄之中部，白色，膜质；菌褶离生，稍密至稠密，中部宽，近白色，后变为粉红色，最后变为黑褐色；孢子椭圆形，光滑，深紫褐色。我国各地均有栽培。新鲜的

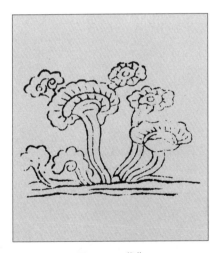

图 3-126　蘑菇

蘑菇和干的口蘑的一般组成，顺次是：可食部 97%，91%；每 100 克可食部分含水分 93 克，17 克；蛋白质 2.9 克，35.6 克、脂肪 0.2 克，1.4 克；碳水化合物 3 克，14 克；粗纤维 0.6 克，6.9 克；灰分 0.6 克，16.2 克；钙

8毫克，100毫克；磷6.6毫克，162毫克；铁1.3毫克，32毫克；硫胺素0.11毫克，0.2毫克；核黄素0.16毫克，2.53毫克；尼克酸3.3毫克，55.1毫克；维生素C_4毫克等。蘑菇中含有大量的蛋白质，游离氨基酸以及与氨基酸有关的含氮化合物。味道鲜美，营养丰富，是菌类食物中的上品。性味甘，凉。入肠、胃、肺经。能悦神，开胃，止泻，止吐。

〔2〕有毒：应为有的品种有毒。

【译文】

蘑菇味甘，性寒，有毒。能动气，引发疾病，不可以多吃。

3-6-17 菌子[1]

味苦，寒，有毒[2]。发五藏风[3]，壅经脉，动痔病[4]，令人昏闷。

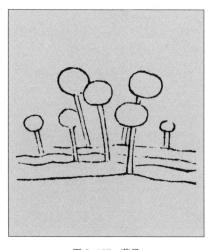

图 3-127 菌子

【注释】

〔1〕菌（jùn）子（图3-127）：即菌类植物的子实体。从图中来看古代所谓的蕈、菇、芝都属于菌子，多来源于担子菌纲的某些科属。生长在树林或草地上。地下部分无毒的可供食用，如香菇、蘑菇等。

〔2〕有毒：有的品种有毒，误食常引起严重的中毒症状，甚至引起中毒身亡。毒蕈有多种，毒性各不相同。有食后随即发生皮肤潮红、出汗、流涎，继以视力模糊、头昏目眩、呕吐、腹泻而死于虚脱者；也有在食后几小时始发生急性腹痛、呕吐、腹泻等症状，两三天后因严重肝损害，引起黄疸、昏迷而死亡者。慎重鉴别供食蕈类可避免中毒。误食后应争取及早洗胃排毒，

并按不同中毒表现对症治疗。民间常用土浆或粪汁解毒。

〔3〕五藏风：即内风。指脏腑功能失调，气血逆乱，筋脉失养，像风一样急骤、动摇而多变，故以风命名。平素所说的"中风"即内风扰动所致。但本条食菌子而引动的"五脏风"，似指某些有毒菌子导致的某些中毒反应。下文所言的"使经脉气血堵塞不畅，引发痔疮，使人昏昏沉沉"，实际上也应理解为是中毒症状。

〔4〕壅经脉，动痔病：原作"拥气动脉痔"，不通。据《食疗本草》菌子条改。

【译文】

菌子味苦，性寒，有毒。能引发五脏风，使经脉气血堵塞不畅，引发痔疮，使人昏昏沉沉。

3-6-18　木耳[1]

味苦，寒，有毒[2]。利五藏，宣肠胃壅毒气。不可多食。

【注释】

〔1〕木耳（图 3-128）：为木耳科植物木耳 *Auricularia auricula* （L.ex Hook.）Underw. 的子实体。子实体形如人耳，径约 10 厘米。内面呈暗褐色，平滑；外面淡褐色，密生柔软的短毛，湿润时呈胶质，干燥时带革质。不同大小的子实体簇生一丛，表面子实体中的担子埋于胶质中，担子分隔，通常由 4 个细胞组成，每个细胞有1 孢子梗伸出，孢子梗顶端各生 1担孢子。寄生于阴湿、腐朽的树干上。可人工栽培。全国各地均

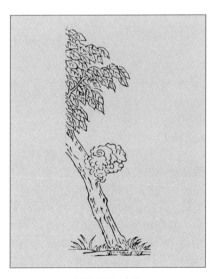

图 3-128　木耳

有栽培。干燥的木耳呈不规则的块片，多卷缩，表面平滑，黑褐色或紫褐色；底面色较淡。质脆易折断，以水浸泡则膨胀，色泽转淡，呈棕褐色，柔软而微透明，表面有滑润的黏液。气微香。以干燥、朵大、肉厚、无泥沙等杂质者为佳。每市斤木耳含蛋白质 53 克，脂肪 2 克，糖 325 克，粗纤维 35 克，灰分 29 克，钙 1 785 毫克，磷 1 005 毫克，铁 925 毫克，胡萝卜素 0.15 毫克，硫胺素 0.75 毫克，核黄素 2.75 毫克，尼克酸 13.5 毫克。糖中有甘露聚糖、甘露糖、葡萄糖、木糖、葡聚醛酸及少量的戊糖和甲基戊糖。干木耳所含磷脂为卵磷脂、脑磷脂及鞘磷脂，甾醇主要是麦角甾醇和 22，23- 二氢麦角甾醇。木耳的营养丰富，为多种食品的原辅料。性味甘，平。入胃、大肠经。能凉血，止血。治肠风、血痢、血淋、崩漏、痔疮。

〔2〕有毒：大部分古药书上说木耳味甘，性平，有小毒。古人认为木耳生于朽木，得一阴之气，故有衰精冷肾之害。另外，古人还以为木耳的有毒与无毒和生长木耳的树木有关，如《本草纲目》："木耳各木皆生，其良毒亦必随木性，不可不审。"

【译文】

木耳味苦，性寒，有毒。对五脏有益，能宣通肠胃间壅塞的毒气。不可以多吃。

3-6-19　竹笋[1]

味甘，无毒。主消渴，利水道，益气。多食发病。

【注释】

〔1〕竹笋（图 3-129）：即笋。为禾本科植物竹的嫩茎、芽。冬季在土中采掘而得的称为"冬笋"，春季采掘长出地面的称为"春笋"。我国的竹类繁多，经常食用的竹笋有 10 余种，其中毛竹笋的品质最好。毛竹笋又称毛笋，为禾本科植物毛竹 Phyllostachys pubescens Mazel ex H. de Lehaie 的苗。原植物毛竹为乔木状竹类。秆高 13—25 米，直径 10—30 厘米，秆圆筒形，着枝一侧有沟槽。笋期 12 月下旬（冬笋）至次年 4 月上旬（春笋）。花期 8—9 月。多为栽培，分布于长江流域及南方各地。毛笋每 100 克可食部分中，含水 88 克，蛋白质 2.6 克，脂肪 0.2 克，碳水化合物 7.0 克，磷

76 毫克, 钙 10 毫克, 铁 0.5 毫克。性味,《本草纲目》:"甘,寒"。其功用与主治:汪颖《食物本草》:"治小儿痘疹不出,煮粥食之,解毒。"《食物宜忌》:"消痰,滑肠,透毒,解醒,发痘疹。"《纲目拾遗》:"利九窍,通血脉,化痰涎,消食胀。"

【译文】

竹笋味甘,没有毒。主要治疗消渴,通利水道,补气。吃得过多能引发疾病。

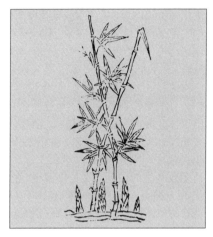

图 3-129　竹笋

3-6-20　蒲笋[1]

味甘, 无毒。补中, 益气, 治血脉。

【注释】

〔1〕蒲 笋(图 3-130): 为香 蒲 科 植 物 长 苞 香 蒲 *Typha angustata* Bory et Chaub、狭 叶 香蒲 *Typha angustifolia* L.、宽 叶 香蒲 *Typha latifolia* L. 以 及 线 叶 香蒲 *Typha davidiana* Hand.-Mazz.、小 香 蒲 *T.minima* Funk.、东 方 香蒲 *T.orientalis* Presl 等同属多种植物的带有部分嫩茎的根茎。① 狭叶香蒲:多年生草本,高 1.5—3 米。根茎匍匐,须根多。叶狭线形,宽 5—8 毫米,稀达 10 毫米。花小,单性,雌雄同株;穗

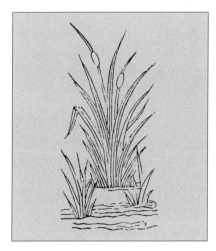

图 3-130　蒲笋

状花序长圆柱形，褐色；雌雄花序离生，雄花序在上部，长 20—30 厘米，雌花序在下部，长 9—28 厘米，具叶状苞片，早落；雄花具雄蓝 2—3，基生毛较花药长，充端单一或 2—3 分叉，花粉粒单生；雌花具小苞片，匙形，较柱头短，茸毛早落，约与小苞片等长，柱头线形或线状长圆形。果穗直径 10—15 毫米，坚果细小，无槽，不开裂，外果皮下分离。花期 6—7 月，果期 7—8 月。② 宽叶香蒲：与狭叶香蒲区别在于：叶阔线形，长约 1 米，宽 10—15 毫米，光滑无毛，基部鞘状，抱茎。穗状花序圆柱形，雌雄花序紧相连接，雄花序在上长 8—15 厘米，雌花序长约 10 厘米，直径约 2 厘米，具 2—3 片叶状苞片，早落；雄花具雄蕊 3—4，花粉粒为 4 合体；雌花基都无小苞片，具多数基生的白色长毛。果穗粗，坚果细小，常于水中开裂，外果皮分离。③ 东方香蒲：与前两种不同点在于：叶条形，宽 5—10 毫米，基部鞘状抱茎。穗状花序圆柱状，雄花序与雌花序彼此连接；雄花序在上，长 3—5 厘米，雄花有雄蕊 2—4，花粉粒单生；雌花序在下，长 6—15 厘米，雌花无小苞片，有多数基生的白色长毛，毛与柱头近等长，柱头匙形，不育雌蕊棍棒状。小坚果有一纵沟。④ 长苞香蒲：与以上种类区别在于：叶条形，宽 6—15 毫米，基部鞘状，抱茎。穗状花序圆柱状，粗壮，雌雄花序共长达 50 厘米，雌花序和雄花序分离；雄花序在上，长 20—30 厘米，雄花具雄蕊 3，毛长于花药，花粉粒单生；雌花序在下，比雄花序为短，雌花的小苞片与柱头近等长，柱头条状长圆形，小苞片及柱头均比毛长。小坚果无沟。性味甘，凉，能清热凉血，利水消肿。治孕妇劳热、胎动下血、消渴、口疮、热痢、淋病、白带、水肿、瘰疬。

【译文】

蒲笋味甘，性平，没有毒。补养中焦脾胃，补气，能治疗血脉方面的疾病。

3-6-21　藕[1]

味甘，平，无毒。主补中，养神，益气，除百[2]疾，消热渴，散血。

【注释】

〔1〕藕（图 3-131）：为睡莲科植物莲 *Nelumbo nucifera* Gaertn. 的肥大

根茎。肥厚横走，外皮黄白色，节
部缢缩，生有鳞叶与不定根，中空
而有许多条纵行的管。藕（根茎）
含淀粉、蛋白质、天门冬素、维生
素 C。还含焦性儿茶酚、d- 没食
子儿茶精、新绿原酸、无色矢车菊
素、无色飞燕草素等多酚化合物，
以及过氧化酶。性味甘，寒。入
心、脾、胃经。生用：清热、凉血、
散瘀。治热病烦渴、吐血、衄血、
热淋。熟用：健脾、开胃、益血、
生肌、止泻。

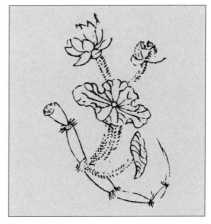

图 3-131　藕

〔2〕百：原脱，诸本同，现
据《本草经》"藕实味甘，平、寒，
无毒。主补中，养神，益气力，除百疾，久服轻身耐老，不饥延年"条补。

【译文】

味甘，性平，没有毒。主要的功效是补益中焦脾胃，补养精神，
增强人的气力，消除各种疾病，治疗热渴，消散瘀血。

3-6-22　山药〔1〕

味甘，温，无毒。补中益气，治风眩，止腰痛，壮
筋骨。

【注释】

〔1〕山药（图 1-132）：为薯蓣科植物薯蓣 *Dioscorea opposita* Thunb.
的块茎。原植物为多年生缠绕草本。块茎肉质肥厚，略呈圆柱形，垂直生
长，长可达 1 米，直径 2—7 厘米，外皮灰褐色，生有须根。茎细长，蔓性，
通常带紫色，有棱，光滑无毛。叶对生或 3 叶轮生，叶腋间常生珠芽（名零
余子）；叶片形状多变化，三角状卵形至三角状广卵形。花单性，雌雄异
株；花极小，黄绿色，成穗状花序。蒴果有 3 翅，果翅长几等于宽。种子

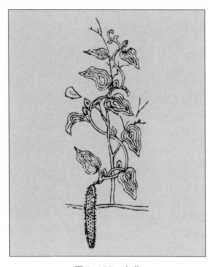

图 3-132　山药

扁卵圆形，有阔翅。花期7—8月。果期9—10月。生山野向阳处。现各地均有栽培。署蓣的藤和珠芽亦供药用。药材分为毛山药和光山药。一般以河南博爱、沁阳、武陟、温县等地（古怀庆所属）所产的质量最佳，习惯上称之为"怀山药"。块茎含皂甙、黏液质、胆碱、淀粉、糖蛋白和自由氨基酸，还含有止权素、多酚氧化酶、维生素C，黏液中含有甘露聚糖与植酸。鲜品通常可以制作成蜜饯、糖葫芦、拔丝，也可蒸煮食或作为蔬菜与其他料物一同炒食。干品则多作为药材。山药性味甘、平。入肺、脾、肾经。能健脾，补肺，固精，益精。治脾虚泻、久痢、虚劳咳嗽、消渴、遗精、带下、小便频数。

【译文】

　　山药味甘，性温，没有毒。主要的功效是补中益气，治疗风眩，止腰部痛疼，能强壮筋骨。

3-6-23　芋[1]

　　味辛，平，有毒[2]。宽肠胃，充肌肤，滑中[3]。野芋[4]不可食。

【注释】

　　〔1〕芋（图3-133）：即芋头。为天南星科植物芋 Colocasia esculenta（L.）Schott 的块茎。原植物为多年生草本。地下有卵形至长椭圆形的块茎，褐色，具纤毛。叶基生，常4—5片簇生；叶身阔大，质厚，盾形，叶柄长而肥大，绿色或紫红色。花茎1—4枚，由叶鞘基部抽出，各生1肉穗花序，顺

次开放，长约 30 厘米。佛焰苞长约 20 厘米，淡黄色。肉穗花序在苞内呈椭圆形，短于佛焰苞，具短附属体；上部生多数黄色雄花，占花穗之半，下部生绿色雌花，约占花穗的 1/4，中性花位于中部，亦占花穗的 1/4，花期 8 月。8—9 月间采挖，去净须根及地上部分，洗净，晒干。其中间母根（块茎）俗称芋头，旁生小者为芋子。块茎富含蛋白质、淀粉、钙、磷、铁、钾、镁、钠；维生素 C 和 A 的含量甚少，但含维生素 B_1、B_2 较多。性味甘辛，平。一般古医书多认为其

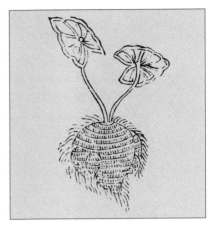

图 3-133　芋

生食有毒。能消疬散结。治瘰疬、肿毒、腹中癖块、牛皮癣、汤火伤。

〔2〕有毒：应为野芋有毒。

〔3〕滑中：中即中焦脾胃。脾胃功能低下，可出现滑脱的一系列症状，如泄泻不止、形寒气短等。能引起脾胃出现滑脱症，叫做滑中。

〔4〕野芋：为天南星科植物野芋 Colocasia antiquorum Schottet Endl. 的根茎。原植物为多年生草本。根茎球状。上生褐色的纤毛。叶基生，有肉质长柄；叶片大而厚，呈卵状广椭圆形，先端较尖，基部耳形，全缘，带波状。花单性，黄白色，成肉穗花序，雌花生于下部，外有佛焰苞。浆果橙红色，内有坚硬的种子 2 颗。花期夏季。生于林阴、溪边等处。性味辛、寒、有毒。治乳痈、肿毒、麻风、疥癣、跌打损伤、蜂螫伤。

【译文】

芋味辛，性平，有毒。能使肠胃通畅，肌肉丰满，滑中。野芋有毒，不可以吃。

3-6-24　莴苣[1]

味苦，冷，无毒。主利五藏，开胸膈壅气，通血脉。

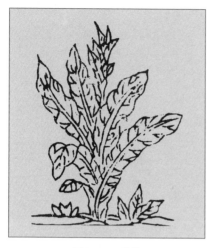

图 3-134 莴苣

〔1〕莴苣（图 3-134）：为菊科植物莴苣 *Lactuca sativa* L. 的茎、叶。一年或二年生草本。茎直立，光滑无毛，嫩时呈棍棒状，肥大如笋，肉嫩脆味美。如不采收，则逐渐伸长而成花茎，于上部分枝开花。茎生叶互生，基部耳状抱茎。头状花序有长梗，排列成顶生的圆锥状花丛。瘦果卵形，扁平，每面具 3 条突出的纵棱，先端具喙。种子黑褐色或灰白色。花期夏季。原产地中海沿岸，全国大部分地区均有栽培。为常见的蔬菜之一，可生食或制成酱菜，也可用炒、烧等方法熟食。通常食用的莴苣，在品种方面有白莴笋、花叶莴笋、尖叶莴笋、紫叶莴笋等，大抵均因形色而有所区别。也可分为叶用莴苣和茎用莴苣。莴苣性味苦甘，凉。可用于治疗小便不利、尿血、乳汁不通。

【译文】

莴苣味苦，性冷，没有毒。主要的功效是对五脏有利，宣通胸膈间壅塞之气，使血脉畅通。

3-6-25　白菜[1]

味甘，温[2]，无毒。主通利肠胃，除胸中烦，解酒渴。

【注释】

〔1〕白菜（图 3-135）：为十字花科植物白菜 *Brassica chinensis* L. 的幼株。原植物为一年生或二年生草本。基生叶坚挺而亮，倒卵形或阔倒卵形，茎生叶基部垂耳形，抱茎。花淡黄色，聚生于总状花序之顶端，且冠盖着未开放的花芽；萼片 4，分离；花瓣 4，成十字形排列；雄蕊通常 6 枚，4 强；

子房上位，柱头头状。角果细长，长 3—7 厘米，厚 3—4 毫米，顶端渐狭而成一长 8—12 毫米的喙。花期春季。全国各地广为栽培。原产我国，是主要蔬菜之一。白菜每 100 克食部含蛋白质 1.1 克，脂肪 0.1 克，碳水化合物 2 克，粗纤维 0.4 克，灰分 0.8 克，钙 86 毫克，磷 27 毫克，铁 1.2 毫克，胡萝卜素 1.03 毫克，硫氨素 0.03 毫克，核黄素 0.08 毫克，尼克酸 0.6 毫克，抗坏血酸 36 毫克。性味甘，平。能解热除烦，通利肠胃。治肺热咯，便秘，丹毒，漆疮。

〔2〕温：多数药书说其性"平"。

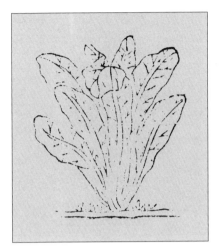

图 3-135　白菜

【译文】

　　白菜味甘，性温，没有毒。主要的功效是使肠胃的消化、排泄功能正常，解除胸中的烦闷，治疗饮酒过量而造成的口渴。

3-6-26　蓬蒿[1]

味甘，平，无毒。主通利肠胃，安心气，消水饮[2]。

【注释】

　　〔1〕蓬蒿（图 3-136）：从原书插图上看，不似蓬蒿而像白蒿；但从功用上看，与《食疗本草》的蓬蒿条内容及功用相同。蓬蒿，即茼蒿。为菊科植物茼蒿 Chrysanthemum coronarium L. var. spatiosum Bailey 的茎叶。原植物为一年生草本，高可达 1 米。茎直立，光滑，柔软，富肉质。叶互生，无柄，椭圆形、倒卵状披针形或倒卵状椭圆形，边缘有不规则的深齿裂或羽裂。头状花序单生于枝端，直径约 4—6 厘米；花杂性。瘦果长三棱形，长约 3 毫米，有棱角。花期春季。全国大部分地区有栽培。

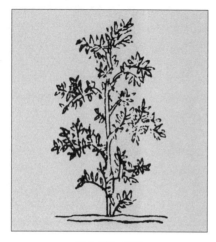

图 3-136 蓬蒿

冬、春季均可采收。其嫩茎、叶可炒食,煮食,亦可加入调味料凉拌生食。为冬、春、夏季常用的蔬菜。茼蒿含有丝氨酸、天门冬氨素、苏氨酸、丙氨酸、脯氨酸、谷氨酰胺、缬氨酸、亮氨酸、酪氨酸、天冬氨酸、谷氨酸、β-丁氨酸、苯丙氨酸等。性味甘,平。入脾、胃经。能和肠胃,利二便,消痰饮。

〔2〕水饮:水饮是脏腑病理变化过程中的渗出液。水和饮的区别是,稀而清者为水,稀而粘者为饮,名实异同,故常水饮并称。

【译文】

蓬蒿味甘,性平,没有毒。主要的功效是使肠胃畅通、功能正常,安定心气,治疗水饮。

3-6-27 茄子[1]

味甘,寒,有小毒。动风,发疮及痼疾。不可多食。

【注释】

〔1〕茄子(图 3-137):为茄科植物茄 *Solanum melongena* L. 的果实。原植物为一年生草本。茎直立,粗壮,高 60—100 厘米,基部木质化,上部分枝,绿色或紫色,无刺或有疏刺,全体被星状柔毛。单叶互生;叶片卵状椭圆形;叶柄长 2—5 厘米。聚伞花序侧生,仅含花数朵。浆果长椭圆形、球形或长柱形,深紫色,淡绿色或黄白色,光滑;基部有宿存萼。花期 6—8 月,花后结实。全国大部分地区均有栽培。原产印度。果供食用,是夏季重要的蔬菜之一。营养丰富,物美价廉。其根、叶、花均可入中药。果实含有脂肪、蛋白质、糖类及多种维生素,尤其是含有一般蔬菜所没有的维生素 P,还含有葫芦巴碱、水苏碱、胆碱、龙葵碱等多种生物碱。种子

中龙葵碱的含量最高，为 1.2%—1.5%。果皮含色素茄色甙、紫苏甙，以及飞燕草素 -3- 葡萄糖甙、飞燕草素 -3、5- 二葡萄糖甙等。性味甘，凉。入脾、胃、大肠经。能清热，活血，止痛，消肿。治肠风下血、热毒疮痈、皮肤溃疡。本条仅说茄子的不足之处，显然是不全面的。

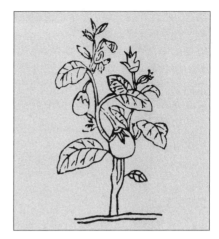

图 3-137　茄子

【译文】

　　茄子味甘，性寒，有小毒。能动风气，引发疮痈以及长期难以治愈的老病。不可以多吃。

3-6-28　苋[1]

　　味苦，寒，无毒。通九窍。苋子益精。菜，不可与鳖同食[2]。

【注释】

　　〔1〕苋（图 3-138）：为苋科植物苋 *Amaranthus mangostanus* L. 的茎叶。原植物为一年生草本，茎直立，分枝较少，枝绿色，高 80—150 厘米。叶互生；叶柄长 3—10 厘米；叶片菱状广卵形或三角状广卵形，有绿色、红色、暗紫色或带紫斑等。花序在下部者呈球形，上部呈稍断续的穗状花序，花黄绿色，单性，雌雄同株。胞果椭圆形，萼片宿存，长于

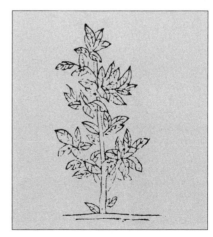

图 3-138　苋

果实，熟时环状开裂，上半部成盖状脱落。种子黑褐色，近于扁圆形，两面凸，平滑有光泽。花期5—7月。各地有栽培。我国为苋的原产地之一，在甲骨文中已有"苋"字。现在全世界苋属植物约有四百种。我国通常食用的有紫苋、绿苋、刺苋等。作为蔬菜，苋菜含有较多的蛋白质、维生素和大量的钙、铁等。尤其是维生素C的含量较高，嫩叶含99—121毫克%，较老叶含119—178毫克%。仅次于含量最高的辣椒。可以炒食、也可做成汤菜或汤粥。性味甘，凉。能清热，利窍。治赤白痢疾、二便不通。苋的根、种子可入中药。

〔2〕不可与鳖同食：存疑待考。

【译文】

苋味苦，性寒，没有毒。能使人的九窍通畅。苋菜籽能补益男子的精气。相传苋菜不可以与鳖一同吃。

3-6-29 芸苔〔1〕

味辛，温，无毒。主风热，丹毒，乳痈〔2〕。

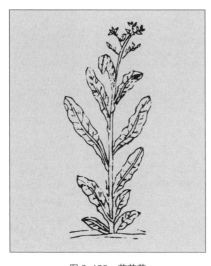

图 3-139 芸苔菜

【注释】

〔1〕芸苔（图3-139）：为十字花科植物油菜 Brassica campestris L. 的嫩茎叶。原植物为一年生或二年生草本，高1米左右。茎粗壮，无毛或稍被微毛。基生叶及下部茎生叶呈琴状分裂，茎中部及上部的叶倒卵状椭圆形或长方形，半抱茎。花序成疏散的总状花序；萼片4，花瓣4，排列成十字形。长角果，长2—4厘米，直径约5毫米。种子多数，黑色或暗红褐色，有时亦有黄色，近圆球形，直径约3毫米。花期3—5月。果期4—6月。全国各地均

有栽培。芸苔为我国主要的油料与蜜源作物之一。叶为普通蔬菜，一般在幼嫩时食用。含蛋白质、脂肪、碳水化合物、钙、磷、铁及维生素 B、C 等营养成分，并含有少量的槲叶和维生素 K。芸苔性味辛，凉。能散血、消肿。治劳伤吐血、血痢、丹毒、热毒疮、乳痈。

〔2〕乳痈：病名。出《肘后方》。又名吹乳、妒乳、吹奶。即急性乳腺炎。多由肝气郁结，胃热壅滞而成。初起乳房出现硬结，胀痛，乳汁不畅，全身可有恶寒发热；继则肿块增大，剧痛，寒热不退，酝酿成脓。

【译文】

　　芸苔味甘，性温，没有毒。主要的功效是治疗风热性的丹毒，妇女乳痈。

3-6-30　菠薐[1]

味甘，冷，微毒。利五藏，通肠胃热，解酒毒。即赤根。

【注释】

〔1〕菠薐(léng，图 3-140)：即菠菜。为藜科植物菠菜 *Spinacia oleracea* L. 的带根全草。为一年生草本，全体光滑，柔嫩多水分。幼根带红色。叶互生，戟形或三角状卵形；花序上的叶变为披针形；具长柄。花单性，雌雄异株；胞果，硬，通常有 2 个角刺。花期夏季。原产波斯，我国各地均有栽植。为主要的绿叶蔬菜之一。含钙较多，但因与草酸化合，不易为人体所吸收。所以一般做菜时，应先把菠菜放在开水中焯一下，去掉其草酸后再炒食或做成汤等

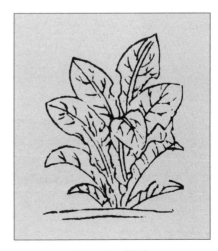

图 3-140　菠薐菜

食用。性味甘,凉。能养血,止血,敛阴,润燥。治衄血、便血、坏血病、消渴引饮、大便涩滞。

【译文】

　　菠薐味甘,性冷,有轻微的毒性。对五脏有利,宣通肠胃中积聚的热邪,解酒毒。就是"赤根"。

3-6-31　莙荙[1]

味甘,寒,无毒。调中下气,去头风,利五藏。

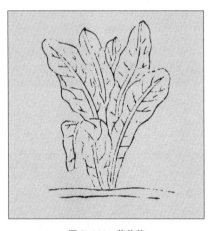

图 3-141　莙荙菜

【注释】

　　〔1〕莙(jūn)荙(图3-141):为藜科植物莙达菜 *Beta vulgaris var.cicla* L. 的茎、叶。一年或二年生草本,光滑无毛。茎高 30—100厘米,至开花时始抽出。叶互生;有长柄;根生叶卵形或矩圆状卵形,茎生叶菱形、卵形、倒卵形和矩圆形,较小,最顶端的变为线形的苞片;叶片肉质光滑,淡绿或浓绿色,亦有紫红色者。花小,两性,绿色,无柄,单生或 2—3 朵聚生,为一长而柔弱、开展的圆锥花序。果通常聚生,由 2 或多花的基部合生而成,且形成一极不规则的干燥体;每一种子即含于花盘及花被所形成的硬壳内。种子横生,圆形或肾形。花期 5—6 月。果期 7 月。我国南方、西南地区常见栽培。为常用蔬菜,可炒、可烧、可烩。营养丰富,柔滑香美。性味甘,凉。能清热解毒,行瘀止血。治麻疹透发不快、热毒下痢、闭经淋浊、痈肿伤折。

【译文】

　　莙荙味甘,性寒,没有毒。主要的功效是调理脾胃的功能,下气，治疗头风，对五脏有利。

3-6-32　香菜[1]

味辛，平，无毒。与诸菜同食，气味香，辟腥。

【注释】

　　〔1〕香菜（图 3-142）：通常可以称之为香菜的有芫荽和罗勒。因芫荽前面已作论述，所以此处所指当为罗勒。香菜为唇形科植物罗勒 *Ocimum basilicum* L. 的全草。为一年生直立草本，全体芳香，高 20—70 厘米。茎四方形，上部多分枝，表面通常紫绿色，被柔毛。叶对生，卵形或卵状披针形，叶柄长 0.7—2 厘米。轮伞花序顶生，呈间断的总状排列，每轮生花 6 朵，或更多；花轴长而被有密柔毛；小坚果 4 粒，卵形至矩圆形，长约 2 毫米，暗褐色。花期 7—9 月。果期 8—10 月。原产

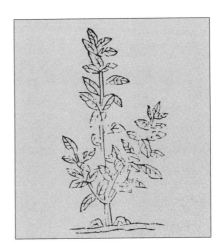

图 3-142　香菜

热带亚洲和非洲。我国南中部、南部和东部都有栽培，种子繁殖。茎叶中含有芳香油，其主要成分为罗勒烯、α-蒎烯、1，8-桉叶素、芳樟醇、甲基胡椒酚、丁香油酚、茴香醚、桂皮酸辛酮 -3 及糠醛等。其味异常芳香，常作为香辛料使用，驱避鱼肉的腥气和怪味。香菜性味辛，温。能疏风行气，化湿消食，活血，解毒。治外感头痛、食胀气滞、脘痛、泄泻、月经不调、跌打损伤、蛇虫咬伤、皮肤湿疮、瘾疹瘙痒。民间有用其鲜叶代茶泡饮，用于消食、去暑、健胃。

【译文】

　　香菜味辛，性平，没有毒。可以与各种菜一同吃，香菜的气味很香，可以消除菜肴中的腥气。

3-6-33 蓼子[1]

味辛，温，无毒。主明目，温中，耐风寒，下水气。

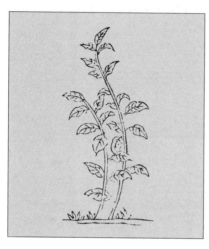

图 3-143 蓼子

【注释】

〔1〕 蓼 子（图 3-143）：为蓼科植物水蓼 *Polygonum hydropiper* L.〔*Persicaria hydropiper*（L.）Spach〕的果实。原植物水蓼，为一年生草本，高20—80 厘米，直立或下部伏地。茎红紫色，无毛，节常膨大，且具须根。叶互生，披针形或椭圆状披针形；托鞘膜质，筒状，有短缘毛；叶柄短。穗状花序腋生或顶生，细弱下垂。瘦果卵形扁平，少有 3 棱，长 2.5 毫米，表面有小点，黑色无光，包在宿存的花被内。花期 7—8 月。生长在湿地、水边。我国大部分地区有分布。蓼子一般在秋季果实成熟时采收，除去杂质，置通风干燥处。味辛，苦，性平。能温中利水，破瘀散结。治吐泻腹痛、症积痞胀、水气浮肿、痈肿疮疡、瘰疬。其嫩芽可以作为蔬菜，与肉一同炒食或制成"五辛盘"。

【译文】

蓼子味辛，性温，没有毒。主要的功效是使眼睛明亮，温暖中焦脾胃，增强人对风寒的耐受力，驱逐体内的水气。

3-6-34 马齿[1]

味酸，寒，无毒。主青盲[2]、白翳[3]，去寒热，杀诸虫[4]。

【注释】

〔1〕马齿（图 3-144）：为马齿苋科植物马齿苋 *Portulaca oleracea* L. 的全草。一年生肉质草本，全株光滑无毛，高 20—30 厘米。茎圆柱形，平卧或斜向上，由基部分岐四散，向阳面常带淡褐红色或紫色。呈互生或对生，叶柄极短，叶片肥厚肉质，倒卵形或匙形，长 1—3 厘米，宽 5—14 毫米，先端钝圆，有时微缺，基部阔楔形，全缘，上面深绿色，下面暗红色。花两性，较小，黄色，通常 3—5 朵，丛生枝顶叶腋。蒴果短圆锥形，棕色，盖裂；种子多数，黑褐色，表面具细点。花期 5—9 月。果期 6—10 月。生长于田野、荒芜地及路旁。我国大部分地区都有分布。为民间经常食用的野菜，部分地区有除夕夜吃马齿菜（长命菜）的习俗。全草含大量去甲肾上腺素（2.5 毫克／克鲜草）和多量钾盐。此外还含有二羟基苯乙胺、二羟基苯丙氨酸、苹果酸、柠檬酸、谷氨酸、天冬氨酸、丙氨酸及蔗糖、葡萄糖、果糖、生物碱、黄酮类、强心甙和蒽醌甙。性味酸，寒。入大肠、肝、脾经。能清热解毒，散血消肿。治热痢脓血、热淋、血淋、带下、痈肿恶疮、丹毒、瘰疬。

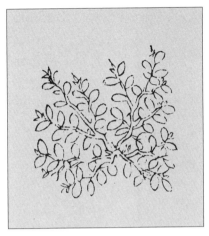

图 3-144　马齿菜

〔2〕青盲：病症名。多因肝肾亏衰，精血虚损，目窍萎缩所致。《诸病源候论》："青盲者，谓眼本无异，瞳子黑白分明，直不见物耳。"指眼外观无异常而逐渐失明者。相当于视神经萎缩。

〔3〕白翳：翳之色白者称白翳。翳，凡眼内、外障眼病所生遮蔽视线影响视力的症状皆可称翳。

〔4〕杀诸虫：《全国中草药汇编》：止痢杀菌。主治痢疾、肠炎、腹泻、湿热性黄疸。

【译文】

马齿菜味酸，性寒，没有毒。主要的功效是治疗青盲，眼睛里生有白色的翳状物，能驱除体内的寒邪和热邪，杀灭各种寄生虫。

3-6-35 天花[1]

味甘，平，有毒。与蘑菇稍相似，未详其性。生五台山[2]。

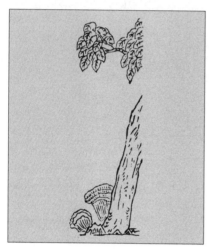

图 3-145 天花

【注释】

〔1〕天花（图 3-145）：又称天花蕈。外形与蘑菇稍相似，也是一种食用菌，但由于古人对真菌不能进行细致的分类，所以天花究竟应为何物还有待考证。

〔2〕五台山：位于山西省东北部。东北—西南走向，长约百余公里。由古老结晶岩构成。北部割切深峻，五峰耸立，峰顶平缓。主峰北台，海拔 2 893 米。山上多佛寺，主要的有显通寺、塔院寺、菩萨顶、殊像寺等，还有唐代南禅寺大殿和佛光寺。与普陀、九华、峨眉合称我国佛教四大名山。因夏无炎暑，佛教称为清凉山。

【译文】

天花味甘，性平，有毒。外形与蘑菇有点相似，具体的功效不太清楚。生长在五台山。

3-6-36 回回葱[1]

味辛，温，无毒。温中，消谷，下气，杀虫。久食发病。

【注释】

〔1〕回回葱（图 3-146）：为百合科植物胡葱 *Allium ascalonicum* L. 的鳞茎。为多年生宿根草本。鳞茎细长，纺锤形或圆形，外被赤褐色或铜赤

色鳞茎皮。冬季生叶，夏季枯萎，叶圆筒形，细长，长可达 30 余厘米，先端尖，绿色，柔软。花茎中空，伞形花序顶生。种子黑色。花期 3—4 月。我国中部、南部有栽培。性味辛，温。主要的功效是温中，下气。治水肿、胀满、肿毒。也可作蔬菜及调味佐料用。

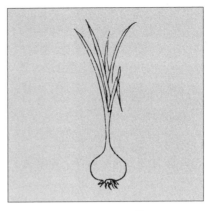

图 3-146　回回葱

【译文】

　　回回葱味辛，温，没有毒。主要的功效是温暖中焦脾胃，能帮助消化，下气，杀虫。长期食用会引发疾病。

3-6-37　甘露子[1]

味甘，平，无毒。利五藏，下气，清神。名滴露。

【注释】

　　〔1〕甘露子（图 3-147）：为唇形科植物草石蚕 *Stachyas sieboldi* Miq. 的块茎或全草。为多年生草本，直立，基部有匍匐枝，枝端有螺丝形的块茎。茎高 30—60 厘米，方形，四棱，上有倒生的长刺毛。叶对生；叶片卵形或长椭圆形，叶柄长 1—5 厘米。花 2—6 轮，每轮有花 3—6 朵，集成间断的穗形总状花序，顶生于枝梢。小坚果黑色。花期 5—6 月。果期 6—7 月。生长于湿润地或水边，分布较广。有野生也有栽培。

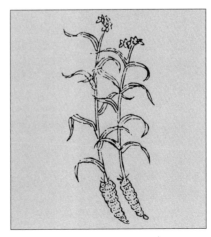

图 3-147　甘露子

块茎中含有蛋白质、脂肪、碳水化合物、粗纤维及钙、磷、铁等。全草含水苏碱、胆碱、水苏糖。其块茎可以蒸煮后食用，味道与百合相近。也可腌渍成小菜，品种有咸螺丝菜、酱螺丝菜、虾油螺丝菜、宝塔菜、糖醋宝塔菜等。可入中药。《陆川本草》认为其："滋养强壮，清补肺金，功类冬虫草。"《贵州草药》认为其："性平，味甘微辛。"能治风热感冒，虚劳咳嗽，小儿疳积。

【译文】

甘露子味甘，性平，没有毒。对五脏有益，下气，使头脑清醒。又叫"滴露"。

3-6-38 榆仁[1]

味辛，温，无毒。可作酱[2]，甚香美。能助肺气，杀诸虫。

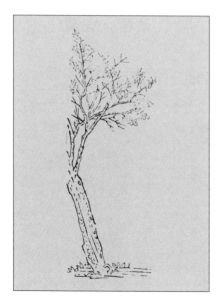

图 3-148 榆仁

【注释】

〔1〕榆仁（图 3-148）：为榆科植物榆树 *Ulmus pumila* L. 的果实或种子。外形圆薄如钱，又称榆钱。4—6 月果实成熟时采收，除去翅，晒干。榆仁可以制成糜羹，也可与玉米面、葱、盐混合后用油炒熟，制成"炒疤拉"。也可生食。其性味微辛，平，无毒。能清湿热，杀虫。治妇女白带、小儿疳热羸瘦。

〔2〕酱：榆仁酱，用榆仁和面粉等制成的酱。《本草纲目》："取榆仁水浸一伏时，袋盛，揉洗去涎，以蓼汁拌晒，如此七次，同发过面曲，如造酱法，下盐晒之。每一升，曲四斤，盐一斤，水五

斤。"榆仁酱现代仍有生产，其工艺及设备都有较大改进。性味：《本草纲目》："辛，温，无毒。"功用：《食疗本草》："能助肺气，杀诸虫，下气，令人能食。又心腹间恶气，内消之，陈者尤良。又涂诸疮癣妙。又卒患冷气心痛，食之瘥，并主小儿痫，小便不利。"

【译文】

榆仁味辛，性温，没有毒。可以制成榆仁酱，味道非常香美。能帮助肺气在体内运行，杀灭各种寄生虫。

3-6-39　沙吉木儿[1]

味甘，平，无毒。温中，益气，去心腹冷痛。即蔓菁根。

【注释】

〔1〕沙吉木儿（图3-149）：即蔓菁的根。原植物及有关内容可参见本书3-6-2蔓菁条。沙吉木儿，常用蔬菜之一，可生食也可熟食。肉质，球形、扁圆形或有时长椭圆形。可入中药。治卒毒肿起、急痛、疔肿有根、豌豆疮，以及男子阴肿大、核痛等。

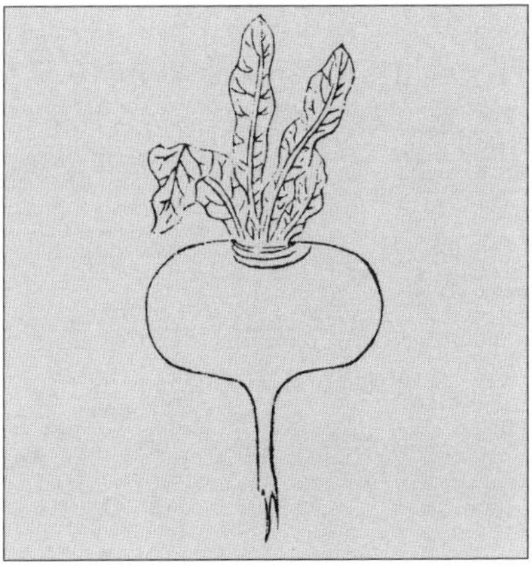

图3-149　沙吉木儿

【译文】

沙吉木儿味甘，性平，没有毒。能温暖中焦脾胃，补气，消除心腹中的冷痛。沙吉木儿就是蔓菁的根。

3-6-40　出莙荙儿[1]

味甘，平，无毒。通经脉，下气，开胸膈。即莙达根也。

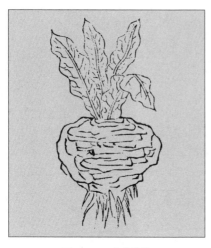

图 3-150 出莙荙儿

【注释】

〔1〕出莙荙儿（图 3-150）：为藜科植物莙菜 *Beta vulgaris* L. varcruenta Alef. 的根。又名糖萝卜。二年生或多年生草本，高60—120 厘米。根肉质肥厚，圆锥形或纺锤形，外皮紫红色或黄白色。茎直立，有沟纹，光亮。基生叶矩圆形，有粗壮的长叶柄；茎生叶较小，菱形或卵形。花序圆锥状；花小，黄绿色，通常 2 个或数个聚生。果聚生，球状，褐色；种子横生，扁平，双凸镜状，种皮革质，红褐色，光亮。原产南欧，我国普遍栽培，以东北及内蒙古栽培较多。肉质根用作蔬菜，可生食、炒食也可刻制成花形作为盘饰。其叶一般用作饲料。根含甜菜碱 0.57%—0.70%；糖 19%—20%，其中主要为蔗糖、果糖和棉子糖；另含戊聚糖、果胶、纤维素、淀粉。此外还含有多种氨基酸、有机酸、水溶性维生素等。

【译文】

出莙荙儿味甘，性平，没有毒。有利于经脉中气血的通畅，下气，消除胸膈间的胀闷。

3-6-41　山丹根[1]

味甘，平，无毒。主邪气腹胀，除诸疮肿。一名百合。

【注释】

〔1〕山丹根（图 3-151）：为百合科植物山丹 *Lilium pucmilum* DC. 的鳞茎。多年生草本，高 20—60 厘米。鳞茎圆锥形或长卵形，直径 1.8—3.5 厘米，具薄膜，鳞瓣长圆形或长卵形，长 2—3.5 厘米，宽 0.7—1.2 厘米，白色。叶散生于茎中部，无柄；叶片条形，长 3—10 厘米，宽 1—3 毫米，无

毛，先端锐尖，基部渐窄，有1条
明显的脉。花一至数朵，生于茎
顶或在茎端叶腋间，俯垂，鲜红色
或紫红色；花被片6片，长3—
4.5厘米，宽5—7厘米，内花被片
稍宽，反卷，无斑点或有少数斑
点，蜜腺两边有乳头状突起；雄
蕊6个，短于花被，花丝无毛，花
药长椭圆形，黄色，具红色花粉
粒；子房圆柱形，长约9毫米，
花柱比子房长1.5—2倍。蒴果
长圆形。花期7—8月，果期8—
10月。生长于山坡、丘陵草地
或灌木丛中。分布吉林、辽宁、
内蒙古、河北、河南、山东、江

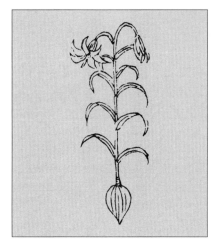

图 3-151　山丹根

苏、江西、湖南、湖北、陕西、四川、贵州等地。鳞茎可食，含有蛋白质、
脂肪、碳水化合物、粗纤维、钙、磷、铁等营养成分。可与米一同煮熬成
粥，也可与肉一同煮食，还可制成百合干或制成百合粉。性味甘苦，凉。能
除烦热，润肺，止咳，安神。治虚劳咳嗽、吐血、心悸、失眠、浮肿。

【译文】

　　山丹根味甘，性平，没有毒。主要治疗因外界邪气侵入体内而
造成的腹胀，能消除各种疮肿。别名叫做"百合"。

3-6-42　海菜[1]

　　味咸，寒，微腥，无毒。主瘿瘤[2]，破气核、痈肿。
勿多食。

【注释】

　　〔1〕海菜：从广义上讲，海菜应为海带科植物海带、翅藻科植物昆布
和裙带菜的叶状体。从本书的插图（图3-152）和性味来看，此处的海菜

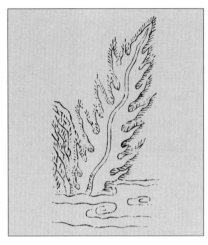

图 3-152　海菜

应为裙带菜 Undaria pinnatifida（Harv.）Sur. 的叶状体。原植物为多年生大型褐藻，植物体长约 1—2 米，宽可达 1 米。根状固着器纤维状，叉状分枝。叶状体扁平，棕褐色，柔革质，上面散布许多黑色小斑，全面密生黏液腺。春季在柄的两侧着生木耳状、厚而富含胶质的重叠折皱，内含孢子囊群，产生多数游孢子。生于低潮线以下 1—4 米深处的岩石上。分布于浙江、福建、辽宁等沿海地区。裙带菜含碘、溴、钙约 18%、藻胶酸、1, 4- 噻嗪烷 -3- 羧酸 S - 氧化物、核黄素、维生素、丙氨酸、甘氨酸、脯氨酸、别异亮氨酸等氨基酸、有机酸等。裙带菜可以与肉一起炖食，或煮熟后切成细丝加入酱油、醋、味精、盐等调味品制成凉拌菜等。一般利用其所含的碘、碘化物来纠正由缺碘而引起的甲状腺机能不足，同时也可以暂时抑制甲状腺功能亢进的新陈代谢率而减轻症状，但不能持久，可做手术前的准备。

〔2〕瘿瘤：病名。出《中藏经》。瘿与瘤的合称。或单指瘿。瘿，又名大脖子。《说文》：瘿，"颈瘤也"。瘿瘤的名目较多，《圣济总录》有五瘿，为石瘿、泥瘿、劳瘿、忧瘿、气瘿；《三因极一病证方论》也有五瘿，为石瘿、肉瘿、筋瘿、血瘿、气瘿。发病与水土有关，或忧思郁怒，肝郁不舒，脾失健运，致气滞痰凝而成。症见颈前生长肿物，色红而高突，或蒂小而下垂，有如"璎珞"形状。多指甲状腺肿大一类疾患。

【译文】

海菜味咸，性寒、稍微有点腥气，没有毒。主要治疗瘿瘤，破除瘿瘤结核，治疗痈疮肿痛。不可以多吃。

3-6-43　蕨菜[1]

味苦，寒，有毒[2]。动气发病，不可多食。

【注释】

〔1〕蕨菜（图3-153）：为凤
尾蕨科植物蕨 *Pteridium aquilinum*
（L.）Kuhn var.latiusculum（Desv.）
Undrw. 的嫩叶。多年生草本。根
茎长，粗壮，匍匐，蔓生土中，被
茸毛。叶呈三角形或阔披针形，
革质，3回羽状复叶；叶轴裸净；
叶脉多数，密集，通常叉状分枝，
中脉被毛。孢子囊群沿叶缘着生，
有变质的叶缘反折而成的假盖。
生长于林下草地。全国各地均有
分布。二三月生芽，幼叶如图所
示呈小儿拳状，可在幼嫩时采取，
用灰汤煮去涎滑，晒干后作为蔬

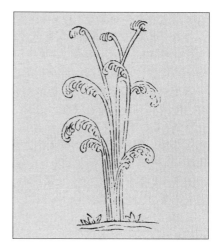

图 3-153　蕨菜

菜食用，味甜质滑，风味独特。也可腌制成咸菜或制成脱水干菜、罐头等。
其根含有淀粉，可经捣烂洗澄制成"蕨粉"。蕨菜性味甘，寒。能清热，滑
肠，降气，化痰。治食膈，气隔，肠风热毒。

〔2〕有毒：应为无毒。《中华本草》认为其性味微涩，甘，凉。可清
热解毒，祛风除湿，利水通淋，驱虫。主热毒疮疡、烫伤、脱肛、风湿痹痛。
未言其有毒。

【译文】

蕨菜味苦，性平，有毒。能动气，引发疾病，不可以多吃。

3-6-44　薇菜[1]

味甘，平，无毒。益气，润肌，清神，强志。

【注释】

〔1〕薇菜：为豆科植物大巢菜 *Vicia sativa* L. 的全草。一年生草本，高
25—50厘米，栽培者可达90厘米，被稀疏的黄色短柔毛。双数羽状复叶，
叶轴末端具卷须；托叶半箭头状；小叶 3—16 个，矩形或倒披针形，两面

均被稀疏的黄色短柔毛，长 8—18 毫米，阔 4—8 毫米。总状花序腋生，花 1—2 个，蝶形，有短花梗，深紫色或玫红色。荚果略扁，成熟时棕色，裂片为 2 片卷曲的果瓣。花期 3—4 月。全草蛋白质含量较高，含糖类含量较低；另含微量的氢氰酸。叶含抗坏血酸。根结节含聚 - β - 羟基丁酸。种子含蛋白质和精氨酸、γ - 羟基精氨酸、羟丁氨酸等氨基酸。性味甘辛，寒。能清热利湿，和血祛瘀。治黄疸，浮肿，疟疾，鼻衄，心悸，梦遗，月经不调。《本草纲目》："薇，生麦田中，原泽亦有。故《诗》云，山有蕨薇。非水草也。即今野豌豆。蜀人谓之巢菜。蔓生，茎叶气味皆似豌豆，其藿作蔬、入羹皆宜。《诗疏》以为迷蕨，郑氏《通志》以为金樱芽，皆谬矣。项氏云，巢菜有大小二种，大者即薇，乃野豌豆之不实者，小者即苏东坡所谓元修菜也，此说得之。"

【译文】

薇菜味甘，性平，没有毒。补气，润泽肌肤，使人头脑清醒，增强记忆。

3-6-45　苦买菜[1]

味苦，冷，无毒。治面目黄，强力，止困，可敷诸疮。

【注释】

〔1〕苦买菜：为菊科植物苣荬菜 *Sonchus brachyotus* DC. 的全草。多年生草本，全株有乳汁。茎高 30—80 厘米。叶互生，披针形或长圆状披针形；基生叶具短柄，茎生叶无柄。头状花序顶生，单一或呈伞房状，直径 2—4 厘米，总苞钟形。瘦果长椭圆形，具纵肋，冠毛细软。花期 7 月至翌年 3 月。果期 8—10 月至翌年 4 月。生于路边、田野。我国大部分地区有分布。为春夏期间乡村人经常食用的一种野菜，也作喂养家禽的饲料。性寒，味苦。能清热解毒。治急性细菌性痢疾、喉炎、虚弱咳嗽、内痔脱出发炎、白带。

【译文】

苦买菜味苦，性冷，没有毒。治疗面目发黄，增强力量，消除困倦，可以外敷治疗各种疮。

3-6-46　水芹[1]

　　味甘，平，无毒。主养神，益气，令人肥健，杀药毒，疗女人赤沃[2]。

【注释】

　　〔1〕水芹：为伞形科植物水芹 *Oenanthe javanica*（Bl.）DC. 的全草。多年生湿生或水生草本，全体光滑无毛，具匍匐茎。茎圆柱形，长可达 1 米，中空，直立或由匍匐的基部向上伸直，上部多分枝，常伸出水面，下部每节略膨大，通常生多数白色须根；茎表面绿色，有纵条纹。复叶互生，着生在茎下部的叶柄长达 10 厘米，着生在茎上部的叶近于无柄。复伞形花序顶生，通常与顶生的叶相对。双悬果椭圆形或近圆锥形，上端有宿存的萼齿和花柱，果棱显著隆起，侧棱较其他 3 棱较宽，木栓质。花期 4—5 月。喜生于低湿洼地或水沟中。分布范围很广。其茎叶中除含有蛋白质、碳水化合物、粗纤维、钙、磷、铁等营养物质之外，尚含有多种游离氨基酸和 0.066% 的挥发油。性味甘辛，凉。入肺、胃经。能清热，利水。治暴热烦渴、黄疸、水肿、淋病、带下、瘰疬、痄腮。其嫩茎可以腌制成咸菜，也可用开水焯过以后拌入其他调料食用。

　　〔2〕赤沃：病名。指妇人常有不正常的赤色黏沫状液体排出。有时也将下赤痢者称为赤沃。此处所指应为前者。

【译文】

　　水芹味甘，性平，没有毒。主要的功效是补养精神，益气，使人变得肌肉丰满健康，解金石类药物的毒性。治疗妇女赤沃。

3-7 料物性味

3-7-1 胡椒[1]

味辛，温，无毒。主下气，除藏腑风冷，去痰，杀肉毒。

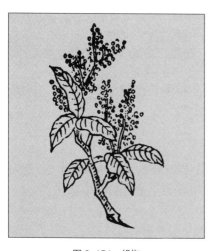

图 3-154 胡椒

【注释】

〔1〕胡椒（图 3-154）：为胡椒科植物胡椒 *Piper nigrum* L. 的果实。原植物为常绿藤本。茎长达 5 米许，多节，节处略膨大，幼枝略带肉质。叶互生，革质，阔卵形或卵状长椭圆形，上面深绿色，下面苍绿色。花单性，雌雄异株，或为杂性，成穗状花序，侧生茎节上。浆果球形，直径 4—5 毫米，稠密排列，果穗圆柱状，幼时绿色，熟时红黄色。种子小。花期 4—10 月。果期 10 月到次年 4 月。生长在荫蔽的树林中。分布在热带、亚热带地区，我国华南及西南地区有引种。有黑胡椒与白胡椒之分。黑胡椒又名黑川，是在果穗基部的果实开始变红时，剪下果穗，晒干或烘干，即成黑褐色，取下果实，通称"黑胡椒"。白胡椒，又名白川。当全部果实均已变红时采收，用水浸渍数

天,擦去外果皮,晒干,则表面呈灰白色,通称"白胡椒"。均含有胡椒碱、胡椒脂碱、胡椒新碱,挥发油含向日葵素、二氢葛缕醇、氧化石竹烯、隐品酮等。内服可用作祛风、健胃剂,外用可作刺激剂、发赤剂。胡椒性味辛,热。入胃、大肠经。能温中,下气,消淡,解毒。治寒痰食积、脘腹冷痛、反胃、呕吐清水、泄泻冷痢,并解食物毒。常用于治疗五脏风冷、冷气心腹痛、反胃等。也是烹饪中常用的辛香调料。

【译文】

胡椒味辛,性温,没有毒。主要的功效是下气,清除五脏六腑中的风邪冷气,去痰,解肉类的毒。

3-7-2　小椒[1]

味辛,热,有毒[2]。主邪气咳逆,温中,下冷气,除湿痹。

【注释】

〔1〕小椒(图 3-155):为芸香科植物花椒 *Zanthoxylum bungeanum* Maxim. 的果皮。原植物为灌木或小乔木,高约 3—6 米。枝灰色或褐灰色,有细小的皮孔及略斜向上生的皮刺;嫩枝被短柔毛。叶互生,单数羽状复叶,小叶通常 5—9 片,对生,几无柄,叶片卵形、椭圆形至广卵形,长 2—5 厘米,宽 1.5—3 厘米,先端急尖,通常微凹,基部为不等的楔形,边缘钝锯齿状,齿间具腺点,

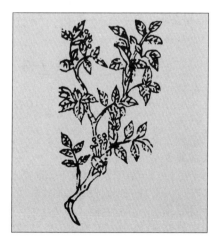

图 3-155　小椒

下面在中脉基部有丛生的长柔毛。伞房状圆锥状花序,花色大多为白色或者淡黄色,花被片 4—8 个;雄花雄蕊 5—7 个,雌花心皮 3—4 个,稀 6—7 个,子房无柄。果球形,通常 2—3 个,果球颜色大多为青色、红色、紫红

色或者紫黑色，密生疣状凸起的油点。种子1，黑色，有光泽。花期3—5月。果期7—10月。野生于路旁、山坡的灌木丛中，或为栽培。我国大部分地区有分布。花椒果实含挥发油。挥发油中含牻牛儿醇、柠檬烯、枯醇、甾醇、不饱和有机酸等。为烹饪常用的香辛料，具麻、辣、香味，能除去鱼、肉的腥邪气味。性味辛，温，有毒。入脾、肺、肾经。能温中散寒，除湿，止痛，杀虫，解鱼腥毒。治积食停饮、心腹冷痛、呕吐、噫呃、咳嗽气逆、风寒湿痹、泄泻、痢疾、疝痛、齿痛、蛔虫病、蛲虫病、阴痒、疮疥。临床用于治疗蛔虫性肠梗阻、血吸虫病、蛲虫病、止痛、回乳。古医书中将花椒分为秦椒和蜀椒，如《范子计然》："蜀椒，出武都，赤色者善。秦椒，出陇西天水，细者善。"陶宏景："秦椒今从西来，形似椒而大，色黄黑，味亦颇有椒气，或呼为大椒。""蜀椒，出蜀郡北部，人家种之，皮肉厚，腹里白，气味浓。凡用椒皆火微熬之，令汗出，谓为汗椒，令有势力。椒目冷利去水，别入药，不得相杂。"

〔2〕有毒：《中华本草》："有小毒。"

【译文】

小椒味辛，性热，有毒。主要治疗邪气上冲造成的咳逆，温暖中焦脾胃，消散体内的冷气，可以治疗湿痹。

3-7-3　良姜[1]

味辛，温，无毒。主胃中冷逆，霍乱，腹痛，解酒毒。

【注释】

〔1〕良姜（图3-156）：即高良姜。为姜科植物高良姜 *Alpinia officinarum* Hance 的根茎。原植物为多年生草本，高30—80厘米。根茎圆柱状，横走，节上生根。茎丛生，直立。叶2列；无柄；叶片狭线状披针形，叶鞘开放，抱茎。圆锥形总状花序，顶生，长5—15厘米，花稠密；小苞片宿存；花两性，具短柄；萼筒状；花冠管漏斗状，浅肉红色，外面被疏短柔毛；子房下位，3室，花柱细长，基部下方具2个合生的圆柱形蜜腺。蒴果不开裂，球形，直径约1.2厘米，被短毛，熟时橘红色。种子具假种皮，有钝棱角，棕色。花期4—10月。生长于路边、山坡的草地或灌木丛中。广东的雷州半岛、海南、广西、云南、台湾等地有分布也有栽培。干燥

的根茎,圆柱形,弯曲,多分歧,长 4—6 厘米,直径 1—1.5 厘米,表面暗红棕色,有纵皱纹与灰棕色波状环节,每节长 0.5—1 厘米,下侧面有圆形的细根残痕。质坚硬,不易折断,断面红黄色或棕红色,较粗糙。气芳香,味辛辣。以粗壮、坚实、红棕色、味香辣者为佳。根茎含挥发油 0.5%—1.5%,其中主要成分是 1,8-桉叶素、桂皮酸甲酯、丁香油酚、蒎烯、荜澄茄烯,尚含黄酮类高良姜素、山奈素、山奈酚、槲皮素、异鼠李素和具有辛辣味的高良姜酚。性味辛,温。入脾胃经。能温胃,祛风,散

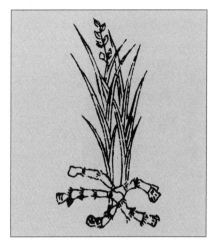

图 3-156　良姜

寒。行气,止痛。治脾胃中寒,脘腹冷痛,呕吐泄泻,噎膈反胃,食滞,瘴疟,冷癖。临床用于治疗卒心腹绞痛如刺、两胁支满、烦闷不可忍;养脾温胃,去冷消痰。治心脾痛、霍乱吐痢腹痛、诸寒疟疾、风牙疼痛、腮颊肿痛。因其气味辛香,也可用于烹饪。

【译文】

　　良姜味辛,性温,没有毒。主要治疗胃部受到冷邪的侵袭而造成的胃气上逆不顺,可以治霍乱、腹痛,解酒毒。

3-7-4　茴香[1]

味甘,温,无毒。主膀胱、肾经冷气,调中,止痛,住呕。

【注释】

　　〔1〕茴香(图 3-157):为伞形科植物茴香 *Foeniculum vulgare* Mill. 的果实。原植物为多年生草本,有强烈的香气。茎直立,圆柱形,高 0.5—1.5

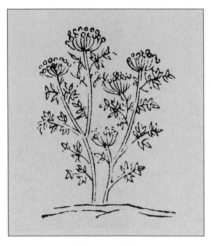

图 3-157 茴香

米，上部分枝，灰绿色，表面有细纵纹。茎生叶互生，近基部呈鞘状，宽大抱茎，边缘有膜质波状狭翅；叶片 3—4 回羽状分裂，最终裂片线形至丝形。复伞形花序顶生，每一伞形花序有花 5—30，小伞梗纤细。长 4—10 毫米；不具总苞和小总苞；花小，无花萼；花瓣 5，金黄色，广卵形，长约 1.5 毫米，宽约 1 毫米。双悬果，卵状长圆形，长 5—8 毫米，宽约 2 毫米，外表黄绿色，顶端残留黄褐色柱基，聚合果椭圆形，有 5 条隆起的纵棱，每个棱槽内有一个油管，合生面有 2 个油管。花期 6—9 月，果期 10 月。我国各地普遍栽培。种子含挥发油约 3%—6%，主要成分为茴香醚 50%—60%、小茴香酮 18%—20%。此外还含有少量的 α - 蒎烯、α - 水芹烯等。性味辛，温。入肾、膀胱、胃经。能温肾散寒，和胃理气。治寒疝、小腹冷痛、肾虚腰痛、胃痛、呕吐、干湿脚气。我国部分地区喜将茴香的嫩茎叶作为蔬菜食用。茴香子一般用作香辛调味料，既可杀鱼肉的腥膻不良气味，又可帮助消化。

【译文】

茴香味甘，性温，没有毒。主要的功效是清除膀胱经、肾经中的冷气，调和脾胃功能，止痛，止呕。

3-7-5　莳萝[1]

味辛，温，无毒。健脾开胃，温中，补水藏，杀鱼、肉毒。

【注释】

〔1〕莳萝（图 3-158）：为伞形科植物莳萝 *Anethum graveolens* L. 的果

实。原植物为一年生或二年生草
本。茎直立,平滑,高 60—90 厘
米。叶互生,有长柄,基部扩张呈
鞘状,抱茎,叶 3—4 回羽状分裂,
裂片线形,最后裂片长至 18 毫
米。复伞形花序,直径大至 15 厘
米,花梗稍不等长,无总苞及小总
苞;花细小,花瓣 5,黄色,向内
弯曲,早落。双悬果稍扁,广椭圆
形。花期夏季,果期冬季。各地
都有野生或栽培。干燥的果实多
数裂成分果,呈扁平广椭圆形,长
约 3—4 毫米,宽 2—3 毫米,厚约
1 毫米。外表棕色,背面有 3 条不
甚分明的肋线延伸作翅状,少数

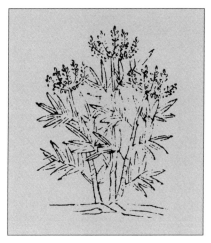

图 3-158　莳萝

未分离的双悬果基部有残存果柄。气微香。果实含葛缕酮、柠檬烯、莳萝
油脑、佛手柑内酯、伞形花内酯金合欢醚、蜡、γ - 谷甾醇。性味辛、温。
入脾、肾经。能温脾肾,开胃,散寒,行气,解鱼肉毒。治痧秽呕逆、腹中
冷痛、寒疝、痞满少食。但由于其性味辛香燥烈,耗气伤津,止可借以行经,
不可独用重用。

【译文】

　　莳萝味辛,性温,没有毒。强健脾胃,增进食欲,温暖中焦脾
胃,补益肾脏,消解鱼、肉的毒性。

3-7-6　陈皮[1]

味甘,平,无毒。止消渴,开胃气,下痰,破冷积。

【注释】

　　〔1〕陈皮(图 3-159):为芸香科植物福橘或朱橘等多种橘类的
果皮。原植物参见本书 3-5-12 橘条。药材分为"陈皮"和"广陈皮"。
① 陈皮:常剥成数瓣,基部相连,有的呈不规则的片状,厚 1—4 毫米。外

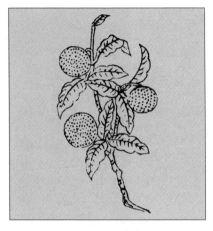

图 3-159 陈皮

表面橙红色或红棕色, 有细皱纹及凹下的点状油室; 内表面浅黄白色, 粗糙, 附黄白色或黄棕色筋络状维管束。质稍硬而脆。气香, 味辛、苦。② 广陈皮: 常 3 瓣相连, 形状整齐, 厚度均匀, 约 1 毫米。点状油室较大, 对光照视, 透明清晰。质较柔软。果皮含有的挥发油对胃肠道有温和刺激作用, 可促进消化液的分泌, 排除肠管内积气, 增加食欲。陈皮也是一味常用中药。性味甘苦, 温。入脾、肺经。能理气, 调中, 燥湿, 化痰。治胸腹胀满、不思饮食、呕吐哕逆、咳嗽痰多, 亦解鱼、蟹毒。

【译文】

陈皮味甘, 性平, 没有毒。治疗消渴, 增进食欲, 祛痰, 治疗腹内因寒邪侵袭而造成的冷积病。

3-7-7　草果[1]

味辛, 温, 无毒。治心腹痛, 止呕, 补胃, 下气, 消酒毒。

【注释】

〔1〕草果 (图 3-160): 为姜科植物草果 *Amomum tsaoko* Crevost et Lem. 的果实。原植物为多年生草本, 丛生, 高达 2.5 米。根茎横走, 粗壮有节, 直径约 2.5 厘米。茎圆柱状, 直立或稍倾斜。叶 2 列; 具短柄或无柄; 叶片长椭圆形或狭长圆形, 长约 55 厘米, 宽达 20 厘米, 两面均光滑无毛; 叶鞘开放, 包茎, 叶舌长 0.8—1.2 厘米。穗状花序从根茎生出, 长约 13 厘米, 直径约 5 厘米。蒴果密集, 长圆形或卵状椭圆形, 长 2.5—4.5 厘

米, 直径约 2 厘米, 顶端具宿存的
花柱, 呈短圆状突起, 熟时红色,
外表面呈不规则的纵纹。花期 5—
6 月。果期 9—10 月。栽培或野
生于疏林下。分布于云南、广西、
贵州等地。干燥的果实呈椭圆形,
具三钝棱, 长 2—4 厘米, 直径 1—
2.5 厘米。顶端有一圆形突起, 基
部附有节果柄。表面灰棕色至红
棕色, 有显著纵沟及棱线。果皮
有韧性, 易纵向撕裂。子房 3 室,
每室含种子 8—11 枚, 集成长球
状。种子四至多面形, 长宽均为
5 毫米, 表面红棕色, 有纵直的纹

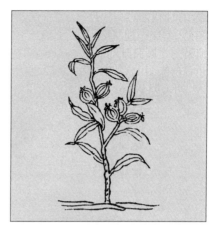

图 3-160　草果

理, 在较狭的一端有一凹窝状的种脐, 合点在背面中央, 成一小凹穴。合
点与种脐间有一纵沟状的种脊。种子破碎时发出特异的臭气, 味辛辣。以
个大、饱满、表面红棕色为佳。种子含挥发油等, 有较强的芳香气味, 可作
为烹饪中使用的香辛料。本书中有很多食疗方是用草果与其他物料共同制
成的。其性味辛, 温。能燥湿除寒, 祛痰截疟, 消食化积。治疟疾、痰饮痞
满、脘腹冷痛、反胃、呕吐、泻痢、食积。

【译文】

　　草果味辛, 性温, 没有毒。治疗心腹部的疼痛, 止呕吐, 对胃有
补益作用, 下气, 解酒毒。

3-7-8　桂[1]

　　味甘、辛, 大热, 有毒[2]。治心腹寒热, 冷痰[3], 利
肝、肺气。

【注释】

　　〔1〕桂（图 3-161）：为樟科植物肉桂 *Cinnamomum cassia* Presl 的干

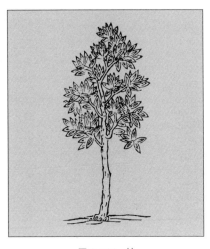

图 3-161 桂

皮及枝皮。原植物常绿乔木，高12—17 米。树皮灰褐色，芳香，幼枝略呈四棱形。叶互生，革质；长椭圆形至披针形，长 8—17 厘米，宽 3.5—6 厘米，上面绿色，有光泽，下面灰绿色，被细柔毛；叶柄粗壮，长 1—2 厘米。圆锥花序腋生或近顶生，长 10—19 厘米，被短柔毛；花小，直径约 3 厘米；花梗长约 5 毫米。浆果椭圆形或倒卵形，先端稍平截，暗紫色，长约 12—13 毫米，外有宿存花被。种子长卵形，紫色。花期 5—7 月。果期至次年 2—3 月。分布于福建、广东、广西、云南等地。药材分为官桂、企边桂、板桂，均以皮细肉厚、断面紫红色、油性大、香气浓、味甜微辛、嚼之无渣者为佳。皮含桂皮油 1%—2%，主要成分为桂皮醛（75%—90%），并含少量的乙酸桂皮酯、乙酸苯丙酯等，但不含丁香油酚。性味辛甘，热。入肾、脾、膀胱经。能补元阳，暖脾胃，除冷积，通血脉。治命门火衰、肢冷脉微、亡阳虚脱、腹痛泄泻、寒疝奔豚、腰膝冷痛、经闭症瘕、阴疽、流注，以及虚阳浮越、上热下寒。也为常用的香辛料之一。

〔2〕有毒：存疑待考。

〔3〕冷痰：病名，见《诸病源候论》卷十二。为阳虚寒湿相搏的痰症。症多见足膝酸软、腰背强痛、肢节冷痹、骨痛。

【译文】

桂味甘、辛，性大热，有毒。治疗因寒邪和热邪的侵袭心腹而造成的病症，可以治疗冷痰，对肝气、肺气的运行有利。

3-7-9　姜黄[1]

味辛、苦，寒，无毒。主心腹结积，下气，破血，除风热。

【注释】

〔1〕姜黄（图3-162）：为姜科植物姜黄 *Curcuma longa* L. 或郁金 *Curcuma aromatica* Salisb. 的根茎。① 姜黄：多年生草本。根粗壮，末端膨大成长卵形或纺锤状块根，灰褐色。根茎卵形，内面黄色，侧根茎圆柱状，红黄色。叶根生，2列；叶片长椭圆形，长20—40厘米，宽6—15厘米，先端渐尖，基部渐狭成柄。花茎由叶鞘内抽出，穗状花序稠密；苞片阔卵圆形，每苞片内含小花数朵，顶端苞片卵形或狭卵形，腋内无花。蒴果膜质，球形，3瓣裂。种子卵状长圆形，具假种皮。花

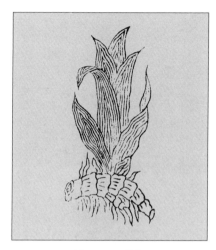

图3-162 姜黄

期8—11月。栽培或野生于平原、山间草地或灌木丛中。分布于福建、广东、陕西、云南、四川、湖北、江西、台湾等地。② 郁金：多年生宿根草本。根粗壮，末端膨大成长卵形块根。块茎卵圆状，侧生，根茎圆柱状，断面黄色。叶基生，长圆形，长15—37厘米，宽7—10厘米，先端尾尖，基部圆形或三角形。穗状花序。花期4—6月。分布于江苏、浙江、福建、广东、广西、江西、四川、云南等地。姜黄含挥发油4.5%、6%，挥发油中含姜黄酮58%、姜油烯25%、水芹烯1%、1，8-桉叶素1%、香桧烯0.6%、龙脑0.5%、去氢姜黄酮等。还含有姜黄素、阿拉伯糖、果糖、葡萄糖、脂肪油、淀粉、草酸等。性味辛苦，温。入脾、肝经。能破血，行气，通经，止痛。治心腹痞满胀痛、臂痛、症瘕、妇女血瘀经闭、产后瘀停腹痛、跌扑损伤、痈肿。可用作调味料，如与胡椒、茴香混合制成"咖喱粉"。

【译文】

姜黄味辛、苦，性寒，没有毒。主要治疗心腹中的结积，下气，破除消散瘀血，清除侵入人体的风、热邪气。

3-7-10　荜拨[1]

辛，温，无毒。温中，下气，补腰脚痛，消食，除胃冷。

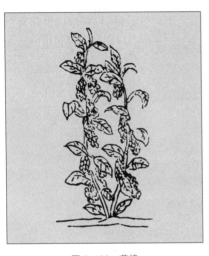

图 3-163　荜拨

【注释】

〔1〕荜拨（图 3-163）：为胡椒科植物荜菝 *Piper longum* L. 的未成熟果穗。原植物为多年生草质藤本。茎横卧，质柔软，有棱角和槽，幼时密被短柔毛。叶互生，叶片长圆形或卵形，全缘，上面近光滑，下面脉上被短柔毛，掌状叶脉通常 5—7 条。花单性，雌雄异株，穗状花序；果穗圆柱状，稍弯曲，长 2—4.5 厘米，直径 5—8 毫米。总果柄多已脱落。表面黑褐色，由多数细小的瘦果聚集而成，排列紧密整齐，形成交错的小突起。小瘦果略呈圆球形，被苞片，直径约 1 毫米。质坚硬，断面微红，胚乳白色。有特异香气，味辛辣。以肥大、质坚实、味浓者为佳。分布于我国云南、广东等地。印度尼西亚、菲律宾和越南亦有分布。果实含胡椒碱、棕榈酸、四氢胡椒酸、挥发油、芝麻素等。荜拨中提出的精油对白色及金黄色葡萄球菌和枯草杆菌、蜡样芽孢杆菌、大肠杆菌、痢疾杆菌等均有抑制作用。性味辛，热。入脾、胃经。能温中，散寒，下气，止痛。治心腹冷痛、呕吐吞酸、肠鸣泄泻冷痢、阴疝、头痛、鼻渊、齿痛。古代的部分食疗方中有用荜拨作辅料的，如用牛奶子煎荜拨治疗腹泻。

【译文】

荜拨味辛，性温，没有毒。主要的功效是温暖中焦脾胃，下气，治疗因虚弱而引起的腰脚疼痛，能帮助消化，驱除胃中的冷邪。

3-7-11 缩砂[1]

味辛，温，无毒。主虚劳，冷泻，宿食不消，下气。

【注释】

〔1〕缩砂（图 3-164）：即砂仁。又名缩砂仁、缩砂蜜等。为姜科植物阳春砂 *Amomum villosum* Lour. 或缩砂 *Amomum xanthioides* Wall. 的成熟果实或种子。原植物① 阳春砂：为多年生草本，高达 1.5 米。根茎圆柱形，横走，细小有节，节上有筒状的膜质鳞片，棕色，茎直立。叶 2 列，无柄；叶片狭长圆形或线状披针形，长 14—40 厘米，宽 2—5 厘米；叶鞘开放，抱茎；叶舌短小，淡棕色。花茎由根茎抽出，穗状花序球形，疏松。蒴果，近球形，不开裂，直径约 1.5 厘米，

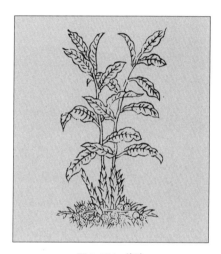

图 3-164 缩砂

具刺状凸起，熟时红棕色，种子多数，芳香。花期 3—6 月。果期 6—8 月。生于山谷林下，阴湿地，或栽培。分布于广东、广西、云南等地。② 缩砂：多年生草本，高达 3 米。根茎横走。茎直立。叶线状披针形，长 15.3—35 厘米，宽 4—7 厘米；叶鞘革质，光滑；叶舌长 4 毫米，革质。花茎被绢毛，具鳞片叶；穗状花序，呈球形。蒴果坚硬，长椭圆形或球状三角形，直径约 2 厘米，具刺，棕色。栽培或野生。分布于越南、缅甸、印度尼西亚等地。药材分阳春砂仁，主产广东、广西；进口砂仁（又称西砂仁，即缩砂仁），主产越南、泰国、缅甸、印度尼西亚等地。以阳春砂质量最优。砂仁含有挥发油，性味辛，温。入脾、胃经。能行气调中，和胃，醒脾。治腹痛痞胀、胃呆食滞、噎膈呕吐、寒泻冷痢、妊娠胎动。砂仁也常用作调味料，主要用于煮制禽畜肉类，或与胡椒、桂皮等一同制成卤料及混合香料。

【译文】

缩砂味辛，性温，没有毒。主要治疗虚劳，受寒而引起的腹泻，

消化不良,能下气。

3-7-12　荜澄茄[1]

味辛,温,无毒。消食,下气,去心腹胀,令人能食。

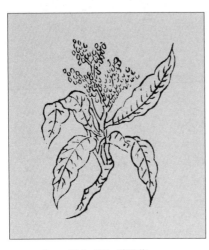

图 3-165　荜澄茄

【注释】

〔1〕荜澄茄(图3-165):为胡椒科植物荜澄茄 *Piper cubeba* L. 或樟科植物山鸡椒 *Litsea cubeba*(Lour.)Pers. 的果实。① 荜澄茄:为常绿攀援性藤本,茎长约6米。叶互生;叶片椭圆状卵形或长卵形,基部圆形或斜心脏形,先端渐尖,全缘,两面均光滑无毛。花单性,雌雄异株,成单生的穗状花序,长约10厘米;花小,白色,无花被。核果球形,直径约5毫米,黑褐色,果期8—9月。药材为荜澄茄未成熟的干燥核果,上部近圆球形,直径3—6毫米。表面暗棕色至棕黑色,有网状皱纹,顶端有一小突起的柱头遗迹,不甚明显。基部果皮延长,形成细直的假果柄,长3—7毫米,直径1毫米以下,表面有纵皱纹。外果皮薄而坚脆。内含未成熟的种子1粒,黄棕色,富油质,有的皱缩干瘪。气强烈芳香,味苦。产印度尼西亚、马来半岛、印度、西印度群岛等地。② 山鸡椒:为落叶灌木或小乔木,高约5米。枝叶芳香。叶互生,纸质,披针形或长椭圆状披针形,长5—11厘米,宽1.5—3厘米,先端渐尖,基部楔形;叶柄纤细,长10—20毫米。花单性,雌雄异株,先叶开放或同时开放。浆果状核果,球形,直径4—6毫米,黑色。种子有脊棱。花期2—3月。果期7—8月。生于灌木丛、疏林或林中路旁、水边。分布于长江流域以南各地。药材为山鸡椒成熟的果实,近圆球形,直径3—6毫米。外皮棕黑色或黑褐色,有微细的网状皱纹。果基部常可见残留的小形宿萼,具6齿,下连细长的果柄,均易脱落。外果皮及中果

皮柔软多油，内果皮薄而坚脆。内含种子1粒，子叶2片，黄棕色，富油质。气强烈芳香，味稍辛辣而苦，略如老姜。以粒圆、气味浓厚、富油质者为佳。主产广西、浙江、江苏、安徽。此外其他地方亦产。目前的商品荜澄茄均用此种。荜澄茄果实含挥发油10%—18%、荜澄茄素2.5%、树脂3%、荜澄茄酸1.7%、脂肪油1.5%、淀粉1.8%、树胶8%、色素7%。山鸡椒果实含挥发油约5%，脂肪油约40%。性味辛，温。入脾、肾经。能温暖脾肾，健胃消食。治食积气胀、脘腹冷痛、反胃呕吐、肠鸣泄泻、痢疾、痰癖。荜澄茄与山鸡椒也可用作调味料。

【译文】

荜澄茄味辛，性温，没有毒。帮助消化，下气，治疗心腹部发胀，能增进食欲。

3-7-13　甘草[1]

味甘，平，无毒。和百药，解诸毒。

【注释】

〔1〕甘草（图3-166）：为豆科植物甘草 *Glycyrrhiza uralensis* Fisch. 的根及根状茎。原植物为多年生草本，高约30—70厘米。根茎圆柱状；主根甚长，粗大。茎直立，稍带木质。叶互生，奇数羽状复叶，小叶7—17枚，椭圆形卵状。总状花序腋生，淡紫红色，蝶形花。长圆形夹果，有时呈镰刀状或环状弯曲，密被棕色刺毛状腺毛。种子扁圆形。花期6—7月。果期7—9月。干燥的根呈长圆柱形，不分枝，多截成长30—120厘米的段，直径0.6—3.3厘米。带皮甘草以外皮细紧、

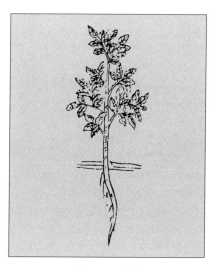

图3-166　甘草

有皱沟、红棕色、质坚实、粉性足、断面黄白色者为佳；外皮粗糙、灰棕色、质松、粉性小、断面深黄色为次；外皮棕黑色、质坚硬、断面棕黄色、味苦者不可入药。粉草为去掉外皮的甘草，较带皮甘草为佳。主产内蒙古、甘肃；其次为陕西、山西、辽宁、吉林、黑龙江、河北、青海、新疆等地。以内蒙古鄂尔多斯杭锦旗所产品质最优。甘草性味甘，平。入脾、胃、肺经。能和中缓急，润肺，解毒，调和诸药。炙用，治脾胃虚弱，食少，腹痛便溏，劳倦发热。肺痿咳嗽，心悸，惊痫；生用，治咽喉肿痛，消化性溃疡，解药毒及食物中毒。临床用于治疗胃十二指肠溃疡、阿狄森氏病、席汉氏综合征、尿崩症、支气管哮喘、传染性肝炎、急性血吸虫病、疟疾、血小板减少性紫癜、腓肠肌痉挛、先天性肌强直、血栓性静脉炎、子宫颈糜烂、皮肤炎症、手足皲裂、眼科炎症、冻伤等，也可用于糖果、卷烟、医药等行业。

【译文】

甘草味甘，性平，没有毒。能调和各种药物，能解各种毒性。

3-7-14 芫荽子[1]

辛，温，无毒。消食，治五藏不足，杀鱼、肉毒。

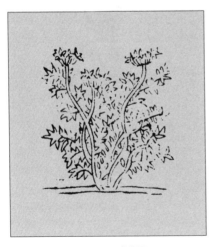

图 3-167 芫荽子

【注释】

〔1〕芫荽子（图 3-167）：为伞形科植物芫荽的果实。原植物参见本书 3-6-3 芫荽。8—9 月果实成熟时采取果枝，晒干，打下果实，除净杂质，再晒干。果实呈圆球形，直径 3—5 毫米，顶端可见 2 裂的花柱残迹，围绕花柱有 5 个宿萼裂片，基部圆钝，常附有残存果梗，外面淡棕色或黄棕色，较粗糙，有 10 条波纹状的初生棱线和 12 条直出的次生棱线，初生棱线常不很明显。果实稍坚硬。气香，用手揉碎，散发出特殊而浓烈

的香气，味微辣。以籽粒饱满、洁净、无杂质者为佳。果实含挥发油 1%—1.4%，脂肪 26%；种子含挥发油 1%，脂肪 20%—25%，糖类 20%，含氮物质 13%—15%，无机物 7%。挥发油的主要成分是 d-芳樟醇，其他尚有 α-、β-蒎烯，二戊烯，α-、β-、γ-蒈油烯、对-聚伞花素，多量的油酸，少量的 Δ5,6-十八碳烯酸，以及黄酮甙等。干燥成熟的果实为弱的芳香剂，一般可以与其他药合用作矫味剂。也能促进胃肠腺体分泌，还能促进胆汁分泌。性味辛酸，平，无毒。有透疹，健胃之功能。治痘疹透发不畅、饮食乏味、痢疾、痔疮。

【译文】

芫荽子味辛，性温，没有毒。能帮助消化，治疗因五脏功能减弱而引起的疾病，消解鱼、肉的毒性。

3-7-15　干姜[1]

味辛，温、热，无毒。主胸膈咳逆[2]，止腹痛、霍乱、胀满。

【注释】

〔1〕干姜（图 3-168）：为姜科植物姜 *Zingiber officinale* Rosc. 的干燥根茎。原植物参见本书图 3-7-16 生姜。干燥根茎为扁平、不规则的块状，有指状分枝。气芳香，味辛辣。以质坚实，外皮灰黄色、内灰白色，断面粉性足，少筋脉者为佳。全国大部分地区有产。根茎含树脂、淀粉等。挥发油的主要成分为：姜烯、水芹烯、莰烯、姜烯酮、姜辣素、姜酮、龙脑、姜醇、柠檬醛等。性味辛，热。入脾、胃、肺经。能温中逐寒，回

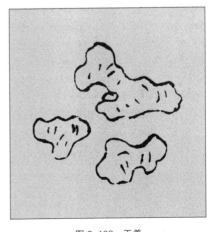

图 3-168　干姜

阳通脉。治心腹冷痛，吐泻，肢冷脉微，寒饮喘咳，风寒湿痹，阳虚吐、衄、下血。因其味辛辣芳香可杀鱼、肉腥气，也是日常生活中常用的调味料。

〔2〕胸膈咳逆：指咳逆发生于胸腔和膈膜部位。

【译文】

干姜味辛，性温、热，没有毒。主要治疗胸膈咳逆，可以止腹痛，治霍乱，消除肚腹胀满的病症。

3-7-16　生姜〔1〕

味辛，微温。主伤寒头痛、咳逆上气，止呕，清神。

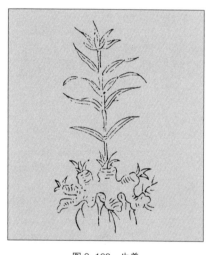

图 3-169　生姜

【注释】

〔1〕生姜（图 3-169）。为姜科植物姜 *Zingiber officinale* Rosc. 的鲜根茎。原植物为多年生草本，高 40—100 厘米。根茎肉质，扁圆横走，分枝，具芳香和辛辣气味。叶互生，2 列，无柄，有长鞘，抱茎；叶片线状披针形，长15—20 厘米，宽约 2 厘米，先端渐尖，基部狭，光滑无毛；叶舌长1—3 毫米，膜质。花茎自根茎抽出，长约 20 厘米；穗状花序椭圆形，稠密，长约 5 厘米，宽约 2.5厘米；苞片卵圆形，长约 2.5 厘米，先端具硬尖，绿白色，背面边缘黄色。蒴果 3 瓣裂，种子黑色。花期 7—8 月（栽培的很少开花）。果期12 月到翌年 1 月。全国大部分地区有栽培。鲜根茎为扁平不规则的块状，并有枝状分枝，各枝顶端有茎痕或芽，表面黄白色或灰白色，有光泽，具浅棕色环节，质脆，折断后有汁液渗出；断面浅黄色，有一明显环纹，中间稍现筋脉。气芳香而特殊，味辛辣。以块大、丰满、质嫩者为佳。嫩姜可以直接作为蔬菜食用，也可用糖、盐、酱、醋等加工制成不同风味的小

吃或小菜，如糖冰姜、酱生姜等。稍老的姜常用作日常调味料。生姜含挥发油 0.25%—3.0%，主要成分为姜醇、姜烯、水芹烯、莰烯、柠檬醛、芳樟醇、甲基庚烯酮、壬醛、d-龙脑等。其辣味成分为姜辣素，分解后则变成油状辣味成分姜烯酮和结晶性辣味成分姜酮、姜萜酮的混合物。又含天冬素、哌啶酸-2，以及谷氨酸、天门冬氨酸、丝氨酸、甘氨酸等。此外尚含有树脂状物质及淀粉。味辛，温。入肺、胃、脾经。能发表，散寒，止呕，开痰。治感冒风寒、呕吐、痰饮、喘咳、胀满、泄泻；解半夏、天南星及鱼蟹、鸟兽肉毒。临床用于治疗风湿痛、腰腿痛、胃十二指肠溃疡、疟疾、急性细菌性痢疾、蛔虫性肠梗阴、急性睾丸炎，以及半夏、乌头、闹羊花、木薯、百部等中毒。

【译文】

　　味辛，性微温。主要治疗感受风寒而引起的头痛、咳逆上气，能治疗呕吐，使头脑清醒。

3-7-17　五味子[1]

　　味酸，温，无毒。益气，补精，温中，润肺，养藏，强阴[2]。

【注释】

　　〔1〕五味子（图 3-170）：为木兰科植物五味子 Schisandra chinensis（Turcz.）Baill. 的果实。原植物为落叶木质藤本，茎长 4—8 米，小枝灰褐色，叶互生，柄细长；叶倒卵形至椭圆形，在老枝上的簇生，在幼枝上的互生。开乳白色或淡红色小花，单性，雌雄同株或异株，单生或簇生于叶腋，有细长花梗。夏秋结浆果，球形，聚合成穗状，成熟时呈紫红色。浆果球形，直径 5—7 毫米，成熟时呈深红色，内含种子 1—2 枚。花期 5—7 月。果期 8—9 月。生于向阳坡杂木林中，缠绕在其他植物上。分布于东北、华北、湖北、湖南、江西、四川等地。干燥果实略呈球形或扁球形，直径 5—8 毫米。外皮鲜红色、紫红色或暗红色，显油润，有不整齐的皱缩。果肉柔软，常数个粘在一起；内含种子 1—2 枚，肾形，棕黄色，有光泽，坚硬，种仁白色。果肉气微弱而特殊，味酸。种子破碎后有香气，味辛而苦。以紫

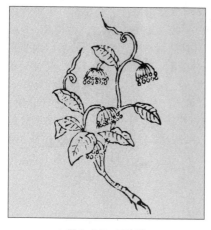

图 3-170　五味子

红色、粒大、肉厚、有油性及光泽者为佳。主产辽宁、黑龙江、河北等地，商品习称"北五味子"。果实含挥发油 3%，其中有多量的倍半萜烯、β–花柏烯及衣兰烯等。干果中含柠檬酸 12%、苹果酸 10% 及少量的酒石酸。尚含有单糖类、树脂等。种子含脂肪油约 33%，其非皂化部分含有强壮剂的有效成分五味子素及五味子醇。还含挥发油约 1.6%，主要成分为柠檬醛。此外还含有叶绿素、甾醇、维生素 C，E，树脂，鞣质及少量糖类。性味酸，温。入肺、肾经。能敛肺，滋肾，生津，收汗，涩精。治肺虚喘咳、口干作渴、自汗、盗汗、劳伤羸瘦、梦遗滑精、久泻久痢。五味子商品中尚有一种"南五味子"，又称"西五味子"，为木兰科南五味子属植物南五味子 *Kadsura longepedunculata* Finet et Gagnep 的果实。其果粒较小，直径 4—6 毫米。表面棕红色至暗棕色，干瘪，皱缩，肉较薄，味微酸，品质较差。产于四川、湖北、陕西、山西、云南等地。

〔2〕强阴：可以理解为能治疗因阴分不足、津液亏损等造成的病症。

【译文】

五味子味酸、性温，没有毒。主要的功效是补气，能补益男子的精气，温暖中焦脾胃，润肺，调整补养五脏的功能，治疗阴虚。

3-7-18　苦豆〔1〕

味苦，温，无毒。主元藏虚冷，腹胁胀满，治膀胱疾。

【注释】

〔1〕苦豆（图 3-171）：即胡芦巴。为豆科植物胡芦巴 *Trigonella foenum-graecum* L. 的种子。原植物为一年生草本，高 20—80 厘米，全株有

香气。茎直立，多丛生，被疏毛。
三出复叶互生；小叶长卵形或
卵状披针形，长 1—3.5 厘米，宽
0.5—1.5 厘米，两边均生疏柔毛；
叶柄长，托叶与叶柄连合。花无
梗，1—2 朵，腋生；花萼筒状；
花冠蝶形，白色，后渐变淡黄色，
基部微带紫色；雄蕊 10，二体；
子房线形。荚果细长，扁圆筒状，
略弯曲，长 6—11 厘米，宽 0.5 厘
米，具网脉及柔毛，先端有长喙。
种子 10—20 粒，棕色，有香气。
花期 4—6 月，果期 7—8 月。多
栽培。主产安徽、四川、河南等地。

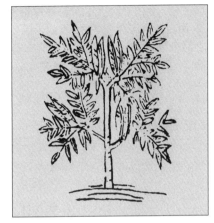

图 3-171　苦豆

性味苦，温。入肾、肝经。能补肾阳，祛寒湿。治寒疝、腹胁胀满、寒湿脚
气、肾虚腰酸、阳痿。《本草纲目》认为："胡芦巴，右肾命门药也，元阳不
足，冷气潜伏，不能归元者宜之。"古时曾作烹饪用的调味料，现在已不大
使用。

【译文】

苦豆味苦，性温，没有毒。主要治疗肾脏虚冷，腹胁部胀满，
膀胱疾病。

3-7-19　红曲[1]

味甘，平，无毒。健脾，益气，温中。淹鱼、肉内用。

【注释】

〔1〕红曲：异名赤曲、红米、福曲。为曲霉科真菌紫色红曲霉
Monascus purpureus Went. 寄生在粳米上而成的红曲米。外观为不规则形的
颗粒，状如碎米；外表棕红色，质脆，断面粉红色，微有酸气，味淡。以红
透质酥、陈久者为佳。其制作方法有：① 在土壤为红色的地方，挖一深坑，
在坑之上下周围铺以篾席，将粳米倒入其中，上压以重石，使其发酵，而变

成红色。经三四年后，米粒外皮呈红紫色。内心亦为红色，即表示熟透。②用白粳米淘洗干净后，做成米饭。加入曲母经发酵制成。红曲为常用的食品染色剂，多用于腌制或卤制禽畜肉类。也入中药，性味甘、温。入肝、脾、大肠经。能活血化瘀，健脾消食。治产后恶露不尽、瘀滞腹痛、食积饱胀、赤白下痢、跌打损伤。

【译文】

红曲味甘，性平，没有毒。能健脾，补气，温暖中焦脾胃。腌制鱼、肉等食物的时候用红曲当佐料与颜料。

3-7-20　黑子儿[1]

味甘，平，无毒。开胃，下气。烧饼内用，极香美。

【注释】

〔1〕黑子儿：为伞形科植物马蕲的种子。《本草纲目》菜部第二十六卷有："马蕲与芹同类而异种，处处卑湿地有之。三四月生苗，一本丛出如蒿，白毛蒙茸，嫩时可茹。叶似水芹而微小，似芎䓖叶而色深。五六月开碎花，攒簇如蛇床子及莳萝花，青白色。结实亦似莳萝子，但色黑而重尔。其根白色，长者尺许，气亦香而坚硬，不可食。子，甘辛，温，无毒。治心腹胀满，开胃下行消食，调味用之。"

【译文】

黑子儿味甘，性平，没有毒。能开胃口，下气。制作烧饼时，用黑子作调料，味道极其香美。

3-7-21　马思苔吉[1]

味苦、香，无毒。去邪、恶气，温中利膈，顺气止痛，生津解渴，令人口香。生回回地面，云是极香种类。

【注释】

〔1〕马思荅吉：有人认为马思荅吉为阿拉伯语汉字译音，即"乳香"。

【译文】

马思荅吉味苦、香，没有毒。驱除邪气、恶气，温暖中焦脾胃，通利胸膈，顺气，止痛，生津，解渴，使人口中有香气。生长在回族人居住的地区，据说是一种香味非常浓烈的物料。

3-7-22　咱夫兰[1]

味甘，平，无毒。主心忧郁积，气闷不散，久食令人心喜。即是回回地面红花，未详是否。

【注释】

〔1〕咱夫兰：即藏红花。为鸢尾科植物番红花花柱的上部及柱头。原植物番红花 *Crocus sativus* L. 又名撒法兰。《本草纲目》："番红花，出西番回回地面及天方国，即彼地红蓝花也。元时以入食馔用。按张华《博物志》言，张骞得红蓝花种于西域，则此即一种，或方域地气稍有异耳。"为多年生草本。地下鳞茎扁球形，大小不一，直径 0.5—10 厘米，外被褐色膜质鳞叶。叶 9—15 片，自鳞茎生出，基部为 3—5 片广阔鳞片叶，长 15—35 厘米，宽 2—4 毫米，边缘反卷，具细毛。花顶生；花被 6 片，倒卵圆形，淡紫色，花筒细管状；雄蕊 3，花药基部箭形；子房下位，3 室，花柱细长，黄色，柱头 3，膨大呈漏斗状，伸出花被筒外而下垂，深红色。蒴果，长形，具三钝棱，长约 3 厘米，宽约 1.5 厘米。种子多数，圆球形，种皮革质。花期 11 月上旬到中旬。分布在南欧各国及伊朗等地。我国部分地区引种栽培。花含藏红花素约 2%，系藏红花酸与二分子龙胆二糖结合而成的酯，又含藏红花酸甲酯、藏红花苦素约 2%、挥发油 0.4%—1.3%。其煎剂对小鼠、豚鼠、兔、犬及猫的离体子宫及在位子宫均有兴奋作用，小剂量可使子宫发生紧张性或节律性收缩，大剂量能增高子宫紧张与兴奋性，自动收缩率增强，甚至达到痉挛程度，已孕子宫更为敏感。也可使麻醉狗、猫血压降低，并能维持较长时间。此外对呼吸还有兴奋作用。藏红花性味甘，平。入心、肝经。能活血化瘀，散郁开结。治忧思郁结、胸膈痞闷、吐血、伤寒

发狂、惊怖恍惚、妇女经闭、产后瘀血腹痛、跌扑肿痛。藏红花元时虽已入食馔，但因对已孕子宫有刺激作用，所以一般不作调味品。

【译文】

　　咱夫兰味甘，性平，没有毒。主要治疗因心中忧郁而造成的结积，气闷不能消散，经常食用可以使人心情喜悦。据说咱夫兰就是生长在回族人居住地区的红花，不知道究竟是否属实。

3-7-23　哈昔泥[1]

　　味辛，温，无毒。主杀诸虫，去臭气，破症瘕，下恶除邪，解蛊毒。即阿魏。

【注释】

　　〔1〕哈昔泥：即阿魏。为伞形科植物阿魏 *Ferula assafoetida* L.、新疆阿魏 *Ferula sinkiangensis* K.M Shen、阜康阿魏 *Ferula fukanensis* K.M.Shan 等分泌的树脂。多年生草本，全株有强烈的蒜样特殊臭气。生于沙地、荒漠。生于海拔 850 米荒漠中和带砾石的黏质山坡上。生于沙漠边缘地区，海拔约 700 米的黏质土壤的冲沟边。采收和储藏：未开花前采收。挖松泥土，露出根部，将茎自根头处切断，即有乳液自断面流出，上面用树叶覆盖，约经 10 天渗出液凝固如脂，即可刮下。再将其上端切去一小段。如此反复采收，每隔 10 天 1 次，直至枯竭为止。也可在春天和初夏，将根部挖出，洗去泥沙，切碎，压取汁液，置适宜的容器中，放通风干燥处，蒸去多余水分即得。以凝块状、表面具彩色、断面乳白色或稍带微红色、气味浓而持久、纯净无杂质者佳。味辛，平，无毒。归肝、脾、胃经。能消积，杀虫。治症瘕痞块、虫积、肉积、心腹冷痛、疟疾、痢疾。古代食疗方中用作调料。

【译文】

　　哈昔泥味辛，性温，没有毒。主要的功效是杀灭各种寄生虫，驱除各种不良的气味，破除症瘕，能治疗妇女产后恶露不尽，去除致病的邪气，消解蛊毒。哈昔泥就是阿魏。

3-7-24　稳展[1]

味辛，温，苦，无毒。主杀虫去臭。其味与阿魏同。又云，即阿魏树根，淹羊肉，香味甚美。

【注释】

〔1〕稳展：为没有取去树脂的阿魏的根或根茎。原植物参见 3-7-23 哈昔泥。古人认为阿魏的气味辛烈而臭，既能辟一切禽兽鱼龟腥荤诸毒，又能消化水果、蔬菜、米、麦、谷、豆等物停留有腹内成积者。所以古代食疗方中用其作为调味料。用阿魏腌制羊肉也取其能消杀羊肉的膻邪味，使羊肉的味道更加香美。

【译文】

稳展味辛、苦，性温，没有毒。主要的功效是杀虫，驱除各种不良的气味。它的味道与阿魏相同，据说稳展是阿魏的树根，腌羊肉时使用，味道非常香美。

3-7-25　胭脂[1]

味辛，温，无毒。主产后血运，心腹绞痛，可敷游肿。

【注释】

〔1〕胭脂：为一种红色的颜料，本书多处用作食品染色剂。其来源大约有三种：① 红蓝花，② 苏木，③ 雌性胭脂虫。从所具性味及功效分析，本书所用胭脂当为红蓝花所制得的红色染料。红蓝花，即红花。为菊科植物红花 *Carthamus tinctorius* L. 的花。原植物为一年生草本，高 30—90 厘米，全体光滑无毛。茎直立，基部木质化，上部多分枝。叶互生，卵形或卵状披针形，长 3.5—9 厘米，宽 1—3.5 厘米，近于无柄而抱茎；上部叶逐渐变小，成苞片状，围绕头状花序。花序大，顶生，总苞片多列，外面 2—3 列呈叶状，披针形；花托扁平；管状花多数。通常两性，橘红色。瘦果椭圆形或倒卵形，长约 5 毫米，基部稍歪斜，白色，具 4 肋。花期 6—7 月。果

期 8—9 月。全国各地多有栽培。性味辛，温。入心、肝经。能活血通经，去瘀止痛。治经闭、症瘕、难产、死胎、产后恶露不行、瘀血作痛、痛肿、跌扑损伤。

【译文】

胭脂味辛，性温，没有毒。主要治疗妇女在生育时因出血过多忽然晕倒的病症，能治疗心腹绞痛，可以外敷治疗游走不定的肿块。

3-7-26　栀子[1]

味苦，寒，无毒。主五内邪气，疗目赤热，利小便。

【注释】

〔1〕栀子：为茜草科植物山栀 *Gardenia jasminoides* Ellis 的果实。原植物山栀为常绿灌木，高 1—2 米。小枝绿色，幼时被毛，后近无毛。叶对生或三叶轮生，革质，长圆状披针形或卵状披针形，长 5—14 厘米，宽 2—7 厘米，全缘，两面光滑；有短柄；托叶 2 片，通常连合成筒状包围小枝。花单生于枝端或叶腋，白色，芳香；花萼绿色，圆筒状；花冠高脚碟状，裂片 5 或较多；子房下位。果倒卵形或长椭圆形，有翅状纵棱 5—8 条，长 2.5—4.5 厘米，黄色，果顶端有宿存花萼。花期 5—7 月，果期 8—11 月。常生于低山温暖的疏林中或荒坡、沟旁、路旁，庭院中也有栽培，但多作为观赏植物。分布于江苏、浙江、江西、广东、广西、云南、贵州、四川、湖北、福建、台湾等地，干燥的果实长椭圆形或椭圆形，长 1.5—3.5 厘米，直径 1—1.5 厘米。表面红黄色或棕红色，具 6 条翅状纵棱，棱间常有 1 条明显的纵脉纹，并有分枝。顶端残存萼片，基部稍尖，有残留果梗。果皮薄而脆，略有光泽；内表面色较浅，有光泽，具 2—3 条隆起的假隔膜。种子多数，扁卵圆形，集结成团，深红色或红黄色，表面密具细小疣状突起。浸入水中，可使水染成鲜黄色。气微，味微酸而苦。以个小、完整、仁饱满、内外色红者为佳。个大、外皮棕黄色者质次。含黄酮类栀子素、果胶、鞣质、藏红花素、藏红花酸、D - 甘露醇、廿九烷、β - 谷甾醇。另含多种具环臭蚁醛结构的甙。性味苦，寒。入心、肝、肺、胃经。能清热，泻火，凉血。治热病虚烦不眠，黄疸，淋病，消渴，目赤，咽痛，吐血，衄血，血痢，尿血，热毒疮疡，扭伤肿痛。临床用于治疗急性黄疸型肝炎、扭挫伤等。在食品工业

中栀子水浸液可以作为染色剂。

【译文】

　　栀子味苦,性寒,没有毒。主要治疗五脏中能引发疾病的邪气,治疗眼睛红肿发热,通利小便。

3-7-27　蒲黄[1]

味甘,平,无毒。治心腹寒热,利小便,止血疾。

【注释】

　　〔1〕蒲黄:为香蒲科古物长苞香蒲、狭叶香蒲、宽叶香蒲或其同属多种植物的花粉。原植物参见本书3-6-20蒲笋。蒲黄外形为鲜黄色细小花粉。质轻松,遇风易飞扬,黏手而不成团,入水则漂浮水面。用放大镜检视,为扁圆形颗粒,或杂有绒毛。无臭,无味。以色鲜黄、光滑、纯净者为佳。全国大部分地区多有生产。性味甘辛,凉。入肝、心经。能凉血止血,活血消瘀。生用治经闭腹痛、产后瘀阻作痛、跌扑血闷,疮疖肿毒;炒黑治吐血、衄血、崩漏、泻血、尿血、血痢、带下;外治重舌、口疮、聤耳流脓、耳中出血、阴下湿痒。

【译文】

　　蒲草味甘,性平,没有毒。治疗心腹间的寒邪和热邪,通利小便,可以治疗各种出血症。

3-7-28　回回青[1]

味甘,寒,无毒。解诸药毒,可敷热毒疮肿。

【注释】

　　〔1〕回回青:即扁青。又名白青、碧青、石青、大青。为碳酸盐类矿物蓝铜矿 *Azurite* 的矿石。属单斜晶系。晶体短柱状或板状。通常呈粒状、

肾状、散射状、土状等块状或被覆在其他铜矿之表面，呈深蓝色。条痕为浅蓝色。光泽呈玻璃状、金刚石状或土状。半透明至不透明。断口呈贝壳状，硬度 3.5—4。比重 3.7—3.9。性脆。成分为 $2CuCO_3 \cdot Cu(OH)_2$。性味酸咸，平，有小毒。能祛痰，催吐，破积，明目。治风痰癫痫、惊风、目痛、目翳、创伤、痈肿。本书将回回青列入"料物"，即取其性无毒，用作食疗方中的药物与食品染色剂。

【译文】

回回青味甘，性寒，没有毒。可以消解各种药物毒性，外敷可以治疗热毒疮肿。

中国古代名著全本译注丛书

周易译注 　　　　　　　中说译注
尚书译注 　　　　　　　老子译注
诗经译注 　　　　　　　庄子译注
周礼译注 　　　　　　　列子译注
仪礼译注 　　　　　　　孙子译注
礼记译注 　　　　　　　鬼谷子译注
大戴礼记译注 　　　　　六韬·三略译注
左传译注 　　　　　　　管子译注
春秋公羊传译注 　　　　韩非子译注
春秋穀梁传译注 　　　　墨子译注
论语译注 　　　　　　　尸子译注
孟子译注 　　　　　　　淮南子译注
孝经译注 　　　　　　　近思录译注
尔雅译注 　　　　　　　传习录译注
考工记译注 　　　　　　齐民要术译注
　　　　　　　　　　　金匮要略译注
国语译注 　　　　　　　食疗本草译注
战国策译注 　　　　　　救荒本草译注
三国志译注 　　　　　　饮膳正要译注
贞观政要译注 　　　　　洗冤集录译注
吕氏春秋译注 　　　　　周髀算经译注
商君书译注 　　　　　　九章算术译注
晏子春秋译注 　　　　　茶经译注（外三种）修订本
　　　　　　　　　　　酒经译注
孔子家语译注 　　　　　天工开物译注
荀子译注 　　　　　　　人物志译注

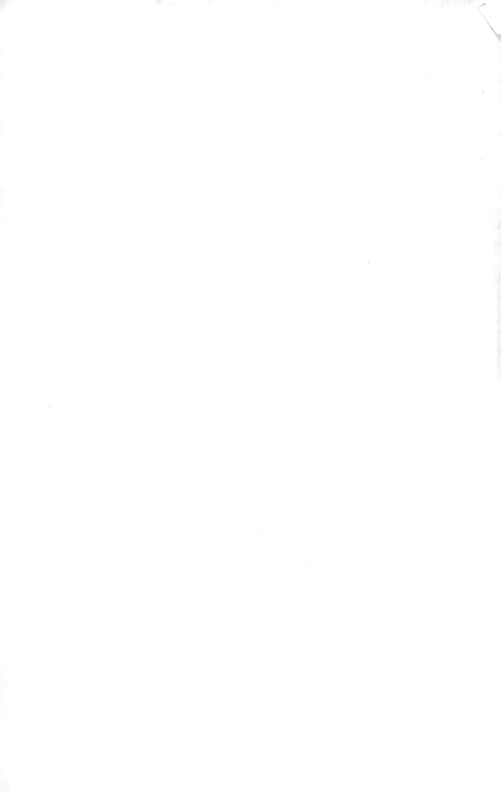